U0320984

数字卫生
健康中國

陈竺
二〇一二年
二月六日

主编简介

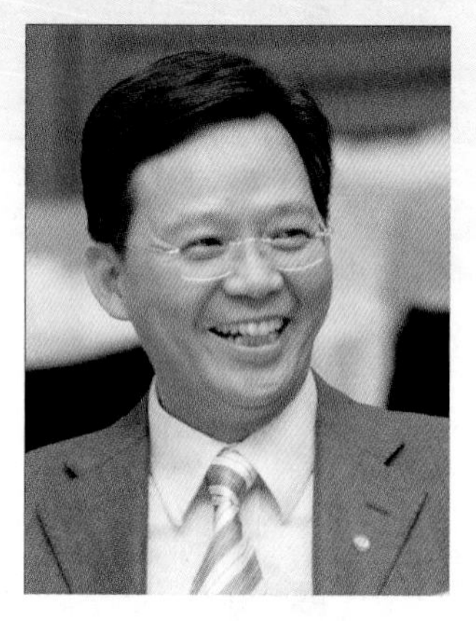

郭清，1963年2月生，医学博士、教授、博士生导师，美国麻省医药学院名誉科学博士、哈佛大学博士后。

2000年10月之前曾任广州中山医科大学继续教育处处长、广东省卫生管理干部培训办公室副主任、中山医科大学社会医学与卫生管理学教研室副主任等。经杭州市面向全国公开选拔，2000年11月任杭州医学高等专科学校校长，现任杭州师范大学副校长、医学院院长、智能健康管理研究院院长。

学术职务：国家医师资格考试命审题委员会委员，国家基本公共卫生服务项目专家组成员，健康管理师国家职业鉴定专家委员会副主任委员，卫生部“社区卫生服务”、“初级卫生保健”、“新型农村合作医疗”技术咨询专家组成员，中国健康教育中心咨询专家，国家中医药管理局“治未病”健康工程宣讲专家。中国社区卫生协会常务理事，中华预防医学会初级卫生保健分会主任委员，中华预防医学会社会医学分会副主任委员，中华医学会健康管理学分会常委。《健康研究》杂志主编，《中国社区医师》杂志副主编，《中国全科医学》、《中国农村卫生事业管理》、《中国社会医学》、《中国社区医学》、《中国初级卫生保健》、《中华预防医学》、《中华健康管理学》等杂志编委。

主要荣誉：国务院政府特殊津贴专家，浙江省151人才第一层次，浙江省高校中青年学科带头人、重点资助对象，杭州市政府特殊津贴专家，杭州市先进科技工作者，杭州市131人才第一层次，杭州市教育系统优秀教育工作者，2011年度中国十大医改新闻人物。

代表项目和成果：主持“十一五”国家科技支撑计划重点项目（国家数字卫生关键技术和区域示范应用研究）、“十五”国家科技攻关计划重点项目（重大疾病社区预防与控制关键技术评价研究）、国家自然科学基金［基于电子健康档案（EHR）的社区健康管理HOPE模式的研究、社区卫生服务可持续发展政策研究，小康社会健康素质指数（HQI）研究及应用］、国家社会科学基金（下岗职工家庭健康状况及社区健康保障模式研究）、美国CMB、卫生部和省厅级科研课题30余项，获省级成果奖2项、厅级成果奖10多项，主编专著和教材13部，发表论文140余篇。研究成果多次被国务院、卫生部等在制定有关政策和颁布文件时采纳，并且在《中国科学院院刊》、新华社供省部级以上领导参阅的内部刊物等权威刊物登载。

“十一五”国家科技支撑计划重点项目
国家数字卫生关键技术和区域示范应用研究项目组

数字卫生丛书

李兰娟　总主编

第七册

数字卫生示范应用

郭　清　主　编

科 学 出 版 社

北　京

内 容 简 介

本书系“十一五”国家科技支撑计划重点项目“国家数字卫生关键技术和区域示范应用研究”成果——《数字卫生丛书》之第七册。本书内容主要包括卫生信息化政策情景分析、浙江省部分地区卫生信息化建设现状的描述；数字卫生示范应用评价理论基础、数字卫生示范应用评价指标建立、数字卫生示范应用基本保障的阐述等；最后，以案例分析的模式总结数字卫生关键技术示范应用的工作经验、探讨评价应用效果，以期对数字卫生信息化建设和发展提供理论与实践指导，最终达到推动数字卫生信息化发展、提高人民健康水平的目的。

本书适宜卫生管理者、医务工作者及医疗卫生相关行业人员在推行数字卫生信息化建设和发展过程中参考使用。

图书在版编目(CIP)数据

数字卫生示范应用 / 郭清主编. —北京：科学出版社，2012.10

（数字卫生丛书 / 李兰娟总主编）

ISBN 978-7-03-035622-2

Ⅰ.数… Ⅱ.郭… Ⅲ.数字技术-应用-医院-卫生管理-研究
Ⅳ.R197.324

中国版本图书馆 CIP 数据核字（2012）第 225875 号

责任编辑：康丽涛 沈红芬 / 责任校对：钟 洋
责任印制：肖 兴 / 封面设计：范璧合

科学出版社 出版
北京东黄城根北街 16 号
邮政编码：100717
http://www.sciencep.com

中国科学院印刷厂 印刷

科学出版社发行 各地新华书店经销

*

2012 年 10 月第 一 版 开本：787×1092 1/16
2015 年 6 月第二次印刷 印张：17 1/4
字数：397 000

定价：120.00 元

（如有印装质量问题，我社负责调换）

《数字卫生丛书》编委会

《数字卫生示范应用》编委会

主　编　郭　清

副主编　许亮文　马海燕　王小合　刘婷婕　沈剑峰

编　委（按姓氏笔画排列）

马国勇　马海燕　王小合　王仁富　方　中
史国建　兰时发　朱建福　刘婷婕　许亮文
孙建华　杜承华　杨全俊　吴　健　吴贤远
吴树南　吴思静　何华明　沈剑峰　张锦苏
陈爱民　金斌斌　周　艳　胡本祥　郭　清
谢德顺　詹元正　蔡延平

秘　书　吴思静　何华明　姜稚心

《数字卫生丛书》序

医药卫生事业的改革与发展越来越受到各国政府和国际组织的重视和关注，是我国构建社会主义和谐社会的重要内容。数字卫生是现代医疗卫生服务的核心内容之一，在国家社会事业发展中具有重要的战略意义，与每一位公民都休戚相关。与发达国家相比，我国在数字卫生的人才储备、产业培育、基础研究、标准制定、政策立法等领域仍然存在差距，这在一定程度上制约了卫生事业的发展。为了适应医疗卫生服务模式转变的需要，本着现代健康维护的理念，"十一五"国家科技支撑计划重点项目"国家数字卫生关键技术和区域示范应用研究"应运而生了。

"国家数字卫生关键技术和区域示范应用研究"项目是2008年浙江省人民政府与卫生部联合向科技部申报的重大科研项目，项目紧紧围绕深化医疗卫生体制改革、加快建设惠及全体居民的基本医疗卫生服务体系、实现"人人享有基本医疗卫生服务"的目标而设计，是一项关系民生、改善民生的研究项目。为了推进项目顺利实施，卫生部和浙江省人民政府联合成立了专门的项目领导小组，统一领导和组织协调项目研究工作。

作为项目负责人，中国工程院李兰娟院士，带领了一支由政、产、学、研、用、资多个领域1000多名医学人才和信息技术人才组成的科研队伍，经过历时三年的努力，取得了显著的成效。国家数字卫生项目通过构建居民电子健康档案、电子病历、交互式信息平台、城乡社区与医院双向转诊、远程诊疗、远程教育和健康咨询等系统，进行数字化医疗卫生资源共享、数字化医疗服务、数字化城乡社区卫生服务、数字化公共卫生服务和保障等区域示范，有效提升疾病预防控制、公共卫生应急处置能力，提高医疗服务质量、改善服务可及性，推进卫生改革发展，达到整合共享、优化流程、提高效率、降低费用、和谐医患、保障健康的目标。项目取得的关键技术和成果，在一些省市得到了应用。2011年全国卫生信息工作现场会在浙江省召开，会议充分展示了国家数字卫生项目的成果，为推进全国卫生信息化建设工作起到了良好的示范作用！

我欣喜地看到，李兰娟院士及其团队把国家数字卫生项目示范应用取得的第一手经验和体会加以提炼，潜心编著出版了这套《数字卫生丛书》，把丰硕的学术之果奉献在读者面前，其涵盖了《数字卫生标准化》、《全人全程健康管理》、《新型智能医院》、《区域卫生信息平台建设与利用》、《远程医疗服务模式及应用》、《数字化临床路径建设》和《数字卫生示范应用》共七个分册，是国内卫生信息化领域首套较为系统、全面的丛书，为广大卫生管理者和医务工作者提供了数字卫生的先进理念和前沿技术，为广大医疗卫生相关行业人员提供了指导和参考，充分显现出了数字卫生助推医改、服务健康的技术支撑作用，对推进我国卫生事业发展意义重大。

卫生部部长 陈竺

2012 年 5 月

《数字卫生丛书》前言

健康是人类社会发展的重要基石，是人类一切活动最基本的价值取向。党的十七大报告提出："健康是人全面发展的基础，关系千家万户。"个性化、区域化、信息化是现代健康服务的新特征，基于现代医学高新科技的广泛应用，针对每一位公民的健康维护、健康知识普及，构建以个人电子健康档案和电子病历为核心、以资源共享和互通为基础的医疗卫生信息化已成为构建现代医疗卫生服务体系的重中之重，世界各国都在抓紧数字卫生项目的建设。

数字卫生就是在一定区域范围内，以全民电子健康档案和电子病历为核心、卫生信息平台为枢纽、一卡通为纽带，实现医疗健康信息的共建共享、互联互通，为医疗服务提供者、卫生管理机构、患者、医疗支付方及医药产品供应商等机构提供以数字化形式收集、传递、存储、处理的各种卫生行业信息，以满足健康保健、医疗服务、公共卫生和卫生行政的需要。以数字卫生为特色的医疗卫生信息化，涉及医疗卫生的所有领域，能够为现代健康维护和提升行业服务能力提供技术保障，为卫生事业科学发展提供技术支撑，也是实现医改"人人享有基本医疗卫生服务"目标的客观需要，并且已经成为医疗卫生事业改革发展的重要支柱之一，对深化医疗卫生服务体制的改革、维护全体公民的健康、加快和谐社会的构建和推进经济社会的发展具有十分重要的战略意义。

2008年浙江省人民政府与卫生部联合向科技部申报了"十一五"国家科技支撑计划重点项目"国家数字卫生关键技术和区域示范应用研究"，2009年正式立项，李兰娟担任项目负责人。在卫生部、科技部、浙江省委和省人民政府的关心帮助下，经过1000多名研究人员历时三年多的努力，取得了一定的成效，得到了各级领导和国内外专家的一致好评，充分体现了卫生信息化助推医改、服务健康的技术支撑作用。卫生部陈竺部长在看了项目的研究成果之后称赞道：数字卫生在浙江试点示范，要在居民电子健康档案上与奥巴马赛跑！

在项目的实施应用过程中，我们汇集了全国医疗卫生、信息技术、标准规范、卫生管理等领域的知名专家、学者，取得了一些成果，积累了一些经验。为了和广大读者一起分享这些成果和经验，我们编写了这套《数字卫生丛书》，包括《数字卫生标准化》、《全人全程健康管理》、《新型智能医院》、《区域卫生信息平台建设与利用》、《远程医疗服务模式及应用》、《数字化临床路径建设》和《数字卫生示范应用》共七册，内容涉及从技术到业务再到管理的方方面面，希望与大家共勉，也希望在国家医药卫生体制改革的大环境下能够为广大读者提供参考和借鉴！

由于“国家数字卫生关键技术和区域示范应用研究”项目属于科技部首个医疗卫生领域信息化方面的重大项目，其本身就极具探索意义，此次把项目成果和经验汇编成书，旨在抛砖引玉。书中难免存在不足之处，恳请广大读者批评指正，以便我们在今后的卫生信息化研究过程中继续予以完善。

本书在编写的过程中得到了全国人大常委会副委员长桑国卫院士和卫生部陈竺部长的关心和指导，谨在此表示衷心的感谢！

中国工程院院士 李兰娟

2012 年 5 月

前 言

以居民健康电子档案、电子病历、双向转诊、临床路径、远程医疗、一卡通等应用为目标的区域数字卫生信息化建设，对提高医疗卫生管理效率和医疗卫生服务的有效性，深入推进新型医疗卫生服务及管理模式的构建起到了重要的理论指导和技术支撑作用，是深化以“保基本、强基层、建机制”为内涵的医疗卫生体制改革的必然选择。

本书内容主要包括：卫生信息化政策情景分析、浙江省部分地区卫生信息化建设现状的描述；数字卫生示范应用评价理论基础、数字卫生示范应用评价指标建立、数字卫生示范应用基本保障的阐述等；以案例分析的模式总结数字卫生关键技术示范应用的工作经验、探讨评价应用效果，以期对数字卫生信息化建设和发展提供理论与实践指导，最终达到推动数字卫生信息化发展、提高人民健康水平的目的。

在本书出版之际，首先感谢数字卫生课题总负责人——中国工程院李兰娟院士，她以前瞻性的战略眼光在课题协调、部署等重大问题上把握原则与方向，为研究的开展付出了大量心血。感谢浙江省卫生厅杨敬厅长等各位领导在宏观协调、现场指导、资源配置等方面给予的大力支持和悉心指导；感谢课题组的骨干成员许亮文、马海燕、王小合教授，刘婷婕副教授，何华明和吴思静等给予的支持与帮助；感谢其他各位学者、教授，在繁忙的工作之余，为本研究提供的诸多宝贵建议；感谢浙江省各县市卫生局的支持。正是有了他们的积极配合与卓有成效的工作，使研究结果具备了科学性和严谨性，更使研究成果能广泛应用于各级医疗卫生系统。同时，本书在编著过程中参考与引用了国内外同行的文献与著作，在此一并致以衷心的感谢！

近年来，我国卫生信息化发展势头强劲，研究成果丰硕。在卫生信息化的道路上探索，需要各位同行付出扎实而艰辛的劳动，力求突破、力求创新，将高水平的研究成果贡献给社会。

由于本书内容涉及面广，编著者水平有限，如有纰漏之处，恳请广大读者不吝指教。能与各位同仁在数字卫生之路上风雨同舟、携手同行，是我们莫大的荣幸！

郭　清

2012 年 6 月

目　录

第一章 卫生信息化政策情景分析

第一节 卫生信息化概述

一、卫生信息化的重要地位与作用

信息技术是现代医学的重要组成部分，是深化医药卫生体制改革的重要任务和重要支撑与保障；是方便群众获得规范、便捷的医疗服务，以及安全、有效、价廉的药品和医疗费用实时结算的重要手段；是做好重大疾病及突发公共卫生事件预测预警和处置的必要保障；对于强化政府与社会对卫生服务的监管，改善卫生服务体系运行状态，提高医疗卫生服务质量和效率，促进人人享有基本医疗卫生服务目标具有重要意义。

二、卫生信息化建设是“医改”的重要任务和支撑

新医改方案中所提出的一个重要任务是“建立实用共享的医药卫生信息系统”。具体的内容为：以推进公共卫生、医疗、医保、药品、财务监管信息化建设为着力点，加快信息标准化和公共服务信息平台建设，逐步建立统一高效、资源整合、互联互通、信息共享、透明公开、使用便捷、实时监管的医药卫生信息系统。

加快医疗卫生信息系统建设。完善以疾病控制网络为主体的公共卫生信息系统，提高预测预警和分析报告能力。以建立居民健康档案为重点，构建乡村和社区卫生信息网络平台。以医院管理和电子病历为重点，推进医院信息化建设。利用网络信息技术，促进城市医院与社区卫生服务机构的合作，积极发展面向农村及边远地区的远程医疗。

建立和完善医疗保障信息系统。加快基金管理、费用结算与控制、医疗行为管理与监督、参保单位和个人管理服务等具有复合功能的医疗保障信息系统建设。加强城镇职工、居民基本医疗保险和新型农村合作医疗信息系统建设，实现与医疗机构信息系统的对接，积极推广“一卡通”等办法，方便参保（合）人员就医，增加医疗服务的透明度。

建立和完善国家、省、市三级药品监管、药品检验检测、药品不良反应监测信息网络，加强对药品研制、生产、流通、使用全过程关键环节的监控。

三、卫生信息化的三个发展阶段

第一阶段：20 世纪 80 年代初至 2003 年。这一阶段是卫生信息化发展的起步阶段，主要内容是工作流程的电子化，大型医疗机构是信息化建设的主力军，医疗机构自筹资金、按照各自原有的工作流程设计信息化软件，提高内部的管理水平。

第二阶段：2003 年抗击非典后。这一阶段是公共卫生系统信息化建设的快速发展期，国家加大公共卫生方面的信息化建设投入，建立了传染病与突发公共卫生事件网络直报系统，逐步建立了卫生应急指挥、卫生统计、妇幼卫生保健、新农合管理等业务信息系统，对提高相关业务的管理水平发挥了积极的作用。

第三阶段：2009 年深化医改工作启动以来。这一时期是卫生信息化全面开展、快速发展的时期。各地积极探索，建立区域医疗卫生信息平台，努力实现区域内医疗卫生机构互联互通、信息共享，大型医院在建立以电子病历为基础的挂号、收费、治疗一体化的医院管理信息系统以及发展远程医疗方面取得成效。

四、卫生信息化的发展现状

“十一五”期间，卫生信息化建设取得较快发展。卫生系统信息技术应用日益普及，信息化基础建设得到改善和加强，卫生信息化工作制度和法制建设开始起步，信息化人才队伍逐步壮大，信息化已经成为卫生管理与服务各项业务工作的重要支撑。政府加大了公共卫生和应急反应信息系统建设力度；医院信息化建设进一步深入；各地建立了新型农村合作医疗管理信息系统；卫生信息资源开发取得重要进展；区域卫生信息化建设开始起步。

五、卫生信息化发展中存在的主要问题

由于健康管理和卫生服务本身固有的特殊性和复杂性，卫生信息化发展整体水平相对落后于其他行业，目前仍存在着很多问题，例如缺乏顶层设计和信息标准，信息孤岛和信息烟囱问题突出；组织机构建设滞后，专业技术人员匮乏；政府投入不足，缺乏资金的保障和激励机制；卫生信息化建设发展不平衡；卫生信息化法制建设滞后等。

第二节 国外卫生信息化现状

一、美国卫生信息化简况

众所周知，美国聚集了全球顶尖的医生与最先进的医疗设施，是世界上最早将信息技术应用于健康领域的国家之一，但是在电子健康信息技术及其在初级健康保健的应用方面落后于其他发达国家。美国前总统布什早在 2004 年众议院的年度国情咨文中就要求在 10 年内要

确保绝大多数美国人拥有共享的电子健康记录。2009 年，奥巴马则倡导健康信息高速公路的建设，建立全民电子健康档案，先期投入了 200 亿美元。美国政府规定美国的众多医院和医生必须在 2015 年之前部署全面的电子健康记录（EHR）及配套技术，并且为之配套了总额高达数百亿美元的补助金。截至 2009 年，美国就已经有 10%的医疗机构应用了电子健康档案，而美国的田纳西州和威斯康星州等部分地区的电子健康档案的建设则做得更为出色。

二、德国卫生信息化简况

早在 1993 年德国就开始将健康信息网络技术应用于卫生行业。为了推动电子健康档案系统的应用，2006 年“电子健康信息卡”在德国的 8 个地区开始试行，并逐步在全国范围推行。截至 2002 年，德国的全科医生对于电子病案的使用率已达到 48%。

三、澳大利亚卫生信息化简况

澳大利亚在国际数据标准方面做出了突出的贡献，不仅进行了通用的医疗和公共卫生数据定义的研发，还开发并实施了一套条理分明、排列有序的临床编码和卫生分类方法，编制了国家健康数据字典（national health data dictionary，NHDD）。此外，在全国范围内开展“全民健康信息网络”的建设，在这项举措的影响下，电子健康档案系统无论是在国家层面还是区域化层面都得到了很大的发展。

四、加拿大卫生信息化简况

加拿大也是较早将电子健康档案系统应用于医疗保障系统的国家之一。2001 年，该国成了一个独立的非营利性组织——加拿大医疗咨询网（Infoway）来推动电子健康档案的应用，截至 2009 年底，加拿大互通、共享的电子健康档案系统已经覆盖了国内 50%的人口。

五、英国卫生信息化简况

英国的卫生信息化项目可谓是最昂贵的，投资 64 亿英镑，建立全科医生数据系统、医生网络软件系统、欧洲健康档案等项目，并于 2002 年着手开展电子健康档案项目，预计到 2014 年将全面实现电子健康档案的应用。

第三节　国内卫生信息化现状

一、浙江卫生信息化简况

2008 年浙江省人民政府与卫生部联合向科技部申报了“国家数字卫生关键技术和区

域示范应用研究”项目，该项目通过构建全民 EHR、交互式数据中心、远程诊疗等系统，实现医疗卫生资源的整合与有效共享，从而提高医疗服务质量，降低医疗卫生费用，促进医患关系和谐，全面达到数字化健康服务的水平。

二、厦门卫生信息化简况

福建厦门市作为实施国家“十一五”科技支撑计划——区域医疗信息化工程的试点，通过推进城乡医院整合、医疗信息共享，推进医疗资源信息化，将全市所有的医疗资源、病人的诊治信息、市民的健康信息、政府的管理信息全市共享，全面推进全民医保工程，让群众享受到更好的医疗服务。目前，市民健康信息系统已覆盖占厦门 90%以上医疗资源的医疗卫生机构，厦门市 50%以上的常住人口已经建立了个人电子健康档案，共 130 万份，每月共享调阅达万余次。

三、上海卫生信息化简况

上海市作为国内医疗信息化的领先城市，不断探索新思路，实施新政策，为全国医疗行业的信息化建设起到了很好的参考作用。未来 5 年上海市将实现全民家庭医生，部分区县已建立家庭信息电子健康档案，将组建全市的统一平台，电子健康档案记录将“一生管理一生服务”。

第四节 “十二五”卫生信息化发展

一、总体思路

总体思路是加强顶层设计，统一标准规范，整合信息资源，实现互联互通，提高卫生资源利用效率和质量。以居民健康为中心，以卫生业务为主线，服务居民，方便管理，为实现人人享有基本医疗卫生服务的目标做好服务。为此我们必须实现三个转变：

一是在框架设计上，从垂直业务和单一应用向扁平化信息平台与主要任务的应用系统建设相结合转变，利用纵横交互的平台技术实现统筹规划、资源整合、互联互通和信息共享，提高医疗卫生服务水平与监管能力，有效推进近期五项重点改革任务。

二是在业务内容上，从单纯的卫生工作管理向综合管理与为公众提供服务相结合转变，一方面突出服务功能，直接让居民与患者成为卫生信息化发展的受益者；另一方面完善管理，促进医疗服务成本降低，优化医疗服务流程，规范医疗服务与管理。

三是在实现路径上，从追求各单个系统规模向促进各系统资源整合转变，加强标准化和规范化，逐步实现数据共享，避免应用系统的重复开发和数据的重复采集。

二、发展目标

按照深化医药卫生体制改革的要求，以健康档案、电子病历和远程医疗系统建设为切入点，统筹推进适应医改要求的公共卫生、医疗服务、新农合、基本药物制度和综合管理等信息系统建设。

到 2015 年，初步构建全国卫生信息系统的基本框架；加强信息标准化和卫生信息平台建设；逐步实现统一高效、互联互通；逐步建立可共享的健康档案与电子病历基础数据资源库，为全国 30%的人口办理健康卡和建立符合统一标准的居民电子健康档案。

到 2015 年，全国所有三级医院为每个就诊患者建立符合统一标准的全内容电子病历数据资源库；1/3 的二级医院建立符合统一标准的部分内容电子病历数据资源库。

三、卫生信息化建设重点任务

(一) 加强三级平台建设

建立国家级（卫生部）综合卫生管理信息平台，支持跨省医疗卫生信息共享和业务协同，实现国家级卫生行政部门对全国的综合卫生管理，提高突发公共卫生事件应急能力。

建立省级综合卫生管理信息平台，支持跨地市（区域）医疗卫生业务协同，实现省级卫生行政部门对全省的综合卫生管理与卫生应急。

建立地（市）区域卫生信息平台，建立以个人为单元的区域健康档案数据管理中心，建立以区域内居民电子健康档案、电子病历和综合卫生管理为主体的一体化业务信息平台，实现区域内不同医疗卫生机构以及社会相关部门的业务应用系统之间互联互通、数据共享和联动协同。基于健康档案的区域卫生信息平台是信息共享、业务互动的枢纽。各方包括人、医院、社区卫生服务中心、妇幼保健中心、疾控中心及社保中心。

(二) 完善基于平台的重点业务信息系统建设

（1）加强公共卫生信息系统建设。

（2）加强医疗服务与管理信息系统建设，加强远程医疗系统建设。

（3）完善新农合信息系统建设。

（4）建立国家基本药物制度监管信息系统。

（5）建立和完善综合卫生管理信息系统。

(三) 推进电子健康档案和电子病历数据资源建设

1. 依托区域卫生信息平台，建设居民电子健康档案数据库

（1）概念：居民电子健康档案是对居民全生命周期健康管理（疾病防治、健康保护、健康促进等）过程的规范、科学记录。

（2）作用：档案内容持续更新、积累、发展，为个人、机构、国家等各类用户进行个人保健、医疗卫生服务提供、科学研究、决策支持等各种应用提供数据支持。

（3）卫生部标准中的“居民健康档案”不同于社区健康档案、农民健康档案、妇女健康档案、儿童健康档案及电子病历。

2. 加强以电子病历为核心的医院信息平台建设，建立标准化的电子病历数据库

（1）概念：电子病历是医疗诊治对象健康状况及相关医疗服务活动的记录。

（2）作用：依托医院信息平台，为每位患者建立符合国家标准的电子病历数据资源库。授权用户可对其进行访问，实现医疗机构之间的信息共享。

（3）EMR 不是独立系统，它需要建立在临床信息系统充分发展的基础上，临床信息系统不仅构成了 EMR 的信息源，也是 EMR 的主要载体。

3. 两大基础数据资源库 居民电子健康档案和电子病历是最基本、最主要和最重要的医药卫生基础数据资源。

（四）国家卫生信息专网

国家卫生网络平台由三级网络构成：

一级网络（国家级主干网）：由国家统一组织建设，以高速宽带连接中央（国家级卫生信息平台）和各省（省级卫生信息平台）。

二级网络（省级主干网）：以高速宽带连接各省（省级卫生信息平台）和各省管辖的地级行政区（区域卫生信息平台）。

三级网络（城域网）：连接区域卫生信息平台和所管辖的医疗卫生单位，由地市卫生行政部门负责建设。

（五）加强标准化建设

借鉴相关国际标准，制订符合我国卫生服务体系架构和业务活动实际的卫生信息参考模型、共享电子文档信息模型，完善卫生信息平台及相关业务应用系统术语规范。完善卫生信息数据集标准与共享电子文档规范。制定重点业务信息系统技术规范、信息安全与个人信息隐私保护规范。制定卫生信息标准测评指标体系及标准符合性测试规范，开展标准化测试和认证工作。

（六）加强安全体系建设

（1）落实信息安全等级保护制度，制定信息等级保护工作技术和管理规范，建立电子认证与网络信任体系，完善信息安全监控体系，完善信息安全应急预案和安全通报制度。

（2）加强信息系统数据灾备体制建设，提高信息基础设施和重要信息系统的抗攻击能力和灾难恢复能力。

（七）进一步提升卫生机构信息化水平

公共卫生机构要着重加强业务整合与系统融合。

医疗机构以电子病历共享为基础，加快医院信息平台建设，推进临床路径应用，规范医疗服务行为，提升服务水平，实现跨机构的互联互通和信息共享。

社区和乡镇、村基层卫生服务机构要以居民健康档案为基础，提高医疗服务水平和公共卫生服务能力，实现与区域卫生信息网络的互联互通，促进城乡卫生服务一体化发展。

下面以推进医疗机构卫生信息化建设为例来具体讲述本小节内容：

（1）基于电子病历的医院信息平台的内涵：是以患者电子病历的信息采集、存储和集中管理为基础，连接临床信息系统和管理信息系统的医疗信息共享和业务协作平台，是医院内不同业务系统之间实现统一集成、资源整合和高效运转的基础和载体。

医院信息平台也是在区域范围支持实现以患者为中心的跨机构医疗信息共享和业务协同服务的重要环节。

（2）推进医院信息化建设的重点考虑：加强以患者为中心、以电子病历为重点的医院信息资源规划和系统总体设计，大力推进医院信息平台建设，实现医院内业务系统高效整合、互联互通。

加强以电子病历和运营管理为重点的医院业务系统建设，支撑医疗服务和运营管理高效运转。基层和偏远贫困地区重点加强医院管理信息系统建设，逐步实现基本医疗服务信息化全覆盖。

（八）提高卫生队伍信息技术水平

推进各类医药卫生院校普遍开设卫生信息化相关课程，开展卫生信息化专业建设，培养复合型人才；有计划地开展信息技术普及教育并列入岗位技能达标考核。

四、推进步骤

第一阶段（2010～2011年）：加强标准与基础建设，实施2010医改信息建设专项，实现重点应用突破。

第二阶段（2012～2013年）：以点带面，逐步推进。

第三阶段（2014～2015年）：夯实基础，全面推进。

五、保障措施

1. 加强法规与机制建设，保证信息化建设可持续发展 研究制定电子病历、电子处方的应用和远程医疗的政策法规，数字签名、信息安全、隐私保护、信息公开等方面的管理制度和技术规范。

通过制度与法规的逐步建立与完善，为信息化建设可持续发展创造良好环境。

2. 加强领导，落实责任 进一步发挥各级卫生行政部门信息化工作领导小组的作用，加强总体规划和综合协调管理，统筹信息化建设资金使用。

各级卫生行政部门要将卫生信息系统建设列入重要议事日程和工作绩效考核指标，切实落实职责。

明确卫生信息化领导机构和技术机构的职能，加强卫生信息化建设组织领导和技术指导工作。

3. 加强卫生信息标准工作 以标准贯彻落实和行业管理为重点，制定国家卫生信息标准测试管理办法，指导企业开发符合标准的产品。

建立部、省两级卫生信息标准工作管理的常态机制，促进标准的监管和应用。

开发国家卫生信息标准管理信息系统，实现标准的动态管理和更新。

4. 加强机构和队伍建设 加强国家、省、地（市）卫生信息机构和卫生医疗单位信息机构建设。

建立技术能力与管理水平并重的专业队伍和业务管理体系，加强卫生信息化的业务规划、整体设计、标准制定、系统运维以及逐级业务指导和行业监管。

5. 加强信息化人才培养与科研工作 研究制定卫生信息化人才培养战略，扶持一些有条件的院校建设医学信息学人才培养基地，培养具有医学和信息学双重背景的复合型专业人才。

大力抓好卫生信息化知识、技能培训和普及工作。

6. 加大建设和维护资金投入 覆盖全国、面向公众服务的医药卫生信息系统建设由中央和地方政府共同投入，中央对中西部地区采取倾斜政策。

各级政府要将卫生信息系统建设与运行维护管理经费列入财政预算。

第五节 卫生信息化发展趋势

一、智能化是信息化的趋势

以电子健康档案和电子病历为基础的卫生信息化建设，有利于医疗卫生信息的透明化及公开化，有利于公众获得规范便捷的医疗健康服务，有利于医疗卫生领域提高服务质量和效率，有利于政府加强对医疗卫生领域的监管。

资料表明，世界各国都非常重视卫生信息化系统的建设，均在不断建立健全数字化、科学化的卫生信息化体系。

二、智能健康管理是信息化与医疗卫生服务结合的产物

2009 年我国将医疗卫生信息化列为新医改的八大支柱之一。卫生信息化发展与计算机技术、通信技术、医疗器械等技术发展息息相关，结合国内外卫生信息化的发展趋势以及相关领域技术发展状况，我国医疗卫生信息化未来发展趋势是：基于电子健康（eHealth），卫生信息化的发展应与物联网的发展紧密结合，在健康管理理念指引下，借助伴随移动通信和生物传感器等医疗器械的发展而出现的移动数字医疗（mHealth）与远程医疗（Tele-Medicine）技术，建设智能健康管理（Inteligent Health，iHealth）卫生信息化系统，该系统通过双向转诊、移动医疗、远程诊疗与咨询、循证医学等医疗业务，进行实时实地的医疗卫生信息共享与交换、推动医疗资源的纵向整合与分享、实现医院与社区的医疗健康服务的合作与协同，以提高医疗资源利用效率，减少医疗差错，降低医疗成本，增加医疗卫生管理的透明度与可控性，实现全人全程全方位的健康管理服务。

目前，在国内外还没有基于移动数字医疗技术的医疗服务方式或健康管理方式的系统研究。杭州师范大学智能健康管理研究院已于2011年4月正式成立，同年9月16日成立了国内首个健康管理学院，该研究院和学院的成立整合本校临床医学、预防医学、健康管理学、电子信息工程、计算机科学与技术、通信工程等学科的资源，依托本校现有的“卫生管理学”省重点学科和“计算机科学与技术”市重点学科的优势，融科学研究、技术开发、技术转让和技术服务于一体，将为发展我国数字医疗卫生技术和健康管理事业做出积极贡献。

（郭　清）

第二章　数字卫生示范应用评价理论基础

第一节　绩效、绩效评价、绩效管理及相互关系

一、绩效

“绩效”一词来源于英文单词“performance”，管理领域的专业人员目前对于“绩效”的理解基本可以分为三类：第一类是将绩效视为结果，例如Bernardin认为绩效应该定义为工作的结果，因为这些工作结果与组织的战略目标、顾客满意度及所投资金的关系最为密切；第二类是将绩效看做行为与过程，例如Compell等认为绩效不是活动的结果，而是活动本身，是人们实际做的并且可以观察到的行为；第三类是以上两种的中和，认为绩效不仅包含行为的过程，同时还强调行为的结果，Brumbrach给绩效下了定义，即绩效指行为和结果，行为由从事工作的人表现出来，将工作任务付诸实施，行为不仅仅是结果的工具，行为本身也是结果，是完成任务所付出的脑力和体力的结果。无论是将绩效视为结果还是强调绩效是行为，都有其局限性。如果把绩效作为结果，会导致行为过程缺乏有效监控和正确引导，不利于团队合作、组织协同及资源的分配；如果把绩效作为行为，则容易导致行为短期化，使预期结果难以实现。因此在实际管理实践中，应采用较为宽泛的概念，既包括结果也包括过程、行为，同时也考虑到投入的作用。

二、绩效评价

绩效评价作为绩效管理的科学方法和重要环节，现已被应用到很多领域，包括教育、政府、卫生、企业等。绩效评价是指运用数理统计和运筹学方法，采用特定的指标体系，对照统一的评估标准，按照一定的程序，通过定量定性对比评估，对组织一定经营时期的经营效益和经营者业绩，作出科学、客观、公正和准确的综合评判。

三、绩效管理

绩效管理是组织为实现其战略目的、管理目的和开发目的而建立的一个完整系统，由绩效计划、绩效监控、绩效评价和绩效反馈四个环节形成一个闭合循环，评价什么、评价主体、评价方法、评价周期、结果应用这五项关键决策始终贯穿于四个环节之中，对绩效

管理的实施结果起着决定性作用。由此可以勾勒出战略性绩效管理系统的“目的、环节和关键决策模型”，见图 2-1。

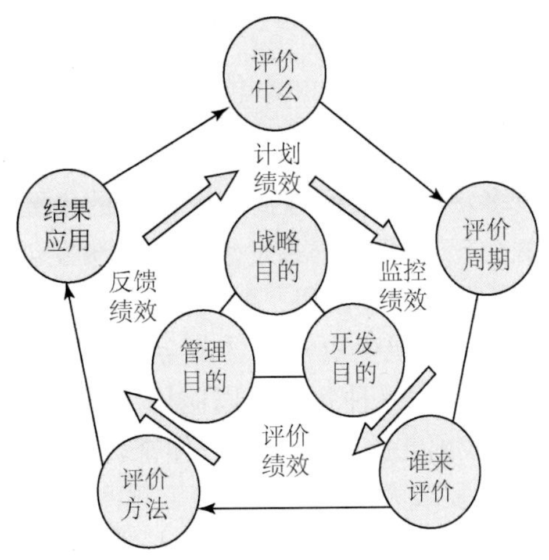

图 2-1　战略性绩效管理系统模型

四、绩效评价与绩效管理的相关关系

绩效评价和绩效管理是两个既相互联系又有明显区别的概念：①绩效评价是绩效管理过程中非常重要和关键的一个环节。只有通过绩效评价这个环节，才能将客观的绩效水平转变成完整的绩效信息，为改进个人和组织绩效提供管理决策依据；另一方面绩效管理的关键决策都围绕绩效评价展开，包括评价什么内容，多长时间评价一次，谁来评价，怎么进行评价，评价结果如何应用，这些决策贯穿于绩效管理过程的不同环节，都是围绕绩效评价进行的；同时绩效环节技术性非常强，需要专门人员进行系统设计，更需要在管理实践中把握。②两者的区别体现在目的和过程两个方面：首先，在目的上，一些组织不满足于单纯的绩效评价信息在管理决策中的应用，而更希望通过绩效管理改进绩效，实现组织战略目标；其次，在过程上，绩效评价从属于绩效管理过程，是绩效管理全过程的一个环节。

第二节　绩效评价的方法

一、评价指标体系的概念及构成

评价指标就是根据一定的评价目标确定的、能反映评价对象某方面本质特征的具体评价条目。指标是具体的、可测量的、行为化和操作化的目标。评价指标体系是由不同级别的评价指标按照评价对象本身逻辑结构形成的有机整体，是系统化的、具有紧密联系的、反映评价对象整体的一群指标或具体指标的集合。指标体系的构建一般包括指标的配置和结构的安排两个方面，其中指标的配置是指指标的组成、概念、获取方法，指标的结构是指要明确和理顺各指标间的相互关系及层次结构。

二、建立指标体系的方法

建立指标体系的方法很多，有文献可考且广泛使用的主要是：①头脑风暴法，美国A. F. Dsborm 1939 年首次提出、1953 年正式发表的一种激发创造性思维的方法。该法通过会议的形式，让所有参加者在自由、愉快、畅所欲言的气氛中，自由交换想法或点子，并以此激发与会者创意及灵感，以产生更多的“黄金方案”。②德尔菲（Delphi）法，美国兰德公司 1964 年总结并提出来的一种几乎可以应用于任何领域的咨询决策技术。③模糊灰色物元空间法（FHW），我国北方交通大学贺仲雄教授综合德尔菲法和头脑风暴法，于 1986 年创建的一种针对宏观复杂大系统中的决策、预测问题进行决策支持的理论方法。④层次分析法（AHP），是著名运筹学家美国匹兹堡大学教授萨蒂（T. L. Saaty）于 20 世纪 70 年代初，在为美国国防部研究“根据各个工业部门对国家福利的贡献大小而进行电力分配”课题时，应用网络系统理论和多目标综合评价方法，提出的一种层次权重决策分析方法。⑤逐步回归法（stepwise regression），通过对拟进入指标体系的各项候选指标进行逐步回归分析，从设定的概率水准上挑选那些对评价结果作用显著的指标建立指标体系。

三、绩效评价的方法

绩效评价的方法很多，可分为三大类，即定性评价方法、定量评价方法和定性与定量结合的评价方法。目前三种方法中定性定量结合的评价方法是现在和未来的主要方法。

（一）定性评价方法

定性评价的结果一般用文字描述，对资料进行整理分析时，一般不用统计学方法进行处理和分析。如开放式问卷调查。

（二）定量评价方法

主要包括数理统计学方法、软科学研究方法和卫生经济学方法。

1. 数理统计学方法 到目前为止，虽然综合评价的方法很多，评价的范围和指标也不尽相同，但各种评价的核心问题都是将反映被评价对象各个组成部分的代表性指标有机结合起来，进行比较分析和综合评价。从宏观上看，目前所有的数理统计方法及其衍生的方法似乎都可用于综合评价，因为任何统计指标都综合了一定的有关信息，于是，人们按照操作的难易程度，将综合评价方法划分为简单综合评价法和复杂综合评价法。

2. 软科学方法 如灰色生成综合集成法。其基本方法与操作步骤是：首先将全部考核指标进行分类，一般来说评价指标的分类包括三大类：指标值越大越好的指标；指标值越小越好的指标；指标值既不能太大也不能太小的指标。其次用灰色生成理论与方法将各类指标值进行无量纲化数据处理。最后将各类无量纲化的指标值分别乘以各级指标的权重，然后相加得到被考评单位的最终评价分数。

3. 卫生经济学方法　主要包括成本效果分析、成本效益分析及成本效用分析。主要是研究成本投入与效益产出之间关系的研究方法、卫生筹资公平性分析技术（包括洛伦兹曲线和基尼系数等技术）、数据包络分析法（DEA）等评价方法。

（三）定性与定量相结合的方法

如综合集成系统评价法。当评价用于复杂系统时，单一的方法已不能解决所有问题，必须将多种研究方法相结合，发挥多种研究方法的优势，对研究对象进行综合、系统评价。综合集成系统评价法的特点：在定性分析中有定量分析，在定量分析中有定性分析，即将定量分析与定性分析相结合，对评价对象进行综合系统评价。

四、管理信息系统的评价

管理信息系统投入运行后，要在日常运行管理工作的基础上，定期地对其运行状况进行追踪和监督，并做出评价。进行这项工作的目的是通过对新系统运行过程和绩效的审查，来检查新系统是否达到了预期目标，是否充分利用了系统内各种资源（包括计算机硬件资源、软件资源和数据资源），系统的管理工作是否完善，并指出系统改进和扩展的方向等。

管理信息系统的评价与其他工程系统的评价相比具有自己的特点。管理信息系统中包括了信息资源、技术设备、人和环境的诸多因素，系统的效能是通过信息的作用和方式表现出来的，而信息的作用又通过人在一定的环境中，借助以计算机技术为主体的工具进行决策和行动表现出来的。因此，管理信息系统的效能既有有形的，也有无形的；既有直接的，也有间接的；既有固定的，也有变动的。所以，管理信息系统的评价具有复杂性和特殊性。如何评价一个信息系统就成为极复杂的课题。

在评价一个信息系统时，最重要的是建立评价指标体系。这个评价指标体系既包括了信息系统开发运行者，也就是信息系统主体，也包括信息系统的直接用户即信息系统的客体，更包括对外部社会即环境的影响。通常从三个角度来考虑信息系统的评价指标体系。也可以综合为经济指标、性能指标和应用指标三个方面。

（一）从信息系统建设、运行维护角度评价的指标

目前大多数信息系统的建造和运行维护是由信息中心承担的，因此将信息系统的建造、运行、维护与管理放在一起考虑。其评价指标有：

1. 人员情况　包括信息系统所配置的人员数量、质量及结构。足够的数量，一定的质量以及合理的结构可保证信息系统建设的质量以及运行维护水平。

2. 领导支持　信息系统主管领导对系统的建设、运行维护的支持是保证系统建设成功的极为重要的因素，也是系统正常运行、产生效益的重要因素。

3. 先进性 先进性是指所建信息系统在总体上是先进的，是能产生较大效益的，而且具有较长的生命周期。主要指整个系统的方案、结构、功能、通信、使用、安装等综合起来是先进的。

4. 管理科学性 信息中心的良好运行并产生效益不只决定于系统本身，管理是极为重要的因素。所谓管理科学性，是指是否有完整的规章制度、值班制度和日志记录制度，安全防火系统和制度以及资料与设备的管理制度、系统运行维护制度等。

5. 可维护性 系统的维护、扩充、修改是绝对的且经常的，如果系统可维护性差，则系统的生命力就较差。

6. 资源利用情况 信息系统集中了许多高附加值的设备（硬、软件及其构成的系统）、信息和人力资源，这三大资源中最重要的是信息的利用。

7. 开发效率 一个信息系统从规划、可行性研究开始到系统分析、设计、实现直到正常运行，这个过程称“系统开发生命周期”，这个周期越小越好。但实际上许多系统开发周期比预计的长得多，长期见不到效益，装上的设备还未运行就落后，甚至成为市场上已淘汰了的产品，这不能不说是一个极大的浪费，因此在评价指标体系中不能忽视开发效率这一指标。

8. 投资情况 是指要建立的系统应有合理的投资，有些系统功能不多，但投资却很大。若作为科学的评价而言，投资应作为一个指标。投资/效益比越小越好。

9. 效益性 信息系统产生社会和经济效益是评价信息系统建设的一个重要指标。

10. 安全可靠 管理信息系统安全可靠一般指管理信息系统的系统资源和信息资源不受自然和人为有害因素的威胁和危害。

（二）从信息系统用户角度考虑的指标

这里所指的信息系统的用户是直接用户，包括领导者和中下层管理者，也有10个指标：

1. 重要性 信息系统对用户来说处于什么地位，是不可缺少的呢，还是可有可无的？是迫切需要的呢，还是不那么紧迫的？这对用户来说是评价系统的重要指标。如果说，一个信息系统的用户认为该系统对他们无关紧要或者至少说紧迫性不大，那么这个信息系统的建造时机还未成熟。

2. 经济性 用户使用信息系统需要付费用，如果费用很高，用户承担不起，或者说用户感到经济上不太合算，宁愿用手工管理也不愿意使用信息系统时，这个信息系统的吸引力就不那么强了。

3. 及时性 对信息系统用户来说，信息的及时提供并能使用是用户极为关心的事情。

4. 友好性 所谓友好性是一个专用名词，即用户使用信息系统很方便，人机界面良好的意思。用户，尤其是高层领导，通常不太了解信息技术，他们需要的是方便，越方便越好，比如能像使用电视机、“傻瓜照相机”那样方便就好了。对用户来说，设计的信息系统是一个“傻瓜信息系统”那是很有吸引力的。

5. 准确性 信息系统提供的信息必须真实。真实性是信息的第一原则。不真实或不够真实的信息要贻误决策，尤其是伪信息，危害更大。

6. 实用性 建立信息系统的根本目的是实际使用，水平再“高”的信息系统、缺乏实用性还不如不建。因此实用性是衡量一个信息系统的十分重要的标志。对用户来说，没有必要关心其技术的先进性和复杂程度，他们最感兴趣的是实际使用能否产生效益，也就是在日常事务中对决策和管理的支持。

7. 安全可靠性 虽然这是信息系统建造者的一个指标，但对用户来说却同样重要。

8. 信息量 所谓信息量是指信息系统能提供的信息数量。信息量太少，信息系统效率不高，实用性也随之下降。从用户角度考虑应有尽可能多的信息量。

9. 效益性 从用户来说，信息系统能产生的经济效益和社会效益越大越好。由于信息系统效益评价的困难性，因此这个指标很难定量描述，实际上定性描述也很困难，尤其是对社会效益的评价。

10. 服务程度 这里主要是指对各级管理人员和决策者的服务程度。对用户来说，信息系统应是他们最好的服务工具。信息系统应积极、主动地做好服务工作，犹如其他服务业一样，信息系统应全心全意、热情地为用户服务。

（三）从信息系统对外部影响考虑的指标

任何一个信息系统的建设必然对外部产生影响，这种影响也很难定量地描述，需要定性打分，是定性问题定量化，共有 6 个指标：

1. 共享性 即本系统信息的共享程度。信息系统之间的共享性是一个重要指标。

2. 引导性 这里讲的引导性是指示范引导的意思。某一信息系统的建设应对未建系统产生示范引导作用。

3. 重要性 重要性是指对外部环境而言的。有些信息系统，如气象信息系统对外部环境的影响很大，对农业、交通、航海、人民生活等几乎所有领域产生影响。又如人口信息系统，对国民经济、社会发展、治安、交通、供应等产生影响。

4. 效益性 指本系统对外部社会产生的社会效益和经济效益。

5. 信息量 本系统对社会提供的信息量。

6. 服务程度 本系统对社会服务的态度及程度。

（马海燕）

第三章 数字卫生示范应用评价指标建立

第一节 背景与意义

一、数字卫生发展的动因及背景

伴随着卫生事业的飞速发展，广大人民群众对医疗卫生服务的需求日益增长，为了切实解决“看病难，看病贵”的问题，实现人从生命孕育到生命终结的全人全程全方位的健康管理的目标，传统的手工管理模式已不能适应这种发展和需要，医疗卫生的继续发展需要信息技术的支撑，于是带动了卫生信息化建设的蓬勃发展。然而由于健康管理和卫生服务本身固有的特殊性和复杂性，卫生信息化发展整体水平相对落后于其他行业，总体水平与实际需求差距很大，卫生信息化的发展还远不能满足人民群众的医疗卫生服务需求，不能满足医疗卫生机构内部管理以及卫生行政部门全面掌握信息的需要。较为突出的问题包括：缺乏顶层设计和信息标准，信息孤岛和信息烟囱问题突出；组织机构建设滞后，专业技术人员匮乏；政府投入不足，缺乏资金的保障和激励机制；卫生信息化建设发展不平衡；卫生信息化法制建设滞后等方面。这些问题体现了发展卫生信息化的必要性，同时也加速了卫生信息化相关政策的出台。

2009 年 4 月，《中共中央国务院关于深化医药卫生体制改革的意见》（简称医改）提出“建立实用共享的医药卫生信息系统”。其中明确提到加快医疗卫生信息系统建设，加强城镇职工、居民基本医疗保险和新型农村合作医疗信息系统建设，实现与医疗机构信息系统的对接，积极推广“一卡通”等办法。医改的实施和建设与区域卫生信息化建设息息相关。

在医改背景下，浙江省实施了一项“十一五”国家科技支撑计划重点项目——“国家数字卫生关键技术和区域示范应用研究”（以下简称“国家数字卫生项目”），其研究内容的设置紧紧围绕着深化医疗卫生体制改革，加快建设惠及全体居民的基本医疗卫生服务体系，实现“人人享有基本医疗卫生服务”的医改目标。浙江省区域卫生信息化建设现已提上日程，数字卫生关键技术示范应用内容包括全人健康服务流程的示范运用、数字卫生规范标准的示范运用、新一代医疗卫生应用软件的示范运用、区域数据中心和资源共享系统的示范运用、新型医疗服务模式的示范运用和临床路径和主要疾病知识系统的示范运用。

二、数字卫生发展的现状

“十一五”期间，我国卫生信息化建设取得较快发展。卫生系统信息技术应用日益普及，信息化基础建设得到改善和加强，卫生信息化工作制度和法制建设开始起步，信息化人才队伍逐步壮大，信息化已经成为卫生管理与服务各项业务工作的重要支撑。

（一）医院管理信息系统成效明显

90％以上的县及县以上医院建立了以挂号收费、药品器材、医疗管理等为主要内容的医院管理信息系统。30％以上的大型医院建立了以病人为中心、以电子病历为基础的挂号、收费、处方、治疗一体化管理信息系统。以医院为单位的管理信息系统优化了医院内部工作效率和管理水平，方便了患者就医，发挥了应有的积极作用。

（二）疾病预防控制体系信息化建设进展明显

2003 年以来，我国建立完善了以个案为基础的法定传染病疫情直报系统。以传染病疫情直报系统为平台，初步完成了结核病、艾滋病、鼠疫、流感与人禽流感、甲型 H1N1 流感等十多个疾病监测管理信息系统，以及以新生儿预防保健为主要内容的公共卫生信息系统建设。目前，全国所有的疾病预防控制机构、96％的县和县级以上医疗机构、82％的乡镇卫生院实现了网络直报疫情，全国网络直报点已达 7 万个，形成了传染病与突发公共卫生事件在线报告系统。全国传染病报告质量逐年提升，法定报告传染病的及时报告率和及时审核率均超过 99％。

（三）卫生应急指挥系统建设初见成效

目前，卫生应急指挥系统在前期硬件集成与基建工程的基础上，完成了指挥系统应用软件的开发并投入使用，并已经在应对抗震救灾医疗救治、手足口病、甲型 H1N1 流感等突发公共卫生事件中发挥重要支撑作用。同时，已经启动国家突发公共卫生事件医疗救治信息系统建设工作，正在建设卫生部、省级和地市级的紧急救援机构数据中心，努力形成覆盖全国的医疗救治信息网络。

（四）卫生统计信息系统正式运行

2007 年 11 月，国家卫生统计网络直报系统正式运行。目前，已实现卫生统计信息在线数据录入、审核、上报功能，约有 9 万个医疗卫生机构和县（区）卫生局作为直报用户，登录省级平台实时上报统计数据。卫生统计分析已实现国家、省、地（市）、县（区）四级在线实时汇总。近期，结合医改工作需求，卫生部又对统计直报系统进行了升级，增加了医疗服务月报、医改进展监测数据收集功能，为实时监督工作、科学决策提供了技术支持。

（五）新农合信息化建设加快推进

2006 年以来，卫生部研究制订了新型农村合作（简称“新农合”）医疗信息系统建设指导意见，建设覆盖全国的新农合信息系统，在各级新农合管理部门、经办机构、定点医疗机构以及其他相关部门间实现数据资源共享，对各地新农合业务开展情况、基金筹集情况和使用情况、农民受益情况进行全面监管。目前，各省级平台以及县级新农合数据库建设基本完成，安徽省建立完善了省级新农合信息系统，实现联网管理、跨地域即时结报，江苏、贵州等部分省份已经实现联网结报，均为规范新农合资金监管，方便参合农民即时结报，以及实现医疗费用的网上审核、网上报销、网上结算发挥了积极作用。

（六）卫生监督信息系统建设正式启动

2009 年 6 月，国家级卫生监督信息系统建设工作正式启动，包括国家级卫生监督信息网络平台建设、全国卫生监督信息报告系统、卫生行政许可审批系统、卫生监督检查与行政许可处罚业务应用系统以及食品安全综合协调信息发布平台等，正在抓紧建设并试运行。

（七）各地积极探索，在区域医疗卫生信息平台建设等方面积累了一些成功经验

近年来，卫生部按照统筹规划、顶层设计、互联互通的理念，组织专家研究制定了居民电子健康档案、电子病历基本架构与数据集标准、区域卫生信息平台建设方案等多项标准与规范，并在上海、浙江、福建、广东等省（市）开展了区域卫生信息化试点工作，卫生信息化工作成效初步显现。

浙江省是全国经济比较发达的地区，围绕卫生事业改革与发展的工作实际，统筹规划，分步实施，突出重点，务求实效，在卫生信息化建设方面走在了全国前列。

1. 城乡社区和新农合信息化基本覆盖 目前，70%以上的社区卫生服务中心已建立基本医疗管理系统，包括门诊挂号收费、出入院管理、住院收费管理、药品库房管理等系统，一些经济发达地区正逐步推进临床信息化项目建设，包括门诊/住院医生工作站系统、电子病历系统、检验/检查信息系统等；所有县（市、区）实现了新农合医疗信息化管理，湖州市、台州市和舟山市实现全市新农合联网，6 家省级定点医疗机构与 5 个县（市、区）新农合经办机构信息系统完成省级联网试点。

2. 医院信息化居全国前列 按照卫生部《医院信息系统基本功能规范》和《电子病历基本架构和数据标准（试行）》等标准规范的要求，浙江省所有县级以上医院实现了信息化管理，其中：门急诊挂号收费系统、住院收费系统、住院护士工作站、药库管理系统、药房管理系统、病案统计管理系统应用率达 100%，门诊医生工作站、住院医生工作站等应用率达 80%以上，临床检验、医学影像存储与通信系统应用率达 50%以上。一些医院已经建立以电子病历为主要内容的数字化医院。

3. 疫情报告和应急指挥信息网基本建成 浙江省各地主要通过互联网或基于互联网的虚拟专网建立了疫情报告网络，通过该网络，全省疫情直报建设已实现纵向到底、横向到边，县级医院和乡镇卫生院疫情报告率均达 100%。省级应急指挥信息系统开发初步完成，建立了应急指挥、应急管理、应急监测三大应用中心。部分市、县应急指挥信息系统

开始启动建设。

三、数字卫生应用绩效评价的必要性和可行性

随着数字卫生关键技术的应用，如何对数字卫生综合性示范区应用绩效进行有效评价，发现问题，并促进其可持续发展，则成为数字卫生建设工作中一个至关重要的环节。致力于数字卫生综合性示范区应用绩效的评价是希望通过改善数字卫生技术的应用水平而最终提高居民的健康水平。基于战略、管理、开发等目的，数字卫生综合性示范区应用绩效评价是以第三方的角度评价数字卫生技术在一定期限内的有效落实和发展。通过绩效评价，发现数字卫生技术应用中存在的问题，找出存在的原因，反馈绩效，以便于下一轮绩效管理计划的制订，不断改善系统绩效，这样就形成了一个循环。绩效评价是该循环的核心环节，也是技术性最强的一个环节。了解数字卫生技术的应用绩效，可以使利益相关者改善决策，促进数字卫生技术更好发展。

根据浙江省部分地区信息化建设调查结果显示，数字卫生建设及发展具有自身的特点及所存在的问题，例如示范区数字卫生建设初具雏形；卫生信息技术工作专业人员未全部配备；卫生信息建设基础设施状况参差不齐、差异明显；信息化工作经费投入不足；在医务人员内部普遍存在提升当前信息化工作建设水平的需求等。这就要求对数字卫生综合性示范区的支持、过程、结果进行综合及科学评价，确定问题，不断改进绩效。因此开展数字卫生综合性示范区应用绩效评价是推动数字卫生建设的必要环节。数字卫生绩效评价的结果为推进数字卫生建设提供了理论基础和政策依据。

随着卫生信息化建设广度和深度的不断发展，国外一些研究机构对信息化建设实施效果进行了评价研究。Sitting 等提出基于“国家卫生信息基础架构”（NHLL）的概念模型的卫生信息化评价框架，该框架针对患者、卫生服务提供者和公共卫生机构三方利益相关者，从卫生信息系统的应用范围和技术水平等方面，对预期结果进行评价。P. Nykanen 等对区域卫生信息系统的成败因素进行了评价，认为一个成功的信息系统必须满足它的设计需求、特性需求和应用需求。对于区域卫生信息系统来说，其设计需求即业务模型和技术规范能否满足质量需求；特性需求即信息系统的可操作性、开放性和可用性，而应用需求即流程能否满足用户的应用要求。Yasnoff 等认为，卫生信息化的评价应该满足以下要求：①灵敏性，测评值可在合理范围内波动；②深入性，能反映影响每个利益相关者（stakeholders）业务活动的重要问题；③对于政策制定者的价值性；④易用性；⑤整体性，能够反映信息化建设的整个生命周期。在评价指标均能满足的情况下则意味着项目的完成。由于区域卫生信息化处于发展的初级阶段，其评价研究多是以概念模型为基础的评价框架探讨，在具体应用中，评价框架的选择和方法学还有待进一步研究。这些研究对数字卫生绩效评价产生了积极的影响作用，为绩效评价提供了很好的理论与方法基础，使数字卫生综合性示范区应用绩效评价具有可行性。

第二节　建立评价指标体系的原则与方法

一、建立指标体系的原则

建立一套科学有效的指标体系旨在为数字卫生综合性示范区应用进行绩效评价，因此下文将对建立指标体系的原则进行介绍。

（一）评价指标体系的概念及构成

评价指标就是根据一定的评价目标确定的、能反映评价对象某方面本质特征的具体评价条目。评价指标体系是由不同级别的评价指标按照评价对象本身逻辑结构形成的有机整体，是系统化的、具有紧密联系的、反映评价对象整体的一群指标或具体指标的集合。指标体系构建一般包括指标的配置和结构的安排两方面，其中指标的配置是指指标的组成、概念、获取方法，指标的结构是指要明确和理顺各指标间的相互关系及层次结构。

（二）建立指标体系的原则

在进行数字卫生绩效评价时，必须应用科学、合理的评价指标体系，以保障评价结论的客观公正，为评价结果提供坚实的科学依据。因此，构建一套系统的、科学的数字卫生技术示范应用评价指标体系，应遵循以下原则：

1. 一致性原则　评价指标体系与评价目的保持一致，评价指标体系为评价目的服务。设计数字卫生技术示范应用评价指标体系的目的是对数字卫生技术示范应用所取得的效果进行一些系统研究，对数字卫生技术开展所需要的环境支持、资源投入、技术获得以及所取得的效果进行评价。

2. 全面性原则　所谓全面，是指“全面”和“综合”。指标体系应该全面综合地反映评估对象，充分收集评估对象各方面的相关信息，不能遗漏或偏颇，否则评估对象就不能被真实全面地反映。对数字卫生技术示范应用评价来说，不仅仅是对结果的评价，同时要充分考虑影响结果的支持要素和过程因素，将三者全面结合才能真实、全面地反映示范区数字卫生的水平。

3. 层次性原则　数字卫生技术示范应用评价是涉及资源投入、服务提供以及目标实现的复杂结构系统，要求评价系统完整，评价指标主次分明，层次清楚，结构清晰，既具有较强的系统性、整体性，又具有一定的层次性、综合性，能够准确、全面反映数字卫生示范区应用绩效各方面的状况和特征。

4. 导向性原则　一个好的评价指标体系，不仅能反映评估对象当前特征，还应对未来的发展有导向作用。评价只是手段，促进数字卫生技术健康发展，为群众解决“看病难、看病贵”的民生问题才是目的。因此，指标应该体现数字卫生的现状、发展趋势及要求，引导示范区明确数字卫生建设的方向，不断提高数字卫生的水平。

5. 科学性　科学性主要体现在指标含义明确、具有相对独立性、一定灵敏性、可比性等。在制定数字卫生绩效评价指标时，指标含义要清晰，结构合理，不应出现过多的信息包容、涵盖，应具有一定的区分度和抗干扰性。

6. 可操作性 评价指标既要建立在一定理论的基础上，又要符合工作实践，便于实际操作。定量指标的数据收集要方法明确，计算简单；定性指标的数据收集要含义明确，易于操作。

二、建立指标体系方法

（一）内容

根据绩效评价理论，充分借鉴国内外卫生信息化评估的相关研究及国家信息化水平评估、企业信息化水平评估等相关研究成果，并结合数字卫生发展的现状，形成数字卫生绩效评价的理论模型。在形成理论模型的基础上构建评价指标体系，并运用专家咨询法确定入选指标的权重。随后将形成的指标体系应用于数字卫生示范区的绩效评价中进行实证研究，验证指标体系的信度、效度和区分度。

1. 理论模型的构建 设计有效的项目工作绩效评价指标，就要对项目工作绩效的内容及其最终结果有一个清晰的认识。项目工作逻辑模型描述了项目工作设计背后的逻辑方法，显示了各部分怎样产生最终结果的过程，就是展示了模型的内在逻辑，项目工作正是按照这种逻辑运行并由此产生带来了最终的产出，明确项目工作的逻辑模型，就能系统地确定相关的绩效指标。基于对绩效评价、区域卫生信息化等理论的文献研究，通过深入访谈、专题小组讨论等方式的实地调研以及现况调查的基础上，形成绩效评价理论模型。

2. 指标筛选与权重的确定 筛选评价指标主要依据专业知识，根据有关专业理论和实践，来分析各评价指标对结果的影响，挑选代表性、确定性好，既有一定区别能力又相互独立的指标组成指标体系。筛选评价指标的方法很多，系统分析法就是一种常用的凭经验挑选指标的方法。这种方法从整体出发，将与评价结果有关的诸指标按系统（或属性、类别）划分，在对各系统的指标进行分析的基础上，通过座谈或填写调查表的方法获得对各指标的专家评分，确定其主次，再从各系统内挑选主要的指标作为评价指标。除此之外，文献资料分析优选法通过查阅评价指标相关的文献资料，分析各指标的优缺点并加以取舍。为保证筛选指标的客观性，可采取辅助方法如逐个指标进行假设检验的方法、多元回归与逐步回归的方法、指标聚类法等进行初筛。因此，建立指标体系应综合多种方法，在获得较为满意的专业解释的基础上，优先考虑那些被多种方法同时选入的指标。在利用筛选的指标建立指标体系时，还应考虑各指标对结果的影响程度，即各指标的权重估计。确定指标权重的方法可分为主观定权法和客观定权法两类，前者主要包括专家评分法、成对比较法、Saaty 权重法等，后者主要包括模糊定权法、秩和比法、熵权法、相关系数法等，不管哪一种方法，都具有一定的优缺点。因此，无论采用什么方法，都应依据专业的解释。

数字卫生综合性示范区绩效评价指标体系是在理论模型的基础上，通过专题讨论形成，并通过专家咨询，增减或修改指标。并对指标的重要性和可操作两个方面进行打分，采用专家评分法与组合权重相结合的方法，确定各指标的权重。

3. 验证指标体系的实用性 根据绩效评价方案，采用问卷调查、现场观察、查阅资料及访谈等方式，以示范区卫生局、示范医院、社区卫生服务中心、示范医院医务人员、社区医务人员、卫生局和示范医院的管理人员、服务对象（患者）等为调查对象进行评价研究。利用评价资料，运用因子分析、克朗巴赫α系数、秩和比等方法对其进行分析，以验证指标体系的效度、信度和区分度。

（二）指标选择和确定方法

采用定性和定量相结合的方法选择和确定评价指标，主要包括文献研究、专家咨询、秩和比、现场调研、数理统计等方法。

1. 文献研究 通过查阅国内外有关文献，收集绩效评价理论、区域卫生信息化理论、卫生信息化绩效评价等相关资料和相关领域的信息，并进行资料整理。

2. 德尔菲专家咨询 对于指标体系的初稿展开专家咨询，充分听取来自卫生信息化及绩效评价领域的研究人员、专家以及相关行政管理人员的意见，针对指标体系的框架对指标进行筛选，并确定权重。

3. 现场调研 现场调研其目的是验证指标的可操作性，研究对象为16个示范区，示范区主要为区、县、县级市一级。根据绩效评价指标体系的内容设计成问卷，按照预先制定的评分标准、现场操作规程，对16个示范区逐一对每项指标进行评分，检验该体系的各项指标，并进行完善。

4. 秩和比法 秩和比法广泛应用于医疗卫生领域的多指标综合评价、统计预测预报、统计质量控制等各方面。秩和比法指利用RSR进行统计分析的系列方法。其基本思想是：在一个n行m列矩阵中，通过秩转换，获得无量纲统计量RSR；在此基础上，运用参数统计分析的概念与方法，研究RSR的分布；以RSR值对评价对象的优劣直接排序或分档排序或比较各组RSR的可信区间。

5. 数理统计方法

（1）因子分析：在对指标体系进行结构效度的评价时，采用探索性因子分析来验证其结构效度。

（2）方差分析：采用方差分析，比较分组之间是否有统计学意义，从而反映指标体系是否有较好的区分效度。

（3）克朗巴赫α系数：采用克朗巴赫α系数来检验指标体系的内部一致性信度。

第三节 评价指标体系的建立

一、理论模型的构建

理论模型的构建以Donabedian的“结构-过程-结果”原理为基础，以示范区数字卫生应用绩效产生的支持、过程与结果作为纵向发展的维度，探索三者内外部之间的关系；

结果评价部分以 DeLane 和 McLean 的修正信息系统成功模型为依据，采用系统质量、信息质量、服务质量、满意度、净收益等指标对信息系统进行评价，深化结果部分的内容。在此基础上，形成了“数字卫生”综合性示范区应用绩效评价的理论模型。

（一）模型构建的理论依据

1. “结构-过程-结果”原理　是在近几十年中逐渐形成和完善的卫生管理研究方法。我们把示范区的数字卫生应用看做是一个整体，运用原理所提供的“结构”（投入、构造）、“过程”（组织机构、内容、过程性终点）和“结果”（过程性终点、影响）框架（图 3-1）来界定“数字卫生”综合性示范区应用绩效评价的维度，形成了“支持指标”（资源、政策、管理）、“过程指标”（培训、信息技术应用、信息安全）、“结果指标”（质量、效果、效益、效率、满意度）指标评价体系的基本框架。

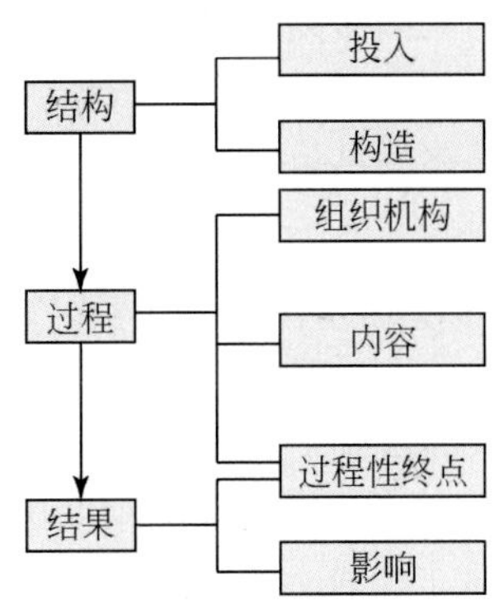

图 3-1　“结构-过程-结果”框架

2. 修正的 D&M 信息系统成功模型　1992 年 DeLane 和 McLean 创建了 D&M 信息系统成功模型，2003 年对其进行了修正。该模型包含 7 个相关关联与相互依赖的组成要素，结合起来定义信息系统的成功（图 3-2）。本研究结果部分从满意度角度出发，在借鉴信息系统成功模型的基础上，对质量、收益、满意度之间的关系进行了调整，细化了收益、满意度等指标，形成了立足于整个示范区的数字卫生技术应用的结果评价。

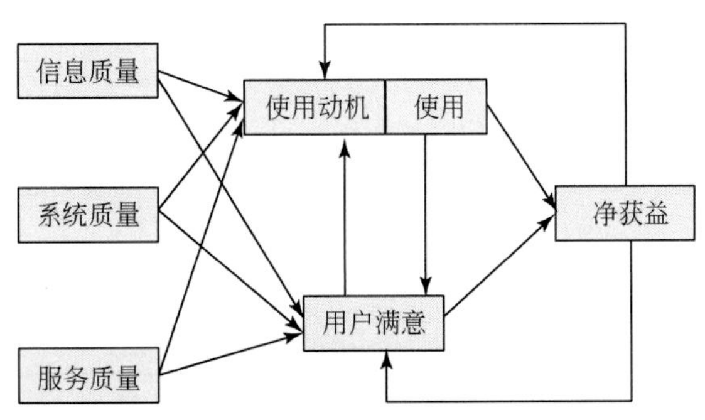

图 3-2　修正的 D&M 信息系统成功模型

（二）理论模型的内容

1. 系统边界 数字卫生综合性示范区应用绩效评价系统是一个动态复杂的反馈系统，它的运行与当地的社会经济发展、医疗卫生水平、政策、人口素质等因素相互关联。外部因素的变化与刺激，会引起绩效评价系统内部指标的改变。因此在研究绩效评价时，必须把它放到所处的大环境中，综合考虑其与各种外部因素之间的关系。

2. 系统层次

（1）系统主体层次划分：根据利益相关理论及实际情况，数字卫生绩效评价的主体主要包括示范区卫生局、示范二级医院、社区卫生服务中心、医务人员、管理人员、服务对象（患者）等。示范区卫生局是数字卫生技术的推动者，示范二级医院与社区卫生服务中心是数字卫生技术的实施者，医务人员、管理人员及服务对象（患者）是数字卫生技术的使用者及感受者。各方利益主体的共同努力促使数字卫生应用绩效产生并获益。

（2）系统层次划分：从计划实施的视角出发，依据“结构-过程-结果”原理，整个系统划分为支持、过程和结果。而最终的结果又可以作为新的支持条件，进入到下一轮的支持、过程和结果循环中。

3. 模型解释 “数字卫生”综合性示范区应用绩效评价系统构成虽然复杂，却依据一定的规律运作，可用一系列子模表达，子模之间的联系表示各种因素之间的相互依赖和作用关系。我们在借鉴现有研究成果的基础上，提出了“数字卫生”综合性示范区应用绩效评价的理论模型（图 3-3）。整个模型从计划实施的角度出发，以“结构-过程-结果”原理为基础，以机构和人员为研究主体，结合示范区数字卫生应用的实际情况，形成了“支

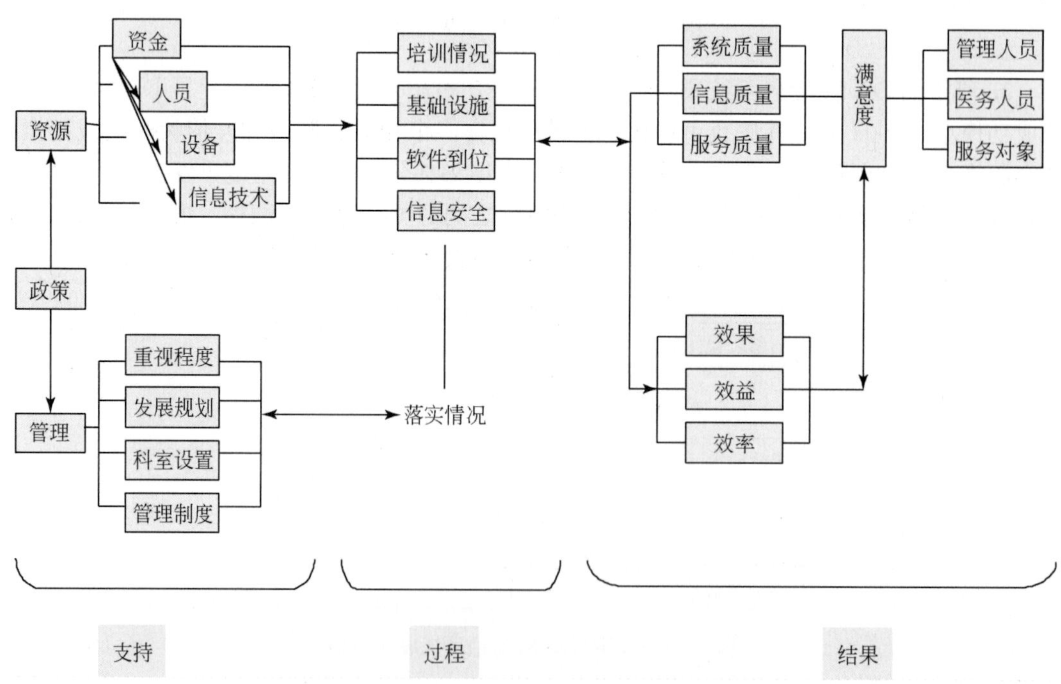

图 3-3 数字卫生综合性示范区应用绩效评价理论模型

持-过程-结果”理论模型基本框架。其中支持评价的目的是了解数字卫生的内涵和目标、论证项目实施的可行性等；过程评价是对数字卫生的实施过程进行检测和监督，以便项目能顺利进行；结果评价主要是判断项目成功与否，评价的标准有效果、效率等。三个评价之间存在基本功能上的联系，数字卫生支持特征的变化影响其发展过程，使其质量被提高或降低，进而影响效果、效益、效率及满意度等的变化。

（1）支持评价：一个系统绩效好坏的根本在于它是否完成了系统目标，要达到这一目标，就必须要有充分的支持条件。数字卫生综合性示范区应用绩效产生的支持条件主要包含政策、资源、管理三个部分。其中政策影响着资源投入和管理机制，数字卫生相关政策的出台会使示范区加大资源投入、改善管理机制有章可循。人、财、物三个方面构成了资源投入：第一，人主要是指信息技术人员，其应该是既懂信息技术又具有一定医学知识和管理知识的复合型人才，作为数字卫生技术实施过程中各利益相关者的中间人，负责信息的上传下达、信息系统的选购与维护、医务人员的培训等工作，信息技术人员的数量质量影响着技术的实施结果。第二，数字卫生建设是一个逐步、可持续发展的过程，它除了建设初期的一次性投资外，为维持信息系统有效的运转需要有一个持续稳定的投入支持，同时需要阶段性的资金追加投入，因此雄厚的财力基础是数字卫生技术顺利推动的重要条件之一，其来源主要有项目经费、财政拨款、单位自筹经费及其他，决定着软硬件的实施应用程度、影响着人员的配备情况。第三，良好的硬件、网络条件及信息技术的支持是衡量资源投入的重要指标。信息技术主要是指数字卫生技术，包括居民电子健康档案、电子病历、远程会诊、远程教育、临床路径及平台建设等内容，其目的是为医疗服务提供者、卫生管理机构、患者、医疗支付方以及医药产品供应商等机构提供以数字化形式收集、传递、存储、处理卫生行业数据的业务和技术平台，用以支持医疗服务、公共卫生以及卫生行政管理的需要。硬件和网络配置必须满足信息技术系统的最低要求，是信息技术系统正常运转的基础。管理方面的支持主要包括领导的重视程度、发展规划制定、科室设置、管理制度建立等。数字卫生建设往往被称为“一把手”工程，此工程必须要获得领导的重视与支持，此外把数字卫生建设纳入卫生建设的整体规划中、制定切实可行的发展规划与实施方案、增加信息科室的设置、完善管理制度等管理措施的实施，能够保障数字卫生技术的有力推行。

（2）过程评价：管理措施的落实和资源的分配促进了过程绩效的产生，主要包括培训情况、基础设施、软件到位、信息安全等方面。培训情况是指卫生信息技术人员按照培训制度或方案对医务人员进行数字卫生技术的培训，来提高其计算机操作能力、信息系统掌握能力，以便于工作质量和效率的提高，通过培训制度或方案、培训率等指标来体现。基础设备和软件的到位使数字卫生技术得以落地，可以通过电子健康档案建档率、社区诊间系统、HIS与电子健康档案系统实现实时共享的机构数、使用电子病历系统机构数、使用远程会诊系统机构数、使用远程教育系统机构数、远程教育系统覆盖率、使用临床路径机构数等指标来实现。国际标准化组织对信息安全定义为：“为数据处理系统建立和采用的技术上和管理上的安全保护，保护计算机硬件、软件、数据不因偶然和恶意的原因而遭到破坏、更改和泄露。”信息安全有利于保障信息系统的正常运转，防止事故发生而影响工作的顺利开展，可以用信息访问安全、使用安全性、事故反应能力等指标来反映。

（3）结果评价：基于修正的D&M信息系统成功模型，结果评价主要是指使用者（管理人员、医务人员、服务对象）对数字卫生技术质量、满意度及影响的评价。质量方面的评价包括系统质量、信息质量及服务质量评价。系统质量包括系统适应性、可靠性、效率、集成性、学习容易性、使用容易性、存取方便性、稳定性等方面，信息质量包括信息的清楚程度、完整性、正确性、实时性、安全保密性等方面，服务质量主要用信息技术人员事故反应时间、系统维护结果等指标来反映。质量会使实施的效果、效益和效率发生变化，进而影响管理人员、医务人员及服务对象对数字卫生技术的满意程度。此部分评价以定量与定性相结合，主要包括满意度与影响两部分的内容。满意度的评价是以管理人员、医务人员、服务对象为评价对象，研究使用者对数字卫生技术质量的满意程度。影响的评价主要包括效果、效益及效率。效果是指由投入经过转换而产出的有用成果，如数字卫生技术覆盖率、慢病管理率、双向转诊率等指标。效益是指有用效果的货币体现，如平均门诊费用、平均住院费用等。效率指单位时间内所取得的效果的数量，如平均住院日、平均病床周转次数、病人等候时间等。

虽然数字卫生综合性示范区应用绩效评价理论模型初步形成，但是子模之间的关系还需论证与细化。另外，由于信息化的产出通常是无形的，价值回报难以直接衡量；信息技术需要与机构长期融合，其价值才能显现，短期利益很难实现；信息化也会引起管理体制与流程的变革，难以分辨绩效产生的来源，因此部分评价指标的获取存在困难。数字卫生综合性示范区应用绩效评价更应结合实际，挑选有代表性的指标，采用科学合理的评价方法，在实践中检验模型的正确性，最终形成对数字卫生应用评价的一套成熟理论。

二、指标体系的建立

（一）德尔菲专家咨询调查表草案的形成

主要通过文献阅读与分析，将与数字卫生应用绩效有关的指标收集起来，并在理论模型的基础上，构建指标体系的框架，根据一致性、全面性、层次性、导向性、科学性、可操作性等指标筛选的原则，通过专家咨询，结合专家提出的意见和建议，对指标进行修改，三级指标由 98 个删减到 29 个，最终形成了初步的绩效评价指标体系（表 3-1），即德尔菲专家咨询调查表草案，包括 3 个一级指标、9 个二级指标、29 个三级指标。

表 3-1 “数字卫生”综合性示范区应用绩效评价指标体系（初步）

一级指标	二级指标	三级指标
1. 支持指标	1.1 政策支持	1.1.1 相关政策的出台
	1.2 资金投入	1.2.1 专门的信息化预算
		1.2.2 资金投入总额
	1.3 管理支持	1.3.1 组织管理
		1.3.2 管理制度
	1.4 基础设施	1.4.1 区域数据中心构架技术
		1.4.2 医院卫技岗位信息化率

续表

一级指标	二级指标	三级指标
2. 过程指标	2.1 培训情况	2.1.1 培训率
		2.1.2 掌握率
	2.2 信息技术应用	2.2.1 电子健康档案建档率
		2.2.2 社区诊间系统、HIS 与电子健康档案系统的实时共享情况
		2.2.3 电子病历系统院内覆盖率
		2.2.4 远程会诊系统使用情况
		2.2.5 远程教育使用情况
		2.2.6 临床路径使用情况
	2.3 信息安全	2.3.1 访问控制的安全性
		2.3.2 使用的安全性
		2.3.3 事故反应能力
3. 结果指标	3.1 受益程度	3.1.1 既往史知晓率
		3.1.2 医疗事故或差错频次
		3.1.3 慢性病管理率
		3.1.4 双向转诊率
		3.1.5 危重症患者抢救成功率
		3.1.6 平均住院日
		3.1.7 平均病床周转次数
		3.1.8 单个病人诊疗时间
	3.2 满意度	3.2.1 系统功能满意度
		3.2.2 信息质量满意度
		3.2.3 服务质量满意度

（二）德尔菲专家咨询的基本情况

采用德尔菲专家咨询法来筛选指标和确定权重。德尔菲是 Delphi 的中文译名。Delphi 原是一处古希腊遗址，是传说中神谕灵验，可预卜未来的阿波罗神殿的所在地。美国兰德公司在 20 世纪 50 年代与道格拉斯公司合作，研究如何通过有控制的反馈更为可靠地收集专家意见的方法时，以“Delphi”命名，并广泛地应用于科学技术领域，德尔菲评价法由此而得名。

德尔菲法是专家会议预测法的一种发展，其核心是通过匿名方式进行几轮函询征求专家们的意见。预测、评价领导小组对每一轮的意见都进行汇总整理，作为参考资料再寄发给每位专家，供专家们分析判断，提出新的论证意见。如此多次反复，意见逐步趋于一致，得到一个比较一致的且可靠性较大的结论或方案。

我们进行了两轮德尔菲专家咨询，第一轮专家咨询向专家提供数字卫生绩效评价的背景、初步拟订的指标体系及指标解释；第二轮专家咨询向专家提供上一轮专家咨询的统计结果和修改后的指标体系。第一轮专家咨询共遴选出 30 位在数字卫生或卫生信息化相关领域工作的专家和学者参与德尔菲法专家咨询，收回问卷 25 份，专家积极系数为 83%，第二轮发出问卷 25 份，回收率 100%。这些专家分别工作在与数字卫生相关的科研、教学、行政管理、临床、企业管理及技术开发等领域，从事第一专业的平均年限为 14.64 年，从事第二专业的年限为 11.25 年，对指标表示很熟悉的专家占 36%，熟悉的专家占 44%，较熟悉的专家占 16%，一般的占 4%，没有专家表示对数字卫生不熟悉。详细情况见表 3-2。

表 3-2　咨询专家的基本情况

项目		人数	百分数（%）
年龄(岁)	30～39	6	24.0
	40～49	17	68.0
	50 岁以上	2	8.0
文化程度	大专	2	8.0
	本科	11	44.0
	硕士	9	36.0
	博士	3	12.0
工作类别	行政管理人员	11	44.0
	大学老师	4	16.0
	医务人员	4	16.0
	企业管理或技术人员	4	16.0
	其他	2	8.0
职称	高级	14	56.0
	中级	7	28.0
	初级	2	8.0
	其他	2	8.0
第一专业	卫生管理	8	32.0
	公共卫生	4	16.0
	临床医学	7	28.0
	流行病与医学统计学	1	4.0
	卫生经济	1	4.0
	卫生信息化	4	16.0
第二专业	无	9	36.0
	卫生信息化	6	24.0
	卫生管理	3	12.0
	临床医学	2	8.0
	流行病与医学统计学	1	4.0
	公共卫生	1	4.0
	社会医学	2	8.0
	投资	1	4.0

(三) 专家积极系数、权威系数和协调系数

1. 专家积极系数 即专家咨询表的回收率，通常利用专家咨询表的回收率来度量专家的积极系数，其大小说明专家对该项目研究的关心程度。本次研究的专家积极系数很高，具体数字见表 3-3。

表 3-3 专家积极系数

发出调查表数		回收调查表数		回收率（%）	
第一轮	第二轮	第一轮	第二轮	第一轮	第二轮
30	25	25	25	83	100

2. 专家权威程度 由判断依据和熟悉程度两个因素决定。判断依据包括理论分析、实践经验、国内外同行的了解和直觉，判断系数总和等于 1 表明对专家判断的影响程度大，判断系数总和等于 0.8 表明对专家判断的影响程度为中等，判断系数总和等于 0.6 表明对专家判断的影响程度小，见表 3-4。专家对问题的熟悉程度分为 6 个等级，它们分别是很熟悉、熟悉、较熟悉、一般、较不熟悉、很不熟悉等，见表 3-5。专家权威程度为总判断系数与熟悉程度系数的算术平均值，数值范围在 0～1.0，值越大表明专家的权威性越大，其计算公式为：$C_r=(C_a+C_s)/2$，其中 C_r 表示专家权威程度，C_a 表示判断系数，C_s 表示熟悉程度。

表 3-4 判断依据及其影响程度量化表

判断依据	对专家判断的影响程度		
	大	中	小
理论分析	0.3	0.2	0.1
实践经验	0.5	0.4	0.3
国内外同行的了解	0.1	0.1	0.1
直觉	0.1	0.1	0.1

表 3-5 专家对问题的熟悉程度系数表

熟悉程度	C_s
很熟悉	0.9
熟悉	0.7
较熟悉	0.5
一般	0.3
较不熟悉	0.1
很不熟悉	0.0

根据专家自填的“判断依据及影响程度量化表”数据计算得出专家的判断依据，见表 3-6。

表 3-6 专家的判断依据

	投入指标	过程指标	结果指标
理论分析	0.215	0.215	0.223
实践经验	0.465	0.474	0.470
国内外同行的了解	0.100	0.100	0.100
直觉	0.100	0.100	0.100

根据表 3-6 专家判断依据计算判断系数 C_a，结合专家自填的“问题的熟悉程度系数表”数据计算熟悉程度 C_s。专家权威系数 C_r 为判断系数与熟悉程度系数的算术平均值，结果见表 3-7。

表 3-7 专家权威系数结果

	判断系数 C_a	熟悉程度 C_s	权威程度 C_r
投入指标	0.880	0.744	0.812
过程指标	0.889	0.700	0.795
结果指标	0.893	0.711	0.802
平均值	0.887	0.718	0.803

判断依据对专家的影响程度介于“中等”与“大”之间，而专家对问题的熟悉程度均在“熟悉”与“很熟悉”之间，专家权威程度的平均值为 0.803，说明本次研究专家权威程度较高。

3. 协调系数 这是一项十分重要的指标，通过计算可以判断专家对每项指标的评价是否存在较大分歧或者找出高度协调专家组和持异端意见的专家。通常用变异系数 V_j 和专家意见协调系数 W 来衡量。

（1）各指标评价结果的变异系数 V_j

$$V_j=\sigma_j/M_j$$

式中，σ_j 表示 j 指标的标准差；M_j 表示 j 指标的均数。

变异系数 V_j 说明专家对 j 指标相对重要性的波动程度，或者说是协调程度。相互比较，V_j 越小，专家们的协调程度越高。

（2）专家意见协调系数及 χ^2 检验：变异系数仅能说明 m 个专家对于 j 指标的协调程度，但是在研究中，还希望了解全部 m 个专家对全部 n 个指标的协调程度。通常用 W 表示协调系数。具体计算过程如下：

1）计算全部指标评价等级的算术平均值：按专家对各指标的评价等级递减排队，每个指标赋予相应的秩次，对 j 指标评价的专家分别给出等级（秩次）求和就是 j 指标的等级总和。

$$S_j = \sum_{i=1}^{m_j} R_{ij}$$

式中，S_j 表示 j 指标的等级和；R_{ij} 表示 i 专家对 j 指标的评价等级。很明显，S_j 越小，该指标越重要。

$$M_j = \frac{1}{n}\sum_{j=1}^{n} s_j$$

式中，M_j 表示全部指标评价等级的算术平均数。

2）计算指标等级和的离均差平方和

$d_j = S_j - M_j$ 式中，d_j 表示 j 指标的离均差。

$$\sum_{j=1}^{n} d_j^2 = \sum_{j=1}^{n} (s_j - m_j)^2$$

式中，$\sum_{j=1}^{n} d_j$ 表示全部 n 个指标等级和的离均差平方和。

3）协调系数 W 的计算

$$W = \frac{12}{m^2(n^3 - n)}\sum_{j=1}^{n} d_j^2$$

式中，W 表示所有 m 个专家对全部 n 个指标的协调系数；m 表示专家总数；n 表示指标总数。

当有相同等级时，上式的分母要减去修正系数 T_i，此时 W 的计算如下：

$$W = \frac{12}{m^2(n^3 - n) - m\sum_{i=1}^{m} T_i}\sum_{j=1}^{n} d_j^2$$

式中，T_i 表示相同等级指标；

$$T_i = \sum_{i=1}^{L} (t_i{}^3 - t_i)$$

式中，L 表示 i 专家在评价中相同的评价组数；t_i 表示在 L 组中相同等级数。

协调系数 W 为 0～1，W 越大，表示协调程度越好。反之，意味着专家意见协调程度较低。

4）协调程度的显著性检验——χ^2 检验：

$$\chi_R^2 = \frac{12}{mn(n+1) - \frac{1}{n-1}\sum_{i=1}^{m} T_i}\sum_{j=1}^{n} d_j^2$$

$$d.f. = n - 1$$

根据自由度 $d.f.$ 和显著性水平 α，从 χ^2 值表中查得 $\chi_{\alpha,v}^2$ 值。如果 $\chi_R^2 > \chi_{\alpha,v}^2$，则可认为协调系数经检验后有显著性，说明专家评估或预测意见协调性好，结果可取。反之，$\chi_R^2 < \chi_{\alpha,v}^2$ 则认为专家评估或预测结论的可信度差，结果不可取。合并指标的重要性和可操作性后专家意见的协调性较好，可信度较高，结果可取（表 3-8）。

表 3-8 专家意见协调系数

指标	重要性			可操作性		
	协调系数	χ^2 值	P 值	协调系数	χ^2 值	P 值
支持指标	0.400	67.230	$P<0.01$	0.153	24.841	$P<0.01$
过程指标	0.357	106.034	$P<0.01$	0.161	47.895	$P<0.01$
结果指标	0.117	42.436	$P<0.01$	0.115	41.877	$P<0.01$

(四) 第一轮专家咨询结果

专家对每一指标的重要性、可操作性进行五级评价，重要性的打分标准：很重要＝5分；重要＝4分；一般＝3分；不重要＝2分；很不重要＝1分；可操作性的打分标准：很好＝5分；较好＝4分；一般＝3分；较差＝2分；很差＝1分。计算每个指标的均值和标准差，表3-9是第一轮专家咨询指标的重要性和可操作性两方面得分均数、标准差和变异系数。其中算数平均数表示专家意见的集中程度，算数均数越大，说明对应指标的重要性越高，可操作性越好。

表 3-9 专家咨询指标得分结果

指标	重要性			可操作性		
	均值	标准差	变异系数	均值	标准差	变异系数
1. 支持指标	4.72	0.54	0.11	4.48	0.65	0.15
2. 过程指标	4.28	0.74	0.17	4.32	0.63	0.15
3. 结果指标	4.76	0.60	0.13	4.32	0.63	0.15
1.1 政策支持	4.80	0.41	0.09	4.16	0.75	0.18
1.2 资金投入	4.92	0.28	0.06	4.56	0.65	0.14
1.3 管理支持	4.44	0.51	0.11	4.08	0.76	0.19
1.4 基础设施	4.32	0.56	0.13	4.44	0.51	0.11
2.1 培训情况	4.36	0.64	0.15	4.28	0.89	0.21
2.2 信息技术应用	4.60	0.58	0.13	4.16	0.75	0.18
2.3 信息安全	4.60	0.50	0.11	4.16	0.69	0.17
3.1 受益程度	4.52	0.65	0.14	3.84	0.69	0.18
3.2 满意度	4.44	0.65	0.15	3.80	0.91	0.24
1.1.1 相关政策的出台	4.88	0.33	0.07	4.40	0.71	0.16
1.2.1 专门的信息化预算	4.80	0.41	0.09	4.48	0.59	0.13
1.2.2 资金投入总额	4.60	0.65	0.14	4.44	0.77	0.17
1.3.1 组织管理	4.40	0.65	0.15	3.92	0.76	0.19

续表

指标	重要性			可操作性		
	均值	标准差	变异系数	均值	标准差	变异系数
1.3.2 管理制度	4.32	0.63	0.15	4.16	0.75	0.18
1.4.1 区域数据中心构架技术	4.60	0.58	0.13	4.08	0.76	0.19
1.4.2 医院卫技岗位信息化率	4.28	0.74	0.17	4.04	0.79	0.20
2.1.1 培训率	4.32	0.63	0.15	4.44	0.87	0.20
2.1.2 掌握率	4.32	0.75	0.17	3.64	1.08	0.30
2.2.1 电子健康档案建档率	4.52	0.59	0.13	4.40	0.58	0.13
2.2.2 社区诊间系统、HIS 与电子健康档案系统的实时共享情况	4.52	0.51	0.11	4.12	0.78	0.19
2.2.3 电子病历系统院内覆盖率	4.24	0.60	0.14	4.28	0.89	0.21
2.2.4 远程会诊系统使用情况	3.92	0.76	0.19	4.28	0.79	0.18
2.2.5 远程教育使用情况	3.92	0.70	0.18	4.12	0.88	0.21
2.2.6 临床路径使用情况	4.04	0.68	0.17	3.80	0.76	0.20
2.3.1 访问控制的安全性	4.72	0.54	0.11	4.12	0.88	0.21
2.3.2 使用的安全性	4.68	0.48	0.10	3.92	0.64	0.16
2.3.3 事故反应能力	4.64	0.49	0.11	3.64	0.91	0.25
3.1.1 既往史知晓率	4.08	0.72	0.18	4.13	0.68	0.16
3.1.2 医疗事故或差错频次	4.13	0.85	0.21	3.84	0.94	0.24
3.1.3 慢性病的管理率	4.60	0.58	0.13	4.36	0.70	0.16
3.1.4 双向转诊率	4.24	0.83	0.20	3.84	0.99	0.26
3.1.5 危重症患者抢救成功率	3.76	0.93	0.25	3.72	1.06	0.28
3.1.6 平均住院日	3.71	1.08	0.29	4.21	0.88	0.21
3.1.7 平均病床周转次数	3.58	0.93	0.26	4.17	0.92	0.22
3.1.8 单个病人诊疗时间	3.92	0.81	0.21	3.64	0.91	0.25
3.2.1 系统功能满意度	4.44	0.65	0.15	3.80	0.91	0.24
3.2.2 信息质量满意度	4.40	0.71	0.16	3.60	0.82	0.23
3.2.3 服务质量满意度	4.28	0.74	0.17	3.68	0.95	0.26

（五）第二轮专家咨询结果

根据第一轮专家咨询结果的反馈，综合考虑以下几个方面的因素：专家关于指标重要性和可操作性的评分结果（均数、标准差等）、专家意见、目前示范区数字卫生的建设情况等，对指标体系进行了一定的修改，形成了第二轮专家咨询绩效评价指标体系。

1. 删除的指标 三级指标：掌握率、单个病人诊疗时间、系统功能满意度、信息质量满意度、服务质量满意度。

2. 增加的指标 二级指标：效率；三级指标：培训制度或方案、远程教育系统覆盖率、数字卫生技术覆盖率、处方合格率、甲级病案率、病人等候时间、对管理人员决策的影响、管理人员满意度、医务人员满意度、患者满意度。

3. 修改的指标 三级指标：资金投入总额改为专项经费投入；社区诊间系统、HIS与电子健康档案系统的实时共享情况改为社区诊间系统、HIS与电子健康档案系统实现实时共享的机构数；电子病历系统院内覆盖率改为使用电子病历系统机构数；远程会诊系统使用情况改为使用远程会诊系统机构数；远程教育使用情况改为使用远程教育系统机构数；临床路径使用情况改为使用临床路径机构数；访问控制的安全性改为信息访问安全；既往史知晓率改为既往史利用率；原属于二级指标受益程度的三级指标平均住院日、平均病床周转次数归入二级指标效率。

根据第二轮专家咨询的打分，计算指标的均数、变异系数，结果见表3-10。

表3-10 专家咨询指标得分结果

指标	重要性			可操作性		
	均值	标准差	变异系数	均值	标准差	变异系数
1. 支持指标	4.78	0.50	0.10	4.38	0.66	0.15
2. 过程指标	4.37	0.55	0.13	4.32	0.53	0.12
3. 结果指标	4.83	0.36	0.07	4.35	0.66	0.15
1.1 政策支持	4.78	0.42	0.09	4.21	0.62	0.15
1.2 资金投入	4.90	0.29	0.06	4.74	0.42	0.09
1.3 管理支持	4.57	0.47	0.10	4.14	0.58	0.14
1.4 基础设施	4.57	0.56	0.12	4.46	0.50	0.11
2.1 培训情况	4.24	0.50	0.12	4.09	0.72	0.18
2.2 信息技术应用	4.55	0.48	0.11	4.07	0.45	0.11
2.3 信息安全	4.79	0.39	0.08	4.20	0.74	0.18
3.1 受益程度	4.66	0.53	0.11	3.87	0.60	0.16
3.2 效率	4.58	0.49	0.11	3.96	0.64	0.16
3.3 满意度	4.41	0.56	0.13	3.91	0.98	0.25
1.1.1 相关政策的出台	4.84	0.36	0.07	4.51	0.48	0.11
1.2.1 专门的信息化预算	4.84	0.45	0.09	4.45	0.68	0.15
1.2.2 专项经费投入	4.90	0.27	0.06	4.39	0.67	0.15

续表

指标	重要性			可操作性		
	均值	标准差	变异系数	均值	标准差	变异系数
1.3.1 组织管理	4.61	0.47	0.10	4.06	0.68	0.17
1.3.2 管理制度	4.24	0.56	0.13	4.06	0.71	0.17
1.4.1 区域数据中心构架技术	4.74	0.42	0.09	4.17	0.68	0.16
1.4.2 医院卫技岗位信息化率	4.26	0.57	0.13	4.17	0.54	0.13
2.1.1 培训制度或方案	4.14	0.53	0.13	4.17	0.61	0.15
2.1.2 培训率	4.27	0.59	0.14	4.21	0.73	0.17
2.2.1 电子健康档案建档率	4.60	0.54	0.12	4.45	0.54	0.12
2.2.2 社区诊间系统、HIS 与电子健康档案系统实现实时共享的机构数	4.61	0.47	0.10	4.17	0.66	0.16
2.2.3 使用电子病历系统机构数	4.41	0.63	0.14	4.43	0.64	0.14
2.2.4 使用远程会诊系统机构数	4.11	0.64	0.16	4.24	0.64	0.15
2.2.5 使用远程教育系统机构数	3.90	0.69	0.18	4.20	0.69	0.16
2.2.6 远程教育系统覆盖率	3.75	0.71	0.19	4.01	0.81	0.20
2.2.7 使用临床路径机构数	3.95	0.65	0.16	3.85	0.86	0.22
2.3.1 信息访问安全	4.73	0.44	0.09	4.07	0.55	0.14
2.3.2 使用安全性	4.81	0.39	0.08	3.93	0.48	0.12
2.3.3 事故反应能力	4.66	0.55	0.12	3.63	0.61	0.17
3.1.1 数字卫生技术覆盖率	4.23	0.58	0.14	3.85	0.71	0.18
3.1.2 医疗事故或差错频次	4.23	0.79	0.19	3.84	0.72	0.19
3.1.3 既往史利用率	4.19	0.48	0.11	3.65	0.90	0.25
3.1.4 慢性病管理率	4.44	0.56	0.13	4.18	0.66	0.16
3.1.5 处方合格率	4.00	0.82	0.21	3.99	0.75	0.19
3.1.6 甲级病案率	3.94	0.71	0.18	3.98	0.62	0.16
3.1.7 双向转诊率	4.05	0.86	0.21	3.99	0.74	0.19
3.1.8 危重症患者抢救成功率	3.89	0.74	0.19	4.00	0.68	0.17
3.2.1 平均住院日	4.00	0.68	0.17	4.27	0.52	0.12
3.2.2 平均病床周转次数	3.96	0.65	0.16	4.23	0.58	0.14
3.2.3 病人等候时间	4.06	0.74	0.18	3.79	0.77	0.20
3.2.4 对管理人员决策的影响	4.00	0.68	0.17	3.46	0.64	0.18
3.3.1 管理人员满意度	4.30	0.61	0.14	3.92	0.64	0.16
3.3.2 医务人员满意度	4.38	0.56	0.13	3.88	0.67	0.17
3.3.3 患者满意度	4.54	0.57	0.13	3.80	0.50	0.13

（六）权重系数及指标分值的确定

1. 权重系数的确定 采用专家评分归一法计算各级指标的权重系数，具体包括均数法、连乘累计组合赋权法。计算各项指标的权重值为

$$P_i = Y_i / \sum Y_i$$

式中，P_i 为权重系数，Y_i 为各项指标的重要性均值。

一级指标权重计算结果见表 3-11，二级指标权重计算结果见表 3-12，三级指标权重计算结果见表 3-13。

表 3-11 一级指标权重计算结果

一级指标	重要性均值 Y_i	P_i
1. 支持指标	4.78	0.342
2. 过程指标	4.37	0.313
3. 结果指标	4.83	0.345

表 3-12 二级指标权重计算结果

二级指标	重要性均值 Y_i	P_i	组合权重
1.1 政策支持	4.78	0.254	0.087
1.2 资金投入	4.90	0.260	0.089
1.3 管理支持	4.57	0.243	0.083
1.4 基础设施	4.57	0.243	0.083
2.1 培训情况	4.24	0.312	0.098
2.2 信息技术应用	4.55	0.335	0.105
2.3 信息安全	4.79	0.353	0.110
3.1 受益程度	4.66	0.341	0.118
3.2 效率	4.58	0.336	0.116
3.3 满意度	4.41	0.323	0.112

表 3-13 三级指标权重计算结果

三级指标	重要性均值 Y_i	P_i	组合权重
1.1.1 相关政策的出台	4.81	1.000	0.087
1.2.1 专门的信息化预算	4.84	0.496	0.044
1.2.2 专项经费投入	4.91	0.504	0.045
1.3.1 组织管理	4.63	0.523	0.043
1.3.2 管理制度	4.23	0.477	0.040
1.4.1 区域数据中心构架技术	4.75	0.528	0.044
1.4.2 医院卫技岗位信息化率	4.25	0.472	0.039
2.1.1 培训制度或方案	4.20	0.496	0.048
2.1.2 培训率	4.26	0.504	0.049
2.2.1 电子健康档案建档率	4.61	0.157	0.016

续表

三级指标	重要性均值 Y_i	P_i	组合权重
2.2.2 社区诊间系统、HIS 与电子健康档案系统实现实时共享的机构数	4.63	0.157	0.016
2.2.3 使用电子病历系统机构数	4.44	0.151	0.016
2.2.4 使用远程会诊系统机构数	4.07	0.138	0.014
2.2.5 使用远程教育系统机构数	3.87	0.131	0.014
2.2.6 远程教育系统覆盖率	3.84	0.130	0.014
2.2.7 使用临床路径机构数	3.99	0.135	0.014
2.3.1 信息访问安全	4.74	0.333	0.037
2.3.2 使用安全性	4.81	0.338	0.037
2.3.3 事故反应能力	4.67	0.328	0.036
3.1.1 数字卫生技术覆盖率	4.28	0.129	0.015
3.1.2 医疗事故或差错频次	4.26	0.129	0.015
3.1.3 既往史利用率	4.18	0.126	0.015
3.1.4 慢性病管理率	4.43	0.134	0.016
3.1.5 处方合格率	4.04	0.122	0.014
3.1.6 甲级病案率	3.91	0.118	0.014
3.1.7 双向转诊率	4.05	0.123	0.015
3.1.8 危重症患者抢救成功率	3.93	0.119	0.014
3.2.1 平均住院日	4.00	0.253	0.029
3.2.2 平均病床周转次数	3.92	0.248	0.029
3.2.3 病人等候时间	3.94	0.249	0.029
3.2.4 对管理人员决策的影响	3.97	0.251	0.029
3.3.1 管理人员满意度	4.27	0.324	0.036
3.3.2 医务人员满意度	4.39	0.334	0.037
3.3.3 患者满意度	4.50	0.342	0.038

2. 评价指标分值的确定　根据上述计算的权重系数，确定每个评价指标的分值，为了实证研究和统计计算，每项指标的权重系数乘以1000，结果见表3-14。

表3-14　数字卫生绩效评价指标及指标值

指标	分值
1. 支持指标	342
2. 过程指标	311
3. 结果指标	347
1.1 政策支持	87

续表

指标	分值
1.2 资金投入	89
1.3 管理支持	83
1.4 基础设施	83
2.1 培训情况	97
2.2 信息技术应用	104
2.3 信息安全	110
3.1 受益程度	118
3.2 效率	116
3.3 满意度	112
1.1.1 相关政策的出台	87
1.2.1 专门的信息化预算	44
1.2.2 专项经费投入	45
1.3.1 组织管理	43
1.3.2 管理制度	40
1.4.1 区域数据中心构架技术	44
1.4.2 医院卫生技术岗位信息化率	39
2.1.1 培训制度或方案	48
2.1.2 培训率	49
2.2.1 电子健康档案建档率	16
2.2.2 社区诊间系统、HIS与电子健康档案系统实现实时共享的机构数	16
2.2.3 使用电子病历系统机构数	16
2.2.4 使用远程会诊系统机构数	14
2.2.5 使用远程教育系统机构数	14
2.2.6 远程教育系统覆盖率	14
2.2.7 使用临床路径机构数	14
2.3.1 信息访问安全	37
2.3.2 使用安全性	37
2.3.3 事故反应能力	36
3.1.1 数字卫生技术覆盖率	15
3.1.2 医疗事故或差错频次	15
3.1.3 既往史利用率	15

续表

指标	分值
3.1.4 慢性病管理率	16
3.1.5 处方合格率	14
3.1.6 甲级病案率	14
3.1.7 双向转诊率	15
3.1.8 危重症患者抢救成功率	14
3.2.1 平均住院日	29
3.2.2 平均病床周转次数	29
3.2.3 病人等候时间	29
3.2.4 对管理人员决策的影响	29
3.3.1 管理人员满意度	36
3.3.2 医务人员满意度	37
3.3.3 患者满意度	38

（七）指标解释和评价细则

1. 支持指标

（1）政策支持是指相关政策的出台

指标解释：指县（区、市）示范区下发国家、省、市关于“国家数字卫生”及卫生信息化的政策及出台本示范区的县（区、市）级数字卫生发展规划或信息化建设的成文文件，领导充分重视该项工作。

指标获取：查阅 2008～2010 年相关文件、领导访谈。

评价要求：要求示范区下发国家、省、市关于“国家数字卫生”及卫生信息化的政策及出台本示范区的县（区、市）级数字卫生发展规划或信息化建设的成文文件。

1）下发国家、省、市关于“国家数字卫生”及卫生信息化的政策得 1/4 分。

2）出台本示范区的县（区、市）级数字卫生发展规划或信息化建设的成文文件得 1/4 分。

3）按照访谈结果领导重视得 1/2 分。

（2）资金投入

1）专门的信息化预算

指标解释：指示范区卫生局是否制定了专门的“国家数字卫生”项目预算；指标获取：查阅 2008～2010 年相关文件、资料；评价要求：要求示范区卫生局制定专门的“国家数字卫生”项目预算。2008～2010 年每年均有“国家数字卫生”项目预算得满分，少一年扣 1/3 分。

2）专项经费投入

指标解释：指在“国家数字卫生”项目实施的过程中是否有专项经费的持续投入；指标获取：查阅 2008～2010 年的资料（相关文件、拨款与收款凭证等）。

评价要求：要求每年有“国家数字卫生”项目专项经费的持续投入。

A. 2008～2010 年每年均有“国家数字卫生”项目投入或某一年一次性全部投入均可得 1/2 分；

B. 除项目经费外每一年均有投入的其他资金，如县政府、医院的投入等，得 1/2 分。

（3）管理支持

1）组织管理

指标解释：指示范区卫生局中有专门领导负责数字卫生工作。

指标获取：查阅相关文件。

评价要求：要求示范区卫生局中有专门领导负责数字卫生工作，并有专人管理。

A. 示范区卫生局有一位分管局长负责数字卫生工作并有专人管理得 1/2 分；

B. 示范区卫生局有专门人员负责数字卫生工作的管理与实施（人员借调等情况包括在内）得 1/2 分。

2）管理制度

指标解释：指示范区卫生局针对数字卫生的具体实施制定了相关的管理制度并成文。

指标获取：查阅相关文件。

评价要求：要求有成文的数字卫生实施相关管理制度。有成文的数字卫生实施相关管理制度得满分，没有不得分。

（4）基础设施

1）区域数据中心构架技术

指标解释：指示范区统一应用了区域数据中心构架技术，并储存全县的电子健康档案，可上传至省级数据中心。

指标获取：浙江省卫生信息中心获取数据。

评价要求：要求示范区统一应用了区域数据中心构架技术，并储存全县的电子健康档案，可上传至省级数据中心，上传率为 100%。电子健康档案可上传至省级数据中心，上传率为 100%得满分，未达该标准按比例扣分。

2）医院服务岗位电脑配备情况

指标解释：指示范区内医院服务岗位电脑配备情况。

指标获取：问卷调查。

评价要求：要求医院服务岗位大部分配备电脑。医院服务岗位大部分配备电脑得满分，未达标准按等级扣分。

2. 过程指标

（1）培训情况

1）培训制度或方案

指标解释：指示范区内是否针对电子健康档案/电子病历/远程医疗/临床路径有专门的培训制度或方案。

指标获取：查阅相关文件。

评价要求：要求“国家数字卫生”项目关键技术有专门的培训制度或方案。示范区卫生局针对“国家数字卫生”项目关键技术的培训有配套的制度或方案得满分，没有不得分。

2）培训率

指标解释：指示范区“国家数字卫生”项目关键技术培训人次数占卫技人员人次数的比。

指标获取：问卷调查。

评价要求：要求示范区“国家数字卫生”项目关键技术培训率为90%以上得满分，未达该标准按比例扣分。培训率＝培训人次数/卫技人员人次数×100%。

（2）信息技术应用

1）电子健康档案建档率

指标解释：指示范区内累计电子建档数占该地区上年度总人口数的比例，电子健康档案建档率＝该地区累计电子建档数（人）/该地区上年度总人口数（人）×100%。

指标获取：浙江省卫生信息中心获取数据。

评价要求：要求电子健康档案建档率为90%以上。电子健康档案建档率为90%以上得满分，未达该标准按比例扣分。

2）社区诊间系统、HIS与电子健康档案系统实现实时共享的机构数

指标解释：指示范区内社区诊间系统、HIS与电子健康档案系统能够实现实时共享的机构数，包括项目组研发的电子病历系统与电子健康档案系统互通的机构数。

指标获取：问卷及现场观察。

评价要求：要求示范区内社区诊间系统、HIS、电子病历系统与电子健康档案系统能够互联互通。

A. 示范区社区诊间系统能够与电子健康档案系统互联互通得1/2分；

B. 医院HIS能够与电子健康档案系统互联互通得1/2分。

3）使用电子病历系统机构数

指标解释：指示范区内使用电子病历系统的医疗机构数。

指标获取：问卷及现场观察。

评价要求：要求示范区内至少有一家二乙级以上医院使用电子病历系统。示范区内至少有一家二乙级以上医院使用项目组研发的电子病历系统得满分，没有不得分。

4）使用远程会诊系统机构数

指标解释：指示范区内使用远程会诊系统的医疗机构数。

指标获取：问卷及现场观察。

评价要求：要求示范区内至少有一家医疗机构使用远程会诊系统。示范区内至少有一家医疗机构使用项目组研发的远程会诊系统得满分，没有不得分。

5）使用远程教育系统机构数

指标解释：指示范区内使用远程教育系统的医疗机构数。

指标获取：问卷及现场观察。

评价要求：要求示范区内至少有一家医疗机构使用远程教育系统。示范区内至少有一家医疗机构使用项目组研发的远程教育系统得满分，没有不得分。

6）远程教育系统覆盖率

指标解释：指示范区使用远程教育系统的医疗机构数占所有医疗机构数的比例，远程教育系统覆盖率＝使用远程教育系统的医疗机构数/所有医疗机构数×100％。

指标获取：问卷及现场观察。

评价要求：要求远程教育系统覆盖率为90％。远程教育系统覆盖率为90％得满分，未达该标准按比例扣分。

7）使用临床路径机构数

指标解释：指示范区内使用临床路径的医疗机构数。

指标获取：问卷及现场观察。

评价要求：示范区内至少有一家二乙级以上医院使用临床路径。示范区内至少有一家医疗机构使用项目组研发的临床路径得满分，没有不得分。

（3）信息安全

1）信息访问安全

指标解释：指“国家数字卫生”项目组研发的软件在访问控制方面是否具备安全性。

指标获取：问卷及现场观察。

评价要求：要求软件有严格的访问控制权限。软件有严格的访问控制权限得满分，没有不得分。

2）使用安全性

指标解释：指示范区内是否拥有安全管理制度、设备安全系统（电源保护的安全、静电防护、防雷系统）、防火墙及防病毒系统、数据库备份等安全保障体系。

指标获取：问卷及现场观察。

评价要求：要求示范区卫生局拥有安全管理制度、设备安全系统（电源保护的安全、静电防护、防雷系统）、防火墙及防病毒系统、数据库备份等安全保障体系。示范区卫生局拥有安全管理制度、设备安全系统、防火墙及防病毒系统、数据库备份得满分，每少一项扣1/4分。

3）事故反应能力

指标解释：指意外事故发生后系统能否及时恢复，不影响工作的正常进行。

指标获取：问卷及查阅相关资料。

评价要求：要求意外事故发生后系统能及时恢复，不影响工作的正常进行。

A. 示范区卫生局有应急处理方案或方法得1/2分；

B. 按规范内容评判应急预案内容得1/2分。

3. 结果指标

（1）受益程度

1）数字卫生技术覆盖率

指标解释：指示范区使用“国家数字卫生”项目关键技术（电子健康档案/电子病历/远程医疗/远程教育/临床路径）的机构数占所有机构数的比例，数字卫生技术覆盖率＝示范区使用“国家数字卫生”项目关键技术的机构数/所有机构数×100％。

指标获取：问卷及现场观察。

评价要求：要求数字卫生技术覆盖率为90%。数字卫生技术覆盖率为90%得满分，未达该标准按比例扣分。

2）医疗事故或差错频次

指标解释：指“国家数字卫生”项目关键技术（电子健康档案、电子病历、远程医疗、远程教育、临床路径）实施后医生决策质量的变化。

指标获取：查阅相关资料。

评价要求：要求医疗事故或差错频次下降。以2008年医疗事故或差错频次为基准，按环比计算，2009年降低得1/2分，2010年降低得1/2分。

3）既往史利用率

指标解释：指医生对于个人电子健康档案中既往史的利用率情况，既往史利用率=利用既往史记录的医生数/调查医生总数×100%。

指标获取：问卷调查。

评价要求：要求既往史利用率在85%以上。既往史利用率在85%以上得满分，未达该标准按比例扣分。

4）慢性病的管理率

指标解释：指使用电子健康档案软件后社区慢性病的管理人数占慢性病人数的比例，慢性病的管理率=接受社区慢性病数字化管理的人数/本社区的慢性病病人的总数×100%。

指标获取：浙江省卫生信息中心获取数据。

评价要求：要求慢性病的管理率为90%。慢性病的管理率为90%得满分，未达该标准按比例扣分。

5）处方合格率

指标解释：指示范区使用电子健康档案、电子病历、临床路径后处方合格数占检查处方总数的比例，处方合格率=处方合格数/检查处方总数×100%。

指标获取：查阅示范区二级以上医院、社区卫生服务中心医院绩效评价中的处方合格率指标。

评价要求：要求处方合格率上升。以2008年处方合格率为基准，按环比计算，2009年上升得1/2分，2010年上升得1/2分。

6）甲级病案率

指标解释：指示范区使用电子病例、临床路径后二乙级以上医院甲级病案占所有病案的比例，甲级病案率=甲级病案数/检查病案总数×100%。

指标获取：查阅示范区二级以上医院医院绩效评价中的甲级病案率指标。

评价要求：要求甲级病案率上升。以2008年甲级病案率为基准，按环比计算，2009年上升得1/2分，2010年上升得1/2分。

7）双向转诊率

指标解释：指使用远程医疗技术后社区双向转诊率的变化，双向转诊率=转入或转出的转诊病人人次数/接诊总人次数。

指标获取：查阅相关资料。

评价要求：要求双向转诊率上升。以 2008 年双向转诊率为基准，按环比计算，2009 年上升得 1/2 分，2010 年上升得 1/2 分。

8）危重症患者抢救成功率

指标解释：指使用远程会诊技术后危重症患者（进入 ICU 病房的患者）抢救成功情况，危重症患者抢救成功率＝脱离危险期的病例数/抢救病例总数×100％。

指标获取：查看医院统计数据。

评价要求：要求危重症患者抢救成功率上升。以 2008 年危重症患者抢救成功率为基准，按环比计算，2009 年上升得 1/2 分，2010 年上升得 1/2 分。

（2）效率

1）平均住院日

指标解释：指某病种使用临床路径后的医院平均住院日的变化情况，平均住院日＝全年出院病人住院天数/全年出院人次。

指标获取：查看医院统计数据。

评价要求：要求与使用临床路径前相比平均住院日下降。与使用临床路径前相比平均住院日下降得满分，平均住院日上升按比例逐级得分。

2）平均病床周转次数

指标解释：指使用“国家数字卫生”项目关键技术后示范区指定的二乙级以上医院平均病床周转次数的变化情况，平均病床周转次数＝全年出院人次/实际开放病床数。

指标获取：查看医院统计数据。

评价要求：要求平均病床周转次数上升。以 2008 年平均病床周转次数为基准，按环比计算，2009 年上升得 1/2 分，2010 年上升得 1/2 分。

3）病人等候时间

指标解释：指使用“国家数字卫生”项目关键技术后示范区指定的二乙级以上医院病人挂号时间、取药时间、缴费时间变化情况。

指标获取：问卷调查。

评价要求：要求与使用“国家数字卫生”项目关键技术之前相比，病人等候时间减少。病人等候时间减少得满分。

4）对管理人员决策的影响

指标解释：指“国家数字卫生”项目关键技术有利于帮助示范区卫生局和医院管理人员决策。

指标获取：问卷调查。

评价要求：要求“国家数字卫生”项目关键技术有助于示范区卫生局和医院管理人员决策。有助于示范区卫生局和医院管理人员决策得满分。

（3）满意度

1）管理人员满意度

指标解释：指示范区卫生局、医院的管理人员对“国家数字卫生”项目关键技术的系统功能、信息质量、服务质量等方面的满意程度。

指标获取：问卷调查。

评价要求：要求管理人员满意度在80%以上。管理人员满意度在80%以上得满分，未达该标准按比例扣分。

2）医务人员满意度

指标解释：指示范区医务人员对“国家数字卫生”项目关键技术的系统功能、信息质量、服务质量等方面的满意程度。

指标获取：问卷调查。

评价要求：要求医务人员满意度在80%以上。医务人员满意度在80%以上得满分，未达该标准按比例扣分。

3）服务对象满意度

指标解释：指示范区医院使用“国家数字卫生”项目关键技术后，服务对象对服务质量等方面的满意程度。

指标获取：问卷调查。

评价要求：要求服务对象满意度在80%以上。服务对象满意度在80%以上得满分，未达该标准按比例扣分。

第四节　评价指标体系的验证

通过构建数字卫生绩效评价的理论模型，形成了数字卫生绩效评价指标体系并完成各指标权重系数的计算。为了完成由理性认识到实践的飞跃，使研究的绩效评价指标更加准确、可靠和富于科学性，最终为数字卫生发展提供科学的依据，以下是运用已经形成的绩效评价指标体系，选择数字卫生示范应用区对指标体系进行验证的结果和分析。

一、数据来源

为了获取真实可靠的数据，本研究深入到示范区，按照指标体系的三大部分进行数据的收集，数据来源渠道主要有：

（一）文件查阅

主要查阅卫生行政部门下发及出台的有关数字卫生建设的文件、专门的数字卫生项目预算、专项经费投入资料、组织管理文件、培训制度、事故预案等；查阅医疗机构医疗事故或差错频次、处方合格率、甲级病案率、双向转诊率、危重病患者抢救成功率、平均住院日、平均病床周转次数等统计数据。

（二）现场观察

现场观察数字卫生基础设施、医务人员系统操作、信息技术应用等情况。

（三）访谈

了解领导对数字卫生的重视程度、管理人员满意度、医务人员满意度、患者满意度等情况。

（四）问卷调查

1. 对象　本次研究采用机构调查与人员调查相结合、定量调查与定性调查相结合的方法。调查主要包括：示范区卫生局、示范医院、社区卫生服务中心、示范医院医务人员、社区医务人员、服务对象（患者）问卷调查等。

2. 抽样方法

（1）县/市/区级卫生局调查：调查对象为示范区卫生局信息科或主管全县（市、区）卫生信息工作的部门。

（2）市/区级示范医院调查：调查对象为示范区内一家应用“国家数字卫生”关键技术（电子健康档案/电子病历/远程医疗/远程教育/临床路径/接口）的二乙级以上医院，示范区内没有一家二级医院应用的不填写此表。

（3）社区卫生服务中心、乡镇/街道卫生院调查：调查对象为示范区内所有社区卫生服务中心、乡镇/街道卫生院，要求调查的社区卫生服务中心应用“国家数字卫生”关键技术（电子健康档案/电子病历/远程医疗/远程教育/临床路径/接口），一项技术也没有应用的社区卫生服务中心不填写此表。

（4）县级示范医院医务人员调查：调查对象为示范医院的临床医生。要求从指定示范医院抽取 50 名临床医生，内外妇儿及其他科室按比例抽取，内科随机抽取 12 名，外科随机抽取 11 名，妇产科随机抽取 4 名，儿科随机抽取 2 名，其他科室随机抽取 21 名。

（5）社区卫生服务中心、乡镇/街道卫生院医务人员调查：调查对象为社区卫生服务中心（乡镇/街道卫生院）的医务人员。要求从示范区中选取三家社区卫生服务中心（乡镇/街道卫生院），抽取方法为：按照社区卫生服务中心（乡镇/街道卫生院）与所属示范区城镇中心地理位置距离的远、中、近各抽取一家医务人员数（含其下属村卫生室）不低于 60 人的中心卫生院作为样本，在选取的三家社区卫生服务中心分别抽取 80%以上的医务人员作为调查对象。如机构内人员数量不满足样本需求时，按实际人数进行调查。

（6）县级卫生局和医院管理人员调查：调查对象为示范区卫生局和示范医院的管理人员。卫生局中选取主管卫生信息化工作局长、医政、农卫妇社、办公室、信息科管理人员各一名；从示范二级医院中选取主管卫生信息化工作院长、各业务科室与职能科室管理人员各 1 名。示范区内没有一家二级医院应用“国家数字卫生”项目关键技术的，只选取卫生局的管理人员填写。

（7）服务对象（患者）调查：调查对象为示范区二级医院的就医患者。要求从示范区医院电子病历中按随机数表随机抽取 2008～2010 年每年均有就诊记录的 20 名患者。

在数据采集过程中，考评组分为直接评估和间接评估两个小组，直接评估组主要负责政策、文件、工作记录的查阅、机构现场观察等，间接评估组主要任务是利用调查问卷对居民、患者和医务人员调查，考评现场工作结束后，所有考评人员集中讨论，对照事先制定的考评指标体系和评价标准，逐条进行打分。

二、现场评价结果

本次现场调查，对 16 个数字卫生技术示范区按评估指标体系进行了评分。平均住院日指标因项目实施时间的原因可能暂时无法准确体现变化，故不参与评分，所以满分为 969 分。二级指标结果见表 3-15。

表 3-15　二级指标赋权得分结果

示范区	1.1 政策支持	1.2 资金投入	1.3 管理支持	1.4 基础设施	2.1 培训情况	2.2 信息技术应用	2.3 信息安全	3.1 受益程度	3.2 效率	3.3 满意度	合计
A	87.00	89.00	83.00	68.63	89.21	86.85	104.00	101.14	72.50	90.88	872.21
B	87.00	81.50	83.00	83.00	97.00	104.00	104.00	86.03	58.00	111.00	894.53
C	68.00	89.00	43.00	63.50	45.57	39.46	46.25	38.90	47.99	85.18	566.85
D	49.00	30.00	43.00	19.50	92.32	28.60	55.50	0.00	0.00	0.00	317.92
E	87.00	74.00	83.00	72.71	96.18	80.29	74.00	79.57	66.57	85.97	799.29
F	68.00	30.00	43.00	50.29	40.37	55.50	92.00	70.53	24.16	38.95	512.80
G	68.00	66.83	83.00	67.50	91.07	57.33	82.75	66.91	71.70	98.55	753.64
H	68.00	30.00	43.00	63.50	91.37	96.00	74.00	87.96	48.64	72.79	675.26
I	68.00	89.00	80.00	29.50	86.96	22.00	64.25	54.87	58.61	73.92	627.11
J	87.00	44.67	61.50	77.79	84.21	40.26	92.00	83.88	72.50	101.29	745.10
K	49.00	89.00	83.00	37.50	94.09	30.00	45.75	50.16	54.51	85.49	618.50
L	49.00	89.00	83.00	39.00	97.00	58.00	27.25	80.75	29.37	66.02	618.39
M	87.00	45.00	83.00	77.46	81.92	56.37	92.00	63.95	57.39	93.06	737.15
N	49.00	89.00	83.00	65.12	91.88	58.00	64.75	74.16	49.87	98.47	723.25
O	87.00	66.83	83.00	74.87	83.38	50.65	92.00	67.74	71.89	86.13	763.49
P	68.00	81.50	83.00	74.13	87.25	58.00	92.00	56.09	55.76	81.13	736.86

（一）指标体系的效度、信度和区分度检验

1. 指标的结构效度评价　效度是指设定的测量指标或观察结果在多大程度上反映了事物的客观真实性，说明数据的准确性。效度的好坏取决于指标的定义、内涵和调查设计。其中，包括内容效度和结构效度。内容效度是指调查表在多大程度上表示了所测特征的范畴，以及组成量表的条目是否包括了想要测量的内容的各个方面，如果包括了各个方面，则内容效度较好，内容效度是一个主观指标，由专家评阅确定。结构效度（也称构思效度或特征效度）指对客观事物的多指标测量是否具有专业上的理想结构。检验采用主成分因素分析法，检验本指标体系的构造是否符合理论构想和框架，是否可以真正测量到理论设想的结果。

我们本次主要对数字卫生关键技术应用评价指标体系的二级指标进行结构效度的分析，采用因子分析法。因子分析的主要功能是从量表全部变量（题项）中提取一些公因子，各公因子分别与某一群特定变量高度关联，这些公因子即代表了量表的基本结构。通

过因子分析可以考察问卷是否能够测量出研究者设计问卷时假设的某种结构。在因子分析的结果中，用于评价结构效度的主要指标有累积贡献率、共同度和因子负荷。累积贡献率反映公因子对量表或问卷的累积有效程度，共同度反映由公因子解释原变量的有效程度，因子负荷反映原变量与某个公因子的相关程度。

（1）方法：运用主成分分析法按照公共因子尽量少、贡献率大、特征大的原则提取公因子。因子分析最为严格的前提条件是各变量间必须有相关性。根据数字卫生绩效的特点和实际工作经验及文献查阅，上述指标既有独立性又有相关性，同时采用 KMO 统计量和 Bartlett 球形检验。

KMO 统计量：用于探查变量间的偏相关性，它比较的是各变量间的简单相关和偏相关的大小，取值范围在 0～1。如果各变量间存在内在联系，则由于计算偏相关时控制其他因素就会同时控制潜在变量，导致偏相关系数远远小于简单相关系数，此时 KMO 统计量接近 1，做因子分析的效果好。一般认为 KMO 大于 0.7 时效果较佳。

Bartlett 球形检验：用于检验相关矩阵是否是单位矩阵，即各变量是否各自独立。如果结论为不拒绝该假设，则说明这些变量可能各自独立提供一些信息，之间可能没什么联系。

从表 3-16 可以看出，KMO 值＝0.598，各变量相关性强。Bartlett 值＝104.542，$P<0.001$，相关矩阵不是一个单位矩阵，可考虑进行因子分析。

表 3-16　KMO 检验及球形检验

KMO 抽样测量		
适度值		0.598
Bartlett 球形检验值		104.542
	自由度	45
	显著性水平	0.000

相关系数计算：因子分析采用主成分因子分析法，得下列相关系数矩阵，见表 3-17。

表 3-17　相关系数矩阵（Correlation Matrix）

		指标 1	指标 2	指标 3	指标 4	指标 5	指标 6	指标 7	指标 8	指标 9	指标 10
相关系数	指标 1	1.000	−0.110	0.193	0.745	−0.059	0.446	0.780	0.502	0.663	0.490
	指标 2	−0.110	1.000	0.650	0.047	0.234	−0.017	−0.262	0.169	0.387	0.514
	指标 3	0.193	0.650	1.000	0.290	0.603	0.143	0.163	0.376	0.584	0.606
	指标 4	0.745	0.047	0.290	1.000	−0.004	0.603	0.689	0.606	0.697	0.751
	指标 5	−0.059	0.234	0.603	−0.004	1.000	0.247	−0.044	0.184	0.225	0.223
	指标 6	0.446	−0.017	0.143	0.603	0.247	1.000	0.482	0.707	0.266	0.369
	指标 7	0.780	−0.262	0.163	0.689	−0.044	0.482	1.000	0.448	0.494	0.345
	指标 8	0.502	0.169	0.376	0.606	0.184	0.707	0.448	1.000	0.601	0.643
	指标 9	0.663	0.387	0.584	0.697	0.225	0.266	0.494	0.601	1.000	0.874
	指标 10	0.490	0.514	0.606	0.751	0.223	0.369	0.345	0.643	0.874	1.000

续表

		指标 1	指标 2	指标 3	指标 4	指标 5	指标 6	指标 7	指标 8	指标 9	指标 10
显著性（单侧）	指标 1		0.343	0.237	0.000	0.413	0.042	0.000	0.024	0.003	0.027
	指标 2	0.343		0.003	0.432	0.191	0.475	0.164	0.266	0.069	0.021
	指标 3	0.237	0.003		0.138	0.007	0.299	0.274	0.075	0.009	0.006
	指标 4	0.000	0.432	0.138		0.007	0.002	0.006	0.001	0.000	
	指标 5	0.413	0.191	0.007	0.495		0.178	0.436	0.247	0.201	0.203
	指标 6	0.042	0.475	0.299	0.007	0.178		0.029	0.001	0.160	0.080
	指标 7	0.000	0.164	0.274	0.002	0.436	0.029		0.041	0.026	0.096
	指标 8	0.024	0.266	0.075	0.006	0.247	0.001	0.041		0.007	0.004
	指标 9	0.003	0.069	0.009	0.001	0.201	0.160	0.026	0.007		0.000
	指标 10	0.027	0.021	0.006	0.000	0.203	0.080	0.096	0.004	0.000	

由相关系数矩阵和 Barlett 值可以看出指标之间有较高的相关性，而因子分析恰恰是研究相关矩阵的内部构成关系，用少数几个“综合因子”去描述多个变量之间的一种较好方法。表 3-18 是 SPSS 因子分析法利用主成分因子分析正交旋转后的特征值、贡献率和累积贡献率。

表 3-18　相关矩阵的特征值和贡献率

指标	初始特征值			相关矩阵的调整值			旋转后的因子载荷平方和		
	特征值	贡献率（%）	累计贡献率（%）	特征值	贡献率（%）	累计贡献率（%）	特征值	贡献率（%）	累计贡献率（%）
1	4.851	48.510	48.510	4.851	48.510	48.510	4.051	40.508	40.508
2	2.191	21.905	70.415	2.191	21.905	70.415	2.626	26.259	66.767
3	1.068	10.683	81.098	1.068	10.683	81.098	1.433	14.331	81.098
4	0.759	7.585	88.684						
5	0.362	3.622	92.305						
6	0.316	3.159	95.464						
7	0.224	2.241	97.705						
8	0.137	1.370	99.075						
9	0.049	0.490	99.565						
10	0.043	0.435	100.000						

根据贡献率和累积贡献率提取公因子。按照公共因子尽量少，贡献率大于 70%、特征值大于 1 的原则，二级指标提取 3 个公因子，其贡献率达到了 81.098%，见表 3-18。二级指标所提取的公因子对各自变量的方差贡献，即共同度在 0.698～0.887（表 3-19），说明变量空间转化为因子空间时，都保留了比较多的信息，可以认为因子分析效果显著。经过均方正交旋转，得到二级指标的因子载荷矩阵，如表 3-20 所示。

表 3-19 共同性

指标	初始	提取
1	1.000	0.808
2	1.000	0.801
3	1.000	0.815
4	1.000	0.852
5	1.000	0.801
6	1.000	0.808
7	1.000	0.755
8	1.000	0.698
9	1.000	0.884
10	1.000	0.887

表 3-20 因子成分矩阵

指标	成分 1	成分 2	成分 3
1	0.760	−0.451	−0.165
2	0.296	0.802	−0.265
3	0.595	0.678	0.048
4	0.867	−0.295	−0.113
5	0.271	0.565	0.639
6	0.635	−0.263	0.579
7	0.673	−0.549	0.011
8	0.796	−0.055	0.250
9	0.875	0.166	−0.303
10	0.867	0.277	−0.242

(2) 结构解释：一般而言，如量表的公因子能解释50%以上的变异，而且每个条目在相应的因子上有足够强度的负荷（≥0.4），则认为该量表具有较好的结构效度。

本评估指标公因子能解释81.098%，每个变量在相应的因子上有足够强度的负荷。且表3-20显示：F_1 受变量1、4、6、7、8、9、10的影响，可看做数字卫生技术示范应用的支持、过程和结果；F_2 受变量2、3的影响，可看做数字卫生技术示范应用的支持因素；F_3 受变量5、6的影响，可看做数字卫生技术示范应用的过程。F_1～F_3 包含了数字卫生技术示范应用的支持、过程和结果所有的内涵，提示数字卫生技术示范应用支持、过程和结果是数字卫生评价内在的稳定结构。因子分析的结果与预设的指标相近，表明指标体系的设计在总体上具有较好的结构效度。

2. 指标的信度评价 信度又称可靠性，是指在相同情况下，对同一事物重复测量若干次，其结果的相互符合程度。信度的好坏取决于测量的过程。检验采用信度分析方法，衡量本指标体系的一贯性、内部一致性、再现性和稳定性，信度系数采用克朗巴赫 α 系数。信度评价常用数据的可靠性分析来完成。

方法：选择克朗巴赫 α 系数对二级赋权分得分进行可靠性分析。二级指标的可靠性分析结果如下：$F=5.599$，$P<0.0001$，克朗巴赫 α 系数为 0.863。

一般认为，克朗巴赫 α 系数在 0.8 以上表示测评体系的内部一致性极好，0.6～0.8 表示内部一致性较好，低于 0.6 时表示内部一致性差，应对指标进行修正。本研究克朗巴赫 α 系数为 0.863，提示二级指标体系的内部一致性极好，有实际应用价值。

3. 指标的区分度评价　作为数字卫生技术示范应用评价指标体系，当它被用于实际评价时，它应该反映出评价对象之间存在差别，即具有一定的区分效度。本研究采取秩和比法对参加评价的示范区进行评价，目的是了解数字卫生综合性示范区应用绩效评价指标体系能否反映各示范区数字卫生水平的差别。

（1）编秩：按照由小到大的顺序，分别对各示范区的政策支持、资金投入、管理支持、管理制度、基础设施、培训情况、信息技术应用、信息安全、受益程度、效率、满意度进行编秩，求得各示范区秩和后，计算其秩和比，结果见表 3-21。

表 3-21　不同示范区二级指标评分排秩及 RSR 排序

地区	1.1 政策支持		1.2 资金投入		1.3 管理支持		1.4 基础支持		2.1 培训情况		2.2 信息技术应用	
	X_1	R_1	X_2	R_2	X_3	R_3	X_4	R_4	X_5	R_5	X_6	R_6
绍兴	87	13.5	89	13.5	83	11.5	68.63	10	89.21	8	86.85	14
玉环	87	13.5	81.5	9.5	83	11.5	83	16	97	15.5	104	16
下城	68	7.5	89	13.5	43	2.5	63.5	6.5	45.57	2	39.46	4
遂昌	49	2.5	30	2	43	2.5	19.5	1	92.32	12	28.6	2
舟山	87	13.5	74	8	83	11.5	72.71	11	96.18	14	80.29	13
德清	68	7.5	30	2	43	2.5	50.29	5	40.37	1	55.5	7
仙居	68	7.5	66.83	6.5	83	11.5	67.5	9	91.07	9	57.33	9
三门	68	7.5	30	2	43	2.5	63.5	6.5	91.37	10	96	15
吴兴	68	7.5	89	13.5	80	6	29.5	2	86.96	6	22	1
桐乡	87	13.5	44.67	4	61.5	5	77.79	15	84.21	5	40.26	5
义乌	49	2.5	89	13.5	83	11.5	37.5	3	94.09	13	30	3
开化	49	2.5	89	13.5	83	11.5	39	4	97	15.5	58	11
龙游	87	13.5	45	5	83	11.5	77.46	14	81.92	3	56.37	8
青田	49	2.5	89	13.5	83	11.5	65.12	8	91.88	11	58	11
普陀	87	13.5	66.83	6.5	83	11.5	74.87	13	83.38	4	50.65	6
常山	68	7.5	81.5	9.5	83	11.5	74.13	12	87.25	7	58	11

地区	2.3 信息安全		3.1 受益程度		3.2 效率		3.3 满意度		RSR	排序
	X_7	R_7	X_8	R_8	X_9	R_9	X_{10}	R_{10}		
绍兴	104	15.5	101.14	16	72.5	15.5	90.88	11	0.8031	2
玉环	104	15.5	86.03	14	58	10	111	16	0.8594	1
下城	46.25	3	38.9	2	47.99	4	85.18	7	0.325	14
遂昌	55.5	4	0	1	0	1	0	1	0.1813	16
舟山	74	7.5	79.57	11	66.57	12	85.97	9	0.6906	3

续表

地区	2.3 信息安全		3.1 受益程度		3.2 效率		3.3 满意度		RSR	排序
	X_7	R_7	X_8	R_8	X_9	R_9	X_{10}	R_{10}		
德清	92	12	70.53	9	24.16	2	38.95	2	0.3125	15
仙居	82.75	9	66.91	7	71.7	13	98.55	14	0.5969	6
三门	74	7.5	87.96	15	48.64	5	72.79	4	0.4688	11
吴兴	64.25	5	54.87	4	58.61	11	73.92	5	0.3813	13
桐乡	92	12	83.88	13	72.5	15.5	101.29	15	0.6438	4
义乌	45.75	2	50.16	3	54.51	7	85.49	8	0.4156	12
开化	27.25	1	80.75	12	29.37	3	66.02	3	0.4813	10
龙游	92	12	63.95	6	57.39	9	93.06	12	0.5875	7
青田	64.75	6	74.16	10	49.87	6	98.47	13	0.5781	8
普陀	92	12	67.74	8	71.89	14	86.13	10	0.6156	5
常山	92	12	56.09	5	55.76	8	81.13	6	0.5594	9

（2）确定 RSR 的分布：根据 RSR 值大小分组，按照不同组段的频数找出累计频数；确定各组 RSR 的秩次 R 及平均秩次 $\overline{R}$ ；计算向下累计频率 $P=\overline{R}/n$；将百分率 P 换算为概率单位 Probit，Probit 为百分率 P 对应的标准正态离差 U 加 5。结果见表 3-22。

（3）计算回归方程：以累计频率所对应的概率单位值 Probit 为自变量，以 RSR 值为应变量，求得回归方程：RSR $=-0.39+0.18$Probit。

表 3-22　不同示范区数字卫生工作 RSR 值的分布

RSR	f	$\sum f$	R	$\overline{R}$	$P=\overline{R}/n\times100\%$	Probit
0.1813	1	1	1	1	6.25	3.47
0.3125	1	2	2	2	12.5	3.85
0.325	1	3	3	3	18.75	4.11
0.3813	1	4	4	4	25	4.33
0.4156	1	5	5	5	31.25	4.51
0.4688	1	6	6	6	37.5	4.68
0.4813	1	7	7	7	43.75	4.84
0.5594	1	8	8	8	50	5
0.5781	1	9	9	9	56.25	5.16
0.5875	1	10	10	10	62.5	5.32
0.5969	1	11	11	11	68.75	5.49
0.6156	1	12	12	12	75	5.67
0.6438	1	13	13	13	81.25	5.89
0.6906	1	14	14	14	87.5	6.15
0.8031	1	15	15	15	93.75	6.53
0.8594	1	16	16	16	98.44①	7.16

注：按（$1-1/4\times n$）$\times100\%$计算。

（4）分档排序及最佳分档的检验：根据 RSR 合理分档要求，可分为三档，即好、中、差。根据回归方程，代入概率单位值，计算出 RSR 估计值，然后与实际 RSR 值作比较，把示范区进行归档（表 3-23）。经检验，$F=17.184$，$P=0.000$，可认为分档有效。从“好”到“差”的排序基本上是国家数字卫生综合性示范区样板县到大部分采用数字卫生技术的县区，再到较少采用数字卫生技术的县区，表明绩效评价指标体系基本能够反映数字卫生的应用水平和结果。

表 3-23　不同示范区 RSR 分档情况

等级	Px	Probit	RSR 估计值	分档排序结果
差	<P15.866	<4	<0.33	D、F
中	P15.866～P84.134	4～6	0.33～0.69	C、I、K、H、L、P、N、M、G、O、J
好	>P84.134	>6	>0.69	E、A、B

（二）核心指标的提取

为了能更深入了解影响数字卫生综合性示范区应用绩效的关键要素，即形成不同示范区评价结果差异的核心指标进行分析，从而为提高区域卫生信息化水平，改善医疗服务提供依据，本研究以总分作为因变量，各二级指标得分作为自变量，运用多重线性回归进行分析。$F=186.543$，$P<0.05$，模型有统计意义，决定系数为 0.995，回归结果见表 3-24。指标体系可以提取满意度、信息技术应用、效率、管理支持、信息安全作为核心指标。

表 3-24　二级指标得分多重线性回归结果

影响因素	b	δ	β	t	P
常数项	121.333	24.074		5.04	0.001
满意度	1.489	0.410	0.282	3.634	0.005
信息技术应用	2.121	0.245	0.356	8.647	0.000
效率	2.144	0.574	0.301	3.736	0.004
管理支持	2.033	0.334	0.254	6.080	0.000
信息安全	0.876	0.281	0.140	3.123	0.011

在指标体系的整个结构中，支持意味着充分的资源和适当的计划设计，是过程及结果质量的保证，意味着即使支持在评价实际运作中只担任次要角色，但是它是评价运作的潜力、容量或优劣倾向的基础。过程反映了组织系统全部的活动及辅助活动，做了什么，怎么去做，过程质量的高低直接影响结果质量。结果是评价过程中的主角，反映了工作活动产生的结果和影响，即应用数字卫生关键技术给示范区医疗服务带来的效果、效率、效益等方面的变化，在指标体系中起着决定性作用。基于结果评价的重要性，结合表 3-15 二级指标赋权得分结果，二级指标的满意度、效率是决定总分大小的重要指标，即一级指标中的结果指标。以结果指标作为因变量，结果指标中的各三级指标作为自变量进行多重线性回归。$F=66.486$，$P<0.05$，模型有统计意义，决定系数为 0.971，结果见表 3-25，管理人员满意度、服务对象满意度、处方合格率影响着结果指标的分值。

表 3-25 结果指标多重线性回归结果

影响因素	*b*	*δ*	*β*	*t*	*P*
常数项	13.852	14.312		0.968	0.352
管理人员满意度	3.698	0.514	0.622	7.200	0.000
服务对象满意度	1.427	0.421	0.284	3.391	0.005
处方合格率	3.941	1.436	0.245	2.744	0.018

（三）样板示范区数字卫生实施效果评价

根据评价结果和地区分布的因素，将绍兴、舟山、桐乡、龙游和玉环作为样板示范县，处方合格率、医务人员、管理人员和服务对象满意度等核心指标信息显示实施数字卫生后，提高了区域医疗卫生服务和管理的质量和效率，适当缓解了“看病难、看病贵”问题，提升了卫生管理决策的科学水平。

1. 处方合格率 表 3-26 和图 3-4 显示 5 个样板示范县 2008～2010 年处方合格率均逐年递增，其中舟山的变化幅度最大，究其原因发现舟山原有信息化基础较为薄弱，因此数字卫生建设带来的变化尤为明显。

表 3-26 5 个样板县社区卫生服务机构 2008～2010 年处方合格率 （单位：%）

年份	绍兴	龙游	桐乡	舟山	玉环
2008 年	91.0	92.0	95.5	38.0	85.0
2009 年	92.0	95.0	96.0	85.0	89.0
2010 年	94.0	97.3	97.1	93.0	92.5

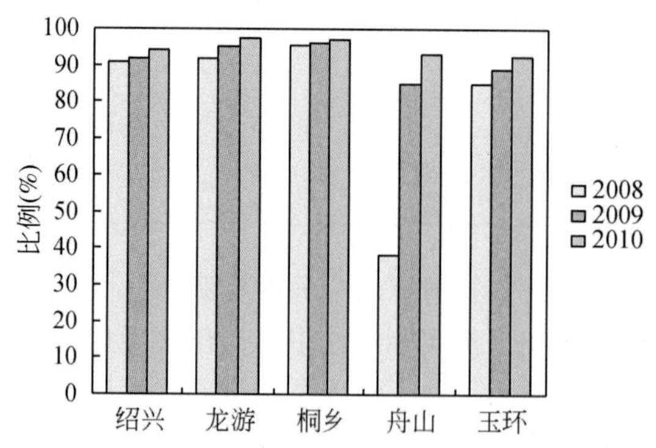

图 3-4 5 个样板县社区卫生服务机构 2008～2010 年处方合格率

2. 二级医院医务人员满意度 表 3-27、表 3-28、表 3-29 显示数字卫生建设对样板示范区二级医院医务人员提升医疗工作质量和工作效率带来较大帮助，5 个样板示范区医务人员认为数字卫生建设对提升工作质量有帮助的分别有 54.9%、86.3%、62.9%、86.3%和 50.0%，认为提高了工作效率的分别有 72.6%、86.3%、71.4%、96.1%和 76.0%，对数字卫生建设的总体满意度达到 76.5%，基线调查显示医务人员对过去医院信息系统的使用感到满意仅占 6.1%，数字卫生建设提升了医务人员工作质量和工作效率。

表 3-27 二级医院医务人员对数字卫生建设提升工作质量的看法 (单位:%)

县（人数）	帮助很大	比较大	一般	不太大
绍兴（102）	25.5	29.4	39.2	5.9
龙游（51）	47.1	39.2	13.7	0.0
桐乡（35）	28.6	34.3	31.4	5.7
玉环（51）	51.0	35.3	13.7	0.0
舟山（50）	6.0	44.0	44.0	6.0
合计（289）	30.8	35.3	30.1	3.8

表 3-28 二级医院医院医务人员对数字卫生建设提升工作效率的看法 (单位:%)

县（人数）	帮助很大	比较大	一般	不太大
绍兴（102）	15.7	56.9	23.5	3.9
龙游（51）	49.0	37.3	13.7	0.0
桐乡（35）	20.0	51.4	22.9	2.9
玉环（51）	54.9	41.2	3.9	0.0
舟山（50）	30.0	46.0	24.0	0.0
合计（289）	31.5	48.1	18.3	1.7

表 3-29 二级医院医院医务人员对数字卫生建设的满意率 (单位:%)

县（人数）	很满意	比较满意	一般	不太满意
绍兴（102）	33.3	43.1	11.8	9.8
龙游（51）	31.4	39.2	25.5	3.9
桐乡（35）	14.3	45.7	31.4	8.6
玉环（51）	29.4	62.7	7.8	0.0
舟山（50）	16.0	62.0	20.0	2.0
合计（289）	27.0	49.5	17.3	5.5

3. 社区卫生服务机构医务人员满意度 表 3-30、表 3-31、表 3-32 显示数字卫生建设对样板示范区社区卫生服务机构医务人员提升医疗工作质量和工作效率带来较大帮助，5 个样板示范区医务人员认为数字卫生建设对提升工作质量有帮助的分别为 52.9%、36.8%、63.6%、94.5%和 70.1%，认为提高了工作效率的分别为 56.3%、34.9%、62.0%、92.4%和 66.4%，对数字卫生建设的总体满意度达到 61.2%，基线调查显示医务人员对过去社区医疗卫生软件的使用感到满意仅占 20.4%，数字卫生建设提升了医务人员的工作质量和工作效率。

表 3-30　社区医务人员对数字卫生建设提升工作质量的看法　（单位：%）

县（人数）	帮助很大	比较大	一般	不太大
绍兴（204）	13.5	39.4	46.6	0.5
龙游（159）	12.0	34.8	50.0	3.2
桐乡（182）	17.9	45.7	32.6	3.8
玉环（199）	72.9	21.6	5.5	0.0
舟山（136）	16.1	54.0	29.2	0.7
合计（880）	27.9	38.1	32.4	1.5

表 3-31　社区医务人员认为数字卫生提升工作效率的情况　（单位：%）

县（人数）	帮助很大	比较大	一般	不太大
绍兴（204）	10.1	46.2	43.8	0.0
龙游（159）	12.8	32.1	51.3	3.8
桐乡（182）	17.4	44.6	33.7	4.3
玉环（199）	63.3	29.1	7.5	0.0
舟山（136）	18.2	48.2	32.8	0.7
合计（880）	25.3	39.8	33.1	1.7

表 3-32　社区医务人员对数字卫生建设的满意率　（单位：%）

县（人数）	很满意	比较满意	一般	不太满意
绍兴（204）	11.3	36.3	52.5	0.0
龙游（159）	3.1	30.8	60.4	5.6
桐乡（182）	13.2	51.1	34.1	1.6
玉环（199）	28.1	67.8	4.0	0.0
舟山（136）	11.8	46.3	40.4	1.5
合计（880）	14.1	47.0	37.3	1.6

4. 管理人员满意度　政府主管领导、卫生行政部门和医疗机构管理者可通过数字化综合性卫生信息系统平台，可随时、及时、动态地根据不同管理权限查询和实时掌握疫情和重大突发事件报告、公共卫生服务、医疗服务、卫生资源配置及日常运行与管理状况，为政府及医疗卫生机构行政科学管理决策提供了全面、准确、及时以及共享的数字卫生信息数据资料，其应用辅助菜单式、标准化的卫生统计分析与科学管理决策的系统功能，不仅提高了管理决策的科学性，而且有效帮助提升了不同层次、不同单位、不同类型卫生技术人员和卫生管理者的分析和决策能力。表 3-33～表 3-35 显示数字卫生建设对样板示范区卫生行政部门和医疗机构管理人员带来较大的工作便利性，5 个样板示范区管理人员认为数字卫生建设有助于了解区域状况的有 84.2%，认为提高了报表便利性的为 88.4%，认为有助于绩效考评的为 95.0%、85.9%，表 3-36 现实对数字卫生建设的总体满意度达到 89.7%。

表 3-33 管理人员认为数字卫生对了解区域状况的帮助程度 （单位：%）

县（人数）	很大	比较大	一般	不太大
绍兴（20）	16.7	61.1	22.2	0.0
龙游（20）	20.0	55.0	25.0	0.0
桐乡（17）	41.2	52.9	0.0	5.9
玉环（10）	50.0	50.0	0.0	0.0
舟山（11）	18.2	63.6	18.2	0.0
合计（78）	27.6	56.6	14.5	1.3

表 3-34 管理人员认为数字卫生对报表便利性的帮助程度 （单位：%）

县（人数）	很大	比较大	一般	不太大
绍兴（20）	40.0	55.0	5.0	0.0
龙游（20）	45.0	35.0	15.0	5.0
桐乡（17）	47.1	52.9	0.0	0.0
玉环（10）	50.0	50.0	0.0	0.0
舟山（11）	18.2	45.5	36.4	0.0
合计（78）	41.0	47.4	10.3	1.3

表 3-35 管理人员认为数字卫生对绩效考评的帮助程度 （单位：%）

县（人数）	很大	比较大	一般	不太大
绍兴（20）	15.0	80.0	5.0	0.0
龙游（20）	20.0	60.0	20.0	0.0
桐乡（17）	41.2	58.8	0.0	0.0
玉环（10）	50.0	50.0	0.0	0.0
舟山（11）	18.2	27.3	36.4	18.2
合计（78）	26.9	59.0	11.5	2.6

表 3-36 管理人员对数字卫生的满意情况 （单位：%）

县（人数）	很满意	比较满意	一般	不太满意
绍兴（20）	15.0	75.0	10.0	0.0
龙游（20）	10.0	65.0	15.0	10.0
桐乡（17）	58.8	41.2	0.0	0.0
玉环（10）	30.0	70.0	0.0	0.0
舟山（11）	36.4	54.5	9.1	0.0
合计（78）	28.2	61.5	7.7	2.6

5. 服务对象满意度 数字卫生建设最终是为了实现了城市卫生资源和优质医疗服务的基层共享，提高老百姓的卫生服务可及性和服务满意度。表 3-37、表 3-38 显示服务对

象对看病时间的满意度达到85.9%，对服务流程的满意度达到82.8%，表3-39、表3-40、表3-41显示，通过数字卫生建设，挂号、取药、缴费时间均得到缩短，与数字卫生项目建设前相比，91.2%的调查对象认为缩短了挂号时间，93.2%的调查对象认为缩短了取药时间，90.3%的调查对象认为缩短了缴费时间。

表3-37　患者看病时间满意情况　（单位:%）

县（人数）	很满意	比较满意	一般	不太满意
绍兴（20）	0.0	63.2	31.6	5.3
龙游（20）	80.0	20.0	0.0	0.0
桐乡（17）	52.9	35.3	11.8	0.0
玉环（60）	33.3	61.7	5.0	0.0
舟山（20）	5.0	35.0	20.0	40.0
合计（78）	26.9	59.0	11.5	2.6

表3-38　患者对就医流程的满意情况　（单位:%）

县（人数）	很满意	比较满意	一般	不太满意
绍兴（20）	5.0	80.0	15.0	0.0
龙游（20）	85.0	15.0	0.0	0.0
桐乡（17）	58.8	35.3	5.9	0.0
玉环（60）	28.1	61.4	10.5	0.0
舟山（20）	0.0	35.0	45.0	20.0
合计（78）	32.8	50.0	14.2	2.9

表3-39　患者认为挂号时间与一年前比　（单位:%）

县（人数）	缩短很多	缩短一点	没有改变	增加一点
绍兴（20）	0.0	85.0	15.0	0.0
龙游（20）	70.0	25.0	5.0	0.0
桐乡（17）	70.6	23.5	5.9	0.0
玉环（60）	23.3	70.0	6.7	0.0
舟山（20）	20.0	65.0	10.0	5.0
合计（78）	32.1	59.1	8.0	0.7

表3-40　患者认为取药时间与一年前比　（单位:%）

县（人数）	缩短很多	缩短一点	没有改变
绍兴（20）	0.0	85.0	15.0
龙游（20）	85.0	10.0	5.0
桐乡（17）	73.3	26.7	0.0
玉环（60）	42.4	50.8	6.8
舟山（20）	20.0	75.0	5.0
合计（78）	42.5	50.7	6.7

表 3-41　患者认为缴费时间与一年前比　(单位:%)

县（人数）	缩短很多	缩短一点	没有改变	增加一点
绍兴（20）	0.0	85.0	15.0	0.0
龙游（20）	85.0	10.0	5.0	0.0
桐乡（17）	70.6	23.5	0.0	5.9
玉环（60）	43.9	47.4	8.8	0.0
舟山（20）	20.0	65.0	15.0	0.0
合计（78）	43.3	47.0	9.0	0.7

三、讨论和建议

（一）理论模型的内容与结构具有合理性

数字卫生绩效评价理论模型从计划实施的角度出发，以“结构-过程-结果”原理为基础，以机构和人员为研究主体，结合示范区数字卫生应用的实际情况，形成了“支持-过程-结果”理论模型基本框架。其中支持评价的目的是了解数字卫生的内涵和目标、论证项目实施的可行性等；过程评价是对数字卫生的实施过程进行检测和监督，以便项目能顺利进行；结果评价主要是判断项目成功与否，评价的标准有效果、效率等。而指标体系正是以理论模型基本框架为基础形成了支持、过程、结果三个维度，并以这三个维度为主干，细化到二级指标及三级指标，与理论模型的结构相吻合。另一方面，绩效评价指标体系对示范区数字卫生水平进行了全面评估，涵盖了理论模型的基本内容，提取了具有代表性、可操性的指标，结合指标体系专家咨询及信度、效度、区分度结果，验证了指标体系的科学性，因此理论模型内容全面、结构合理，模型成熟，具有实际意义。

（二）评价指标体系具有科学性

指标体系在内容上体现了数字卫生在支持、过程、结果三方面产生的绩效，具有全面性，同时指标体系分为三级指标，层次清晰，关系明确，具有可操作性。基于大量的文献查阅，构建了绩效评价理论模型，在此基础上形成指标体系初稿，经过两轮专家咨询，确定指标，采用专家评分归一法确定指标权重，建立了数字卫生综合性示范区应用绩效评价指标体系。研究过程中，专家参与积极，代表性较好，权威程度很高，协调系数好，咨询的结果是有效的、可靠的，实证研究证实指标体系具有较好的效度、信度和区分度。

1. 建立指标体系方法的合理性　迄今为止，特尔斐（Delphi）专家咨询法经历了多年的发展，广泛应用于管理领域的大型预测与决策问题，是构建指标体系的重要方法。专家咨询结果的可靠性与有效性取决于选择专家的代表性与权威性。本次研究所遴选的 30 位专家工作在与数字卫生相关的科研、教学、行政管理、临床、企业管理及技术开发等领域，具有丰富的经验和独到的见解，具有较好的代表性。从专家对指标的判断依据和熟悉程度的统计结果来看，判断依据对专家的影响程度介于“中等”与“大”之间，而专家对问题的熟悉程度均在“熟悉”与“很熟悉”之间，专家权威程度的平均值为 0.803，说明本次研究专家权威程度较高。在专家对指标进行评分时，需要考虑指标的多重特性，我们选择了指标重要性和可操作性进行评判，在专家评分结果的基础上，计算均数、标准差、变异系数等相关的统计指标，同时结合了专家所提出的有关建议以及数字卫生技术发展的实际情况，对指标进行增减和修改，在绝大部分指标上专家意见的协调程度较高。同时，指标筛选结合数字卫生的目标和逻辑模型两方面要素，体现了绩效评价的主要研究方法，从指标体系建立的方法学上，本次研究的结果应该具有其合理性和可靠性。

2. 指标体系权重的计算方法相对科学 指标的筛选和权重确定应采用主观与客观相结合的方法，因为主观法带有较多成分的主观性，客观法得出的结果有时与实际状况有出入，不能反映客观事实，因此应结合具体情况选择方法。本研究采用专家咨询的方法进行指标重要性和可操作性的打分，利用统计结果进行指标的筛选，采用的是主观法。根据最终的得分结果计算采用专家评分获得一级指标权重，采用百分权重法获得二三级指标权重。

3. 评价指标的信度、效度和区分度 一套成熟的指标体系必须具有良好的信度、效度和区分度。因为区域卫生信息化方面的文章比较少，对于信度、效度和区分度方面的研究也比较少，本次研究利用数字卫生综合性示范区应用评价指标体系对 16 个示范区进行实证研究，评分结果分别采用因子分析、克朗巴赫 α 系数、秩和比进行结构效度、信度和区分度的检验，表明该套指标体系具有较好的信度、效度和区分度，具备了运用于实践的基本条件。

（三）推进数字卫生关键技术示范应用绩效的建议

在前面实证研究部分，通过多重线性回归，对二级指标得分情况进行了分析，结果显示满意度、信息技术应用、效率、管理支持、信息安全等指标对影响被评价对象的最后得分结果起着明显的作用。正是这些核心指标存在显著性差异，造成了各地最终绩效结果的差异，也是很多示范区在发展数字卫生过程中存在的薄弱环节，也就是说对于数字卫生应用绩效相对较差的地区来说，它们当前特别需要在上述几个方面进行改善和提高，才能改进示范区数字卫生的整体绩效。

1. 开发管理层，服务民众，改进医疗质量 结果部分是指标体系的重要组成部分，其中满意度、效率指标是影响示范区得分的重要指标。通过对结果指标做多重线性回归，得出管理人员满意度、患者满意度、处方合格率对结果指标得分有着重要影响。结合数字卫生的应用实际，绩效相对较差示范区，因为技术应用时间较短，前期投入大且收益滞后，接受新事物存在阻力等原因，管理层存在诸多压力。并且实施数字卫生技术的最终目的是为了人民群众的健康，解决“看病难、看病贵”的问题，但是人民群众在信息化的过程中感受甚少，置身事外。同时，手写“狂草处方”是医疗差错的一个主要根源，数字卫生技术的应用可减少医生字迹潦草带来的医疗差错，是提高医疗质量的有效手段。因此，针对以上问题，应开发管理层，加大管理人员对数字卫生的认识程度，明确数字卫生建设的长远意义，增强重视力度；真正服务民众，以人为中心，数字卫生技术设计更加人性化，让群众参与到自身健康管理中；提高处方质量需依靠数字卫生技术，通过规范医疗行为，减少差错，最终改进医疗质量。

2. 标准统一，综合应用多项数字卫生技术，解决信息孤岛 信息技术应用的多少影响着区域信息化水平的最终绩效，而多项数字卫生技术的综合应用，必须基于标准的统一，统一标准是共享健康信息、解决信息孤岛的基础。现阶段存在很多同一地区采用不同公司不同系统的情况，缺乏统一的规范和标准，健康信息不能共享，降低了区域卫生信息化的绩效。因此，需完善卫生信息技术规范和标准的开发与管理机制，保障卫生信息标准规划、开发、推进和运行管理的持续性发展；加快电子病历、居民电子健康档案等基础卫生信息标准开发和实施应用，鼓励支持符合全国统一标准的规范的居民电子健康档案和电子病历的开发研制和推广应用。建立在统一标准基础上，综合应用多项数字卫生技术，利用电子健康档案、电子病历、远程医疗、数据平台、临床路径等系统，整合信息资源，提高医疗卫生管理效率和医疗卫生服务的质量，缓解医疗资源短缺和突破医疗资源共享的瓶颈，实现全人全程全方位的健康管理，使人民群众获得最满意的健康服务。

3. 加强领导，培养人才，完善管理制度 管理支持作为数字卫生绩效支持条件之一，是过程和结果部分绩效的质量保证，其内容主要是指组织管理和管理制度。结合访谈，发现数字卫生绩效较差的示范区，存在组织管理不够系统、信息管理人才缺乏、管理制度不够完善等问题，针对问题，需加强领导，培养人才，完善管理制度。加强示范区数字卫生工作领导小组对数字卫生建设工作的统一领导，发挥领导小组在示范区数字卫生建设中的作用，管理与数字卫生技术相结合，通过有效的科学管理使技术更好地发挥作用。高度重视数字卫生人才引进培养工作，充分利用高等教育、继续教育、远程教育等多种途径和手段，积极培养信息化复合型人才和专业人才，建立多层次、分类别、多形式、重实效的信息化人力资源培养制度。规范的数字卫生管理制度可以规范信息化人员的行为，为其提供行动的准则，促进数字卫生有条不紊地进行。管理者需要因地制宜地及时制定数字卫生管理制度，以制度来确保数字卫生全面、协调、可持续地发展。

4. 关注信息安全，加强安全管理 在数字卫生建设过程中信息安全的问题日益凸显。个人信息、既往病史等隐私信息存于系统之中，医生随意查看，并且某些地区信息可任意修改，再加上数字卫生技术以计算机为载体，如发生故障，会造成信息的丢失或毁坏。因此，我们需关注信息安全，制定安全管理制度及事故应急预案，确定使用的安全性及意外事故发生后能够快速反应，使系统能够及时恢复，不影响工作正常进行；设置严格的访问控制权，获得病人许可后方能查看隐私数据，建立访问跟踪，了解医生的登录记录及修改记录；相关法律制度应当先行，使信息安全有章可循、有法可依。

（马海燕）

第四章　浙江省部分地区卫生信息化现状

“十一五”期间，我国卫生事业快速发展，重大疾病预防控制工作取得明显成效，卫生投入大幅增加，基础设施明显改善，新型农村合作医疗制度建设快速推进，农村卫生工作呈现新的面貌，妇幼卫生保健和卫生监督工作进一步加强，改善医疗服务管理工作取得新进展，城乡居民健康状况进一步改善，为经济和社会发展提供了有力保障。“十一五”是我国全面建设小康社会和构建社会主义和谐社会的关键阶段，也是落实科学发展观的重要时期。卫生改革与发展面临良好的机遇，也肩负着繁重的任务。根据《中共中央关于构建社会主义和谐社会若干重大问题的决定》和《中华人民共和国国民经济和社会发展第十一个五年规划纲要》，我国卫生部制定了《卫生事业发展“十一五”规划纲要》并得到了国务院的同意批复。纲要中明确指出我国卫生事业改革的指导思想是：以邓小平理论和“三个代表”重要思想为指导，以科学发展观统领卫生工作全局，全面贯彻党的卫生工作方针和十六届六中全会精神，坚持卫生事业为社会主义现代化建设和人民健康服务的方向，深化医药卫生体制改革，加强制度建设，统筹城乡、区域卫生协调发展，统筹公共卫生和医疗服务协调发展，建设适应人民健康需求、比较完善的医疗卫生服务体系，提高卫生服务水平和质量，缩小城乡之间、区域之间、人群之间卫生服务差距，努力实现人人公平享有基本卫生保健目标，缓解“看病难、看病贵”问题，为提高城乡居民健康水平，促进国家经济社会发展做出贡献。

第一节　概　　述

2009年4月6日国务院发布《中共中央国务院关于深化医药卫生体制改革的意见》，该方案中关于“建立实用共享的医药卫生信息系统”有四点要求：一是以推进公共卫生、医疗、医保、药品、财务监管信息化建设为着力点，加快信息标准化和公共服务信息平台建设，逐步建立统一高效、资源整合、互联互通、信息共享、透明公开、使用便捷、实时监管的医药卫生信息系统。二是加快医疗卫生信息系统建设，完善以疾病控制网络为主体的公共卫生信息系统，提高预测预警和分析报告能力；以建立居民健康档案为重点，构建乡村和社区卫生信息网络平台；以医院管理和电子病历为重点，推进医院信息化建设，利用网络信息技术，促进城市医院与社区卫生服务机构的合作，积极发展面向农村及边远地区的远程医疗。三是建立和完善医疗保障信息系统。加快基金管理、费用结算与控制、医疗行为管理与监督、参保单位和个人管理服务等具有复合功能的医疗保障信息系统建设。加强城镇职工、居民基本医疗保险和新型农村合作医疗信息系统建设，实现与医疗机构信息系统的对接，积极推广“一卡通”等办法，方便参保（合）人员就医，增加医疗服务的透明度。四是建立和完善国家、省、市三级药品监管、药品检验检测、药品不良反应监测信息网络，加强对药品研制、生产、流通、使用全过程关键环节的监控。

上述四点要求的实施与实现，均与区域卫生信息化建设密切相关。区域卫生信息化建设的目的，旨在建立一套以科学管理为基础，规范运行为核心，以计算机、网络通信、信息技术为手段，集卫生行政、预防保健、医疗康复、教育培训、管理等为一体的现代化区域卫生信息系统，为政府部门、卫生行政管理部门、社会大众提供卫生信息管理和卫生信息服务的平台。不仅新的医改方案对区域卫生信息化建设提出了新要求，而且，卫生部早在《全国卫生信息化发展规划纲要 2003—2010 年》中就将区域卫生信息化建设作为卫生信息化建设的目标，明确了区域卫生信息化建设包括电子政务、医保互通、社区服务、双向转诊、居民健康档案、远程医疗、网络健康教育与咨询，实现预防保健、医疗服务和卫生管理一体化的信息化应用系统。

区域卫生信息化不仅是社会发展的必然趋势，也是医疗卫生信息化建设向纵深发展的必然趋势。全面加强公共卫生服务体系建设，完善以基层医疗卫生服务网络为基础的医疗服务体系的公共卫生服务功能，促进城乡居民逐步享有均等化的基本公共卫生服务将是未来医疗卫生工作的重点。因此，要从基层百姓的根本利益出发，来认识以基层医疗卫生服务网络为基础的医疗服务体系的重要性。

第二节　浙江省部分地区卫生信息化现状

2009 年由浙江省卫生信息中心统一组织、杭州师范大学具体实施，选择浙江省杭州市下城区、湖州市德清县、湖州市吴兴区、嘉兴市桐乡市、金华市东阳市、金华市义乌市、丽水市青田县、丽水市遂昌县、宁波市慈溪市、衢州市常山县、衢州市江山市、衢州市开化县、衢州市龙游县、绍兴市绍兴县、台州市三门县、台州市仙居县、台州市玉环县、舟山市岱山县、舟山市普陀区、舟山市嵊泗县等 20 个地区作为示范区（县、地级市），对其卫生信息化建设与应用的现状进行了调查。

一、基本情况

杭州市桐庐县位于浙江省西北部，地处钱塘江中游，属中低山丘陵地带，全县总面积为 1825km^2，共有 7 个社区、14 个居民区、186 个行政村。2008 年末全县户籍人口 399 109 人，其中农业人口 283 478 人，非农业人口 115 536 人。2008 年生产总值为 166 亿元，2008 年财政总收入为 16 亿元，城镇居民人均可支配收入 20 030 元，农村居民人均纯收入 9446 元。卫生系统设有：疾控中心、卫生监督所 2 家卫生单位，第一医院、第二医院、中医院、妇保院、第三医院（筹）5 家县级医院，13 家乡镇（街道）社区卫生服务中心（其中 5 家为原中心卫生院），50 家社区卫生服务站，136 家村卫生室。全县人口出生率 9.69‰，死亡率 8.39‰，人口自然增长率为 5.14‰。当年计划生育率 97.32%。2008 年卫生系统职工总数1357人，其中卫生技术人员1170人，合计开放床位789张，门诊人次总数为122万，出院1.95万人，住院16.8万床/日，卫生系统业务总收入为3.08亿元。

杭州市下城区位居杭州市的核心位置，北依杭州市人民政府，南濒秀丽的西子湖，西靠全省政治中心——省委、省政府驻地，东临古城河——贴沙河。目前城区面积31.46km^2，辖8个街道，下设71个社区。2008年全区常住人口389 461人，在册流动人口（暂住人口）201 138人。其中，女性人口为190 410人，0～6岁儿童为19 154人，新生儿为3142人，死亡人数为1609人，人口年增长率为5.05‰。管辖范围内拥有13家医院，6个社区卫生服务中心，34个社区卫生服务站。2008年下城区辖区内卫生机构197家，医疗机构床位4177张，每千人口卫技人员13.9人，职业（助理）医师5.91人，注册护士5.62人。卫生人员总数5789人，注册医生有2254名，注册护士有2122名。2008年区本级公立医疗卫生机构卫生人员总数591人，卫生技术人员学历构成为：本科及以上占37.91%，大专占27.15%，大专及以下的占34.94%。2008年区本级卫生事业经费投入4148.72万元（不含基本建设投入3200万元）。其中社区卫生服务公共卫生专项经费1453.45万元，疾病预防控制专项经费286.62万元，卫生监督专项经费315.87万元，妇幼保健专项经费53.46万元。在社区卫生体系方面，目前该区共有社区卫生服务中心6家，社区卫生服务站34家，并成立了全市首个社区卫生服务管理中心。2007年全区推开社区卫生服务“收支两条线”的财政制度，目前下城区“300种基本医疗用药个人零自付”的惠民政策也逐步在全区范围内推行。天水武林社区卫生服务中心作为“十一五”国家科技支撑计划重点项目——“国家数字卫生”项目在杭州指定的唯一的基层试点，目前包括仙林、胭脂、环北、中北等14个下属社区卫生服务站。每个社区卫生服务站均按“二一一”模式配备服务团队成员，即两名全科医生、一名护士、一名公共卫生管理员、一名妇幼保健员，还有一名社区协理员作为团队与社区居民联系的纽带。责任医师与居民的比例小于1∶1000。

湖州市德清县地处长江三角洲杭嘉湖平原西部，东望上海，南接杭州，北靠环太湖经济圈，西枕天目山麓。全县总面积947.93km^2，属太湖流域长江三角洲经济区。辖9个镇2个乡，166个行政村，12个居委会，26个社区。2008年全县实现生产总值190亿元，财政总收入25.8亿元，城镇居民人均可支配收入23 000元，农民人均纯收入11 140元，城镇登记失业率3.4%。2008年全县常住人口426 796人，有汉、畲、回、满等7个民族，在册流动人口（暂住人口）94 117人。其中，女性人口为213 816人，0～6岁儿童为17 494人，新生儿为2765人，死亡人数为2929人，人口年增长率为−0.70‰。管辖范围内拥有3家医院，3个社区卫生服务中心，128个社区卫生服务站，16家卫生院。注册医生有786名，注册护士有560名。

湖州市吴兴区是湖州市中心城市所在地，是2003年1月11日经国务院批准设立的新区。吴兴区位于浙江省杭嘉湖平原的北部，地处苏浙皖三省的交界地带，总面积871.9km^2，总人口58万，现辖8个乡镇，9个街道，223个行政村，8个居委会和97个社区。2008年，全区GDP总量为217.32亿元，财政总收入16.85亿元，其中地方财政收入8.56亿元。城镇居民人均可支配收入21 870元，农村居民人均纯收入10 913元。2008年全区常住人口593 907人，在册流动人口（暂住人口）240 228人。其中，女性人口为

297 453人，0～6 岁儿童为 27 323 人，新生儿为 4446 人，死亡人数为 4016 人，人口年增长率为 0.88‰。管辖范围内拥有 7 家医院，全区 9 家乡镇卫生院全部转型为社区卫生服务中心，279 家乡村卫生室转型为 105 个农村社区卫生服务站。全区平均每千农业人口拥有床位 1.83 张，卫生技术人员 2.84 人，执业（助理）医师 1 人、注册护士 0.42 人。注册医生有 806 名，注册护士有 385 名。

嘉兴市桐乡市位于浙江省北部杭嘉湖平原腹地，属于嘉兴五县市之一。辖 3 个街道、9 个镇，10 个乡，178 个行政村，41 个居委会。市区面积 31.5km²。2008 年全年实现生产总值（GDP）316.23 亿元，人均生产总值 47 353 元，财政总收入 41.8 亿元。2008 年，城镇居民人均可支配收入 22 711 元，农村居民人均纯收入 11 560 元。2008 年末全市户籍人口为 668 643 人，其中男性人口 334 186 人，女性人口 334 457 人。户籍人口中非农人口 261 327 人，占总人口的 39.1%。全市暂住人口 32.28 万人。全年出生率为 6.29‰，死亡率为 7.48‰，计划生育率达 98.73%。其中女性人口约 33.3 万人，0～6 岁儿童约 3.5 万人。每年新生儿约 4500 人，同期死亡人数约 5200 人，人口年增长率为－1.16‰ 。管辖范围内有 8 家医院，17 家社区卫生服务中心和 151 个社区卫生服务站点。注册医生 1121 名，注册护士 826 名。

金华市东阳市位于浙江省中部，面积 1742km²。下辖 11 个镇，1 个乡，6 个街道办事处。2008 年，全市总人口 81.3 万人。拥有卫生机构（不含诊所）28 家，其中医院、卫生院 23 家，妇幼保健院 1 家；拥有床位 1802 张，其中医院、卫生院床位约 1742 张，妇幼保健院床位 60 张；拥有卫生技术人员（不含诊所）约 2587 人，执业医师 980 人，执业助理医师 263 人，注册护士 665 人；疾病预防控制中心 1 家，卫生技术人员 61 人；卫生监督所 1 家，卫生技术人员 56 人；另有诊所 82 家，卫生技术人员 119 人，医务室 72 家，卫生技术人员 136 人；卫生室 452 家，卫生技术人员 476 人。全市参加农村合作医疗人数达 597 805 人。

金华市义乌市位于浙江省中部，市域面积 1105km²，其中城区面积 83km²，下辖 6 个镇，5 个乡，7 个街道，728 个行政村，61 个居委会，32 个社区。常住人口 118 万人，在册流动人口 107.1 万人。其中女性人口约 70.6 万人，0～6 岁儿童约 4.77 万人。每年新生儿约 8174 人，同期死亡人数约 3918 人，人口年增长率为 6‰。管辖范围内有 28 家医院，13 家社区卫生服务中心和 69 个社区卫生服务站点。注册医生 1510 名，注册护士 1400 名。

丽水市青田县辖 10 镇 21 乡 1 管委会。常住人口数 36.8 万人，在册流动人口 7.8 万人。其中女性人口约 19.5 万人，0～6 岁儿童约 2.2 万人。每年新生儿约 4100 人，同期死亡人数约 2619 人，人口年增长率为 3.33‰。县委、县政府高度重视卫生工作，把卫生工作纳入全县“十一五”经济社会发展规划、社区建设规划目标、年度工作目标之中。全县现有医疗卫生机构 199 家，其中县属医疗卫生单位 3 家，乡镇卫生院 32 家，村卫生室 102 家，24 家社区卫生服务中心和 33 个社区卫生服务站点。注册医生 680 名，注册护士 393 名。社区卫生服务实现了全覆盖，机构建成率达到 100%，实现了 90%以上的城乡居民“20 分钟医疗服务圈”。完善了农村公共卫生管理体制，根据工作实际，重新调整公共卫生管理员、联络员 456 人，在全县形成乡镇（街道）分管领导—乡镇（街道）公共卫生管理员—村（社区）公共卫生联络员的公共卫生组织管理体系，根据“条块结合、分片包干、团队合作、责任到人”的原则，按照1500～2000人口配备1名责任医生要求，聘任了225名责任医生，建立了健全的责任医生制度，积极转变服务模式，完善服务功能，开展上门服务。截至2008年，已累计建立个人健康档案225 735份，建档率77%，完成健康体检225 735人次，体检率77%，健康宣传方面除了发放宣传资料和健康处方外，出黑板报、宣传栏期次，各级健康教育学校均开展了健康讲座（课）。农村公共卫生服务项目综合达标率80%。

丽水市遂昌县地处浙西南山区，全县面积2539km²，现辖9镇11乡，391个行政村，7个城市社区，共有7.60万户，总人口23.04万，其中农业人口19.25万，是全省25个经济欠发达县之一。2008年年底，全县共有医疗卫生机构176家，其中政府举办：县级医疗卫生单位5家，乡镇卫生院（社区卫生服务中心）21家，卫生分院（社区卫生服务站）19家；非政府举办：民营医院1家，村卫生室94家，个体诊所15家；厂校医务室21家。全县共有编制床位525张，实有床位517张，每千人拥有床位数2.24张。2008年年底，全县政府举办医疗卫生单位共有在职卫技人员924人。其中编制内631人，编外237人，编外带教56人。执业医师333人，执业助理医师87人，注册护士302人，药剂人员58人，其他有资质卫技人员61人。学历：研究生0人，本科161人，大专326人，中专360人，高中及以下71人。全县每千人医生数为1.82人，每千人护士数为1.31人，全县共有注册乡村医生数113人。

宁波市慈溪市位于东海之滨，东离宁波60km，北距上海148km，西至杭州138km，是长江三角洲经济圈南翼环杭州湾地区上海、杭州、宁波三大都市经济金三角的中心，区位和交通优势十分明显。户籍总人口102.1万人（2008年初数据），外来流动人口86万人，辖15个镇、5个街道、1个开发区，共297个行政村、28个居委会、47个社区。目前共设置综合性三级医院一家（为慈溪市人民医院），二级医院4家，有社区卫生服务中心22个，社区卫生服务站338个，村卫生室260家，个体诊所25家，厂场校医务室11家，民营医院及门诊部35家。

衢州市常山县位于浙江省西部、钱塘江上游，是浙江的西大门，总面积1099.1km²，辖7个镇7个乡，342个行政村，人口32.48万，属经济欠发达县；常山县历史悠久，文明璀璨，至今已有近1800年的历史；常山县区位优越，素有“四省通衢，两浙首站”之称，交通便利，320国道、205国道和杭金衢高速公路贯穿全境，县城距浙赣铁路线和衢州民航均为38km。常山县卫生发展比较迅速，全县有医疗卫生机构28家，其中县属医疗卫生单位有县人民医院、中医院、妇幼保健院、疾病预防控制中心、卫生监督所、卫生进修学校、农村卫生服务站7家，乡镇（中心）卫生院21家。2003年年底共有在职干部职工1010人，其中高级职称22人、中级职称140人。全县核定床位数570张，其中人民医院308张、中医院80张、妇幼保健院40张。常山县从2006年起全面启动城乡社区卫生服务建设工作，目前已建成社区卫生服务中心14家，社区卫生服务站45家。

衢州市江山市位于浙江省西南部，总面积2019km²，人口58万余，辖13镇6乡2个街道312个行政村。全市现有医疗机构379家，其中综合性医院2家，专科医院6家，乡镇卫生院20家，门诊部、医疗站、个体诊所等83家，社区卫生服务站43家，村卫生室226个。现有卫生技术人员1687人。市委市政府充分认识到卫生信息化在卫生事业发展中的重要作用，成立了江山市卫生信息化领导小组，组建了江山市卫生信息中心，推进全市医院信息管理、社区卫生服务、疫情报告、卫生监督、医学科研和教育等系统的信息化应用。近年来，在全市启动规范化社区卫生服务中心的创建工作，全市 20 家社区卫生服务中心有 7 家基本达到省级规范化中心标准。通过整合现有资源，大力推进标准化社区卫生服务站建设，现已建成和基本建成社区卫生服务站 43 家。2006～2007 年第一轮农民健康体检共体检农民 313 195 人，共检出各类疾病患病人数 41 365 人，体检率 70.2%，建立健康档案 313 195 份。现已开通“新农合”信息系统，通过建立市新型农村合作医疗管理中心与乡镇（部分村）和医疗机构的联网系统，实现在医院、乡镇卫生院、社区卫生服务站的实时结报。

衢州市开化县位于浙江省母亲河——钱塘江的源头，地处浙皖赣三省七县交界。县域面积 2228km^2，辖 18 个乡镇，449 个行政村，9 个居委会。2008 年全区常住人口 349 876 人，在册流动人口（暂住人口）10 362 人。其中，女性人口为 168 559 人，0～6 岁儿童为 25 425 人，新生儿为 3399 人，死亡人数为 2343 人，人口年增长率为 4.01‰。管辖范围内拥有 22 家卫生院。注册医生有 454 名，注册护士有 249 名。2008 年国内生产总值 52 亿元，人均 GDP14 921 元，财政总收入 4.88 亿元，2008 年人均纯收入 6115 元，属浙江省经济欠发达县之一。全县科教文卫事业全面发展，社会事业不断进步。特别是新型农村合作医疗制度的推行，有效缓解山区农民“看病难”、“因病致贫、返贫”等问题，工作经验得到中央领导的肯定，并在全国推广。2004 年 10 月国务院召开的全国新型农村合作医疗试点工作会议上，开化县作为全国 3 个县级典型之一在大会上作经验介绍。到 2008 年年底全县有 24.73 万农民参保，参保率达 82.1%，累计 11 155 人次大病的医疗费得到报销，累计享受合作医疗费用补偿 1450 余万元。又探索建立了统筹金委托农村信用社代扣缴费新机制，并对已参保但未发生医药费报销的 20 多万农民进行了一次免费健康体检。

衢州市龙游县地处浙西金衢盆地腹部，县域总面积 1138.72km^2。龙游县全县辖 13 个乡镇和 2 个街道办事处，432 个行政村，总人口 404 940 人，其中农业人口 34.6 万人，占总人口的 85.6%。2008 年全年实现生产总值 90.7 亿元，财政总收入 7.4 亿元。县委、县政府高度重视卫生工作，先后成立了农村公共卫生暨农民健康工程领导小组和龙游县公共卫生工作委员会，制定出台了《关于进一步加强农村卫生工作的若干意见》、《龙游县农民健康工程实施方案》等九大政策文件，并与各乡镇政府（街道办事处）签订农民健康工程工作责任书，将农村卫生工作纳入有关部门和乡镇（街道）的综合目标责任制考核重要内容之一，“政府主导，各部门齐抓共管，全社会共同参与”良好工作格局已逐步形成。现有县人民医院、中医院、妇幼保健院、疾控中心、卫生监督所、改水办、合作医疗办、卫生进修学校等 8 个县属医疗卫生单位，15 个乡镇（街道）卫生院，另有 22 家民营医院、14 家社会医疗机构、237 家村卫生室和 80 家个体诊所。全县医疗卫生单位在职人员 961 人，其中卫技人员 824 人，卫技人员中正高职称 7 人、副高职称 49 人、中级职称 263 人、初级职称 505 人。90%以上的城乡居民实现了“20 分钟医疗服务圈”。按照服务人口 1∶1000 左右的比例，全县配备了 386 名社区责任医生，并建立健全的社区责任医生制度，积极推进“五大转变”，全面落实“六位一体”的社区卫生服务功能，基本实现了基本医疗和农村公共卫生服务的全覆盖。完成了第一轮参保农民的健康体检，体检人数 270 805 人，体检率 91.06%，建档率超过 90%。对 34 000 余名慢性病人开展每年四次的定期随访管理，管理率达到 100%。建立了农民健康讲师团、健康教育学校、育儿学校，定期开展健康知识培训和讲座。在 432 个行政村设立了宣传栏，刊出各类健康卫生知识画报，并做到定期更换。免费发放各类健康宣传资料 70 793 份，资料入户率达 90%。

绍兴市绍兴县地处长江三角洲南翼，东接宁波，西邻杭州，下辖 4 个街道，15 个镇，302 个行政村，52 个居委会，22 个社区，县域面积 1177km²。曾多次被评为全国农村综合实力十强县。全县常住人口数 71.05 万，在册流动人口 40.9 万。其中女性人口约 35.93 万，0～6 岁儿童约 4.092 万。每年新生儿约 4500 人，同期死亡人数约 4613 人，人口年增长率为 0.33‰。全县有 55 万人参与了新农合。管辖范围内有 4 家医院，19 家社区卫生服务中心和 149 个社区卫生服务站点。注册医生 1576 名，注册护士 1085 名。绍兴县卫生局按照县委、县政府“保强创优，走在前列”的工作要求，牢固树立以人为本的发展理念，以建设“卫生强县”为主线，以尽快实现“病有所医”为目标，大力倡导医疗卫生服务的均等化。去年，该县获得浙江省农村中医工作先进县称号，并通过绍兴市创建全国农村中医工作先进市创建工作现场评估。县卫生局被浙江省卫生厅授予“浙江省疾病预防控制工作先进集体”和“省卫生系统汶川大地震抗震救灾先进集体”称号。目前，全县有县级公立综合性医院 2 家，县级公立综合性医院分院 1 家，民营综合性医院 1 家，中医院 1 家（挂靠齐贤镇社区卫生服务中心），皮肤病专科医院 1 家，皮肤病防治所 1 家，疾病预防控制机构 1 家，卫生监督机构 1 家，妇幼保健机构 1 家，卫生进修学校 1 家，计划生育宣传技术指导站 1 家。镇（街道）医疗卫生服务机构（社区卫生服务中心）19 家，村卫生室 203 家，门诊部 5 家，企事业单位、社团医务室 36 家，个人诊所 8 家，新建社区卫生服务站 26 个。全县有床位 2801 张，每万人拥有医院床位 39 张；卫生技术人员 3545 人，其中医生 1554 人，每万人拥有医生 22 人。

台州市三门县位于浙江东南沿海，隶属于台州市，县域面积 1510km²，下辖 10 个镇、4 个乡，511 个行政村，8 个居委会。2008 年全县实现生产总值 81.9 亿元，比上年增长 11.1%；财政总收入 10.7 亿元，历史性突破 10 亿元大关，增长 24.4%，其中地方财政收入 6.1 亿元，增长 33.8%；全社会固定资产投资 78.3 亿元，增长 27%；城镇居民人均可支配收入 18 233 元，农民人均纯收入 7179 元，分别增长 11.9%和 13.5%。2008 年全区常住人口 422 744 人，在册流动人口（暂住人口）59 717 人。其中，女性人口为 200 989 人，0～6 岁儿童为 33 569 人，新生儿为 4593 人，死亡人数为 2320 人，人口年增长率为 7.48‰。管辖范围内拥有 2 家医院，23 个社区卫生服务站，33 家卫生院。注册医生有 786 名，注册护士有 560 名。

台州市仙居县位于台州市西部，素有“八山一水一分田”之称，全县共有 21 个镇，3 个街道，730 个行政村，3 个居委会。常住人口数 49 万，在册流动人口 5 万。其中女性人口约 23 万人，0～6 岁儿童约 3.9 万。每年新生儿人数约 6800 人，同期死亡人数约 3300 人，人口年增长率为 7‰。仙居县卫生系统共有县级医疗卫生单位 9 家，乡镇（街道）社区卫生服务中心 18 家，社区卫生服务站 62 家，注册医生 776 名，注册护士 455 名，责任医生 370 名，肩负着全县人民的医疗、保健、预防等任务。

台州市玉环县位于浙江东南沿海，隶属于台州市，县域总面积 2300km²，其中陆地面积 378km^2。辖 6 镇 3 乡，276 个行政村，11 个居委会，27 个社区，是全国百强县之一。2008 年全区常住人口 411 025 人，在册流动人口（暂住人口）240 967 人。其中，女性人口为 201 800 人，0～6 岁儿童为 31 198 人，新生儿为 4378 人，死亡人数为 2344 人，人口年增长率为 5.79‰。管辖范围内拥有县级二级以上医院 3 家，社区卫生服务站 27 个，卫生院 11 家，其中 2 家为海岛卫生院。注册医生有 764 名，注册护士有 737 名。

舟山市岱山县位于长江口南端，杭州湾外缘的舟山群岛中部，全县总面积 5242km^2，其中海域 4916km^2，陆域 326.4km^2（其中潮间带滩涂 57.4km^2），县政府设在岱山本岛东南的高亭镇，全县辖 6 镇 1 乡，165 个行政村，17 个居委会。2008 年全区常住人口 191 970人，在册流动人口（暂住人口）42 113 人。其中，女性人口为96 721人，0～6 岁儿童为 6406 人，新生儿为 951 人，死亡人数为 1634 人，人口年增长率为－2.91‰。管辖范围内拥有 3 家医院，23 个社区卫生服务站，15 家卫生院。注册医生有 348 名，注册护士有 242 名。

舟山市定海区身居我国东海，位于长江口与杭州湾的交汇处，全区共有大小岛屿 128 个，总面积 1444km^2，其中，陆地面积 568.8km^2，海域 875.2km^2，拥有海岸线 400 多 km，辖 7 镇 3 乡 6 街道，181 个行政村，11 个居委会，32 个社区。2008 年全区常住人口为 375 087 人，在册流动人口（暂住人口）103 283 人。其中，女性人口为 186 224 人，0～6 岁儿童为 18 596 人，新生儿人数为 2428 人，死亡人数为 2621 人，人口年增长率为 0.91‰。管辖范围内拥有 5 家医院，3 个社区卫生服务中心，60 个社区卫生服务站，13 家卫生院。注册医生有 1072 名，注册护士有 973 名。

舟山市普陀区位于浙江省东北部，舟山群岛东南部，全区共有大小岛屿 455 个，有人居住的有 32 个。全区辖 4 镇 3 乡 5 街道，区治沈家门街道。总人口 31.9 万人，面积 6728km^2，其中海域面积 6269.4km^2，陆地面积 458.6km^2，海岸线总长 831.43km，是海洋大区、陆地小区。辖区内有 5 镇 4 乡 5 街道，199 个行政村，7 个居委会，23 个社区。2008 年全区常住人口 320 706 人，在册流动人口（暂住人口）120 709 人。其中，女性人口为 160 177 人，0～6 岁儿童为 12 600 人，新生儿为 2026 人，死亡人数为 2746 人，人口年增长率为－1.61‰。2008 年全区生产总值为 152.30 亿元，海洋经济总产值为 380 亿元，财政总收入为 18.1 亿元。城镇居民人均可支配收入为 22 435 元，渔农村居民人均纯收入为 11 370 元。管辖范围内拥有 9 家医院，24 个社区卫生服务站，21 家卫生院。注册医生有 707 名，注册护士有 526 名。

舟山市嵊泗县位于浙江省东北部，舟山市最北部，是我国 12 个海岛县之一，全县共有 404 个岛屿，其中住人岛屿 15 个，海陆面积 8824km^2，其中陆域面积 86km^2，常住人口 8.6 万。全县辖 3 个镇、4 个乡，48 个行政村、11 个居委会。2008 年全区常住人口 79 896人，在册流动人口（暂住人口）12 701 人。其中，女性人口为 40 615，0～6 岁儿童为 2731 人，新生儿为 436 人，死亡人数为 558 人，人口年增长率为－1.06‰。管辖范围内拥有 2 家医院，1 个社区卫生服务中心，5 个社区卫生服务站，7 家卫生院。注册医生有 169 名，注册护士有 146 名。

二、卫生信息化服务建设情况

（一）卫生信息化建设基本情况

1. 基本情况 至2008年年底，20个地区中有2家卫生局成立了专门的信息化机构，机构名称分别为义乌市卫生事务管理服务中心和绍兴县卫生信息中心；有12家卫生局的卫生信息化工作挂靠或并入局办公室，4家并入新农合办公室，1家并入社管中心，1家挂靠在公共卫生科。18家有分管信息化工作的局领导，其卫生信息化工作主要内容为卫生局信息系统的建设工作、辖区内医疗卫生服务机构信息系统的建设工作、新农合实时结报系统的运行与维护、卫生局网络的运行与维护和区（县、地级市）级数据中心的建设与维护。在20个地区中有10家卫生局成立了区（县、地级市）级卫生数据中心，最早成立时间为2004年。区（县、地级市）级卫生数据中心已实现的功能为：传送服务（7家）、交换服务（6家）、共享服务（5家）、健康信息采集（4家）、协同服务（1家）。区（县、地级市）级卫生数据中心包含的系统有：健康档案管理系统（5家）、新农合实时结报系统（5家）、标准数据维护与发布系统（1家）、财务系统（1家）。区（县、地级市）级区域化卫生信息系统建设的主要内容为：居民健康档案（6家）、医保互通（4家）、社区服务（4家）、网络健康教育与咨询（4家）、新型农村合作医疗实时结报（3家），电子政务（1家）、网络转诊（1家）、远程医疗（1家）、网上办公（1家）、医疗卫生服务一卡通（1家）。详见表4-1。

表4-1 2008年20个地区卫生局信息化工作主要内容

工作内容	机构数
卫生局信息系统建设工作	17
辖区内医疗卫生服务机构信息系统建设工作	15
新农合实时结报系统运行与维护	15
卫生局网络运行与维护	14
区（县、地级市）级数据中心建设与维护	12
设备管理	9
辖区内卫生信息统计分析	4
闭路电视	3
电话系统管理	3
图书馆（室）	1
120指挥中心工作	1

2. 2008年底前健康档案工作情况 本次调查中有效报告的17个地区2008年底前健康体检人数最多为771 148人，最少的为33 831人；纸质健康档案建立最多的为680 000份，最少的为33 831份，建档率最高为100.00%，最低为69.87%；电子化健康档案建立最多的为420 000份，最少为33 784份，建档率最高为100.0%，最低为0.0%，有5家未建

立电子化健康档案。17个地区卫生局已建立的电子健康档案的主要内容为：家庭基本情况（11家）、个人基本情况（11家）、慢性病资料（11家）、个人主要健康问题（10家）、慢性病随访记录（10家）、个人行为习惯（9家）、个人既往史（9家）、周期性体检（8家）、妇女病普查资料等（7家）和报表分析与管理（2家）。结果见表4-2。

表4-2 20个地区2008年底前健康档案工作情况

地区	健康体检人数	纸质健康档案		电子化健康档案	
		份数	建档率（%）	份数	建档率（%）
杭州市下城区	64 862	184 320	70.2	164 275	89.1
湖州市德清县	338 799	261 814	77.3	115 699	34.2
湖州市吴兴区	148 754	103 047	94.3	0	0.0
嘉兴市桐乡市	680 000	680 000	100.0	420 000	61.8
金华市东阳市	771 148	587 379	92.0	0	0.0
金华市义乌市	274 408	274 408	100.0	274 408	100.0
丽水市青田县	120 303	342 279	89.1	0	0.0
丽水市遂昌县	144 625	158 211	86.0	0	0.0
宁波市慈溪市	—	845 200	—	324 809	38.4
衢州市常山县	229 591	229 591	100.0	119 738	52.2
衢州市江山市	313 227	409 924	69.9	150 000	36.6
衢州市开化县	134 884	299 055	97.6	268 023	89.6
衢州市龙游县	425 586	309 131	91.5	33 784	10.9
绍兴市绍兴县	569 837	624 710	74.0	389 384	62.3
台州市三门县	231 048	313 152	85.0	0	0.0
台州市仙居县	353 052	405 622	95.0	397 509	98.0
台州市玉环县	—	281 707	—	170 221	60.4
舟山市岱山县	—	95 790	—	17 383	18.1
舟山市普陀区	169 186	169 186	100.0	114 665	67.8
舟山市嵊泗县	33 831	33 831	100.0	33 831	100.0

（二）卫生信息化建设人力资源状况

1. 区（县、地级市）卫生局信息技术工作人员情况 信息技术工作人员，是专指从事卫生信息技术工作的人员，如信息化办公室、信息科、数据中心或从事同类工作的人员。截至2008年，20个地区的卫生局中：7家有医学专业毕业的人员作为信息技术工作人员，11家有本科学历的人员作为信息技术工作人员。29名信息技术工作人员中13人为全职工作，15人为计算机专业毕业，8人为医学专业毕业，6人为其他专业毕业，10人为大专及以下学历，19人为本科学历，无研究生及以上学历人员。结果见表4-3。

表 4-3 2008 年 20 个地区卫生局信息技术工作人员情况 （单位：人）

地区	工作性质		所学专业			学历		合计
	全职	兼职	计算机相关	医学相关	其他	大专及以下	本科	
杭州市下城区	0	3	0	0	3	0	3	3
湖州市德清县	0	3	1	2	0	0	3	3
湖州市吴兴区	1	0	1	0	0	1	0	1
嘉兴市桐乡市	4	0	2	0	2	1	3	4
金华市东阳市	0	3	2	1	0	0	3	3
金华市义乌市	2	0	1	1	0	1	1	2
丽水市青田县	0	0	0	0	0	0	0	0
丽水市遂昌县	1	0	1	0	0	1	0	1
宁波市慈溪市	0	1	1	0	0	1	0	1
衢州市常山县	0	1	1	0	0	0	1	1
衢州市江山市	0	1	0	1	0	1	0	1
衢州市开化县	0	1	1	1	0	1	1	2
衢州市龙游县	1	0	1	0	0	0	1	1
绍兴市绍兴县	3	0	2	1	0	2	1	3
台州市三门县	0	1	1	0	0	0	0	1
台州市仙居县	1	0	0	1	0	0	1	1
台州市玉环县	0	0	0	0	0	0	0	0
舟山市岱山县	0	0	0	0	0	0	0	0
舟山市普陀区	0	0	0	0	0	0	0	0
舟山市嵊泗县	0	1	0	0	1	0	1	0

2. 区（县、地级市）卫生局信息化工作负责人资质情况 截至 2008 年年底，20 个地区的卫生局中 18 家有信息化工作负责人，其职称构成为：高级 2 人、中级 8 人、初级 5 人、无职称 3 人；其学历构成为：大专 7 人、大学本科或学士 10 人、硕士及以上 1 人；其毕业专业构成为计算机相关专业 6 人、医学相关专业 9 人、其他专业 3 人。

3. 对医务工作人员的信息化培训 2008 年 20 个地区卫生局对医务工作人员的信息化培训次数最多为 4 次（1 家），其次为 3 次（1 家）、2 次（4 家）、1 次（5 家），有 9 家未进行过信息化培训。

（三）卫生信息化建设物质资源状况

1. 县（市、区级）数据中心建设情况 截至 2008 年年底，20 个地区卫生局共有 12 家拥有数据中心，但杭州市下城区、丽水市青田县、丽水市遂昌县、宁波市慈溪市、衢州市常山县、衢州市龙游县、台州市玉环县和舟山市岱山县无数据中心。

2. 县（市、区级）数据中心物质资源情况 2008 年 12 家数据中心中机房总面积（不包括楼宇的弱电配线间）最大为 50 m^2（1 家），最小为 10m^2（2 家），平均（30±23）m^2

($M\pm Q$)。

服务器总数量最多为13台（1家）、最少为1台（1家），平均4.5台±3台（$M\pm Q$）；总价值最高为279万元（1家）、最低为1.5万元（1家），平均37.5万元±71.85万元（$M\pm Q$）。其中：数据服务器最多为4台（1家）、最少为0台（1家），平均2台（M），其容量最多为1168GB（1家），最少为0GB（1家），平均292GB±696GB（$M\pm Q$）；应用服务器最多为7台（1家），最少为0台（2家），平均2.5台（M），其容量最多为2044GB（1家），最少为80GB（1家），平均260GB±764.6 GB（$M\pm Q$）；网络服务器最多为2台（2家）、最少为0台（7家），平均1台（M），其容量最多为584GB（1家）、最少为0GB（7家），平均80GB±146GB（$M\pm Q$），详见表4-4。

路由设备最多为5台（1家），最少为0台（2家），平均1台（M）；总价值最多为40万元（2家），最少为0万元（2家），平均3万元±19.6万元（$M\pm Q$）。

存储硬盘的容量最多为10 050GB（1家），最少为0GB（2家），平均593GB±1220.5GB（$M\pm Q$）。

3. 县（市、区级）数据中心网络资源情况　2008年12家数据中心中3家集中存储模式为SAN或NAS等基于网络连接的集中存储模式，5家为DAS等由服务器设备直连的磁盘阵列模式，4家为存于服务器硬盘。

局域网结点数最多为150个（1家），最少为0个（2家），平均24个±59.75个（$M\pm Q$）；无线网络结点数最多为2个（1家），最少为0个（11家）。

11家网络的接入方式有专线连接专网，1家有拨号连接专网，5家有专线连接互联网，1家有无线连接互联网，无拨号连接互联网方式。

接入互联网带宽最多为500Mbit/s（1家），最少为0Mbit/s（1家），平均20Mbit/s±90Mbit/s（$M\pm Q$）；局域网带宽最多为100Mbit/s（6家），最少为0Mbit/s（2家），平均55MB±90Mbit/s（$M\pm Q$）。

有9家采用的网络安全措施为VPN/VLAN划分，8家有防火墙设备，7家有防毒墙设备，4家有入侵检测（IDC/IPC），3家有上网行为管理，2家有域用户管理模式，1家有统一威胁管理UTM，2家未采用任何网络安全措施。

4. 县（市、区级）数据中心软件资源情况　2008年12家数据中心在用的操作系统软件情况为：12家有Windows系统，2家有Unix系统，1家有DOS系统，1家有Linux系统，1家有AIX系统，没有数据中心采用MacOS系统。

2008年12家数据中心在用的数据库产品情况为：10家有Oracle，5家有MSSQL，2家有MySQ，1家有Access，没有数据中心使用Sybase、DB2、FoxPro、Caché和Informix。

5. 县（市、区级）数据中心与其下属机构的联网方式情况　2008年12家数据中心与其下属的医院联网方式情况：10家为专线10Mbit/s，1家为专线2Mbit/s，1家为不联网，没有数据中心使用拨号2Mbit/s和拨号1Mbit/s的联网方式。

2008年12家数据中心与其下属的社区卫生服务中心联网方式情况：8家为专线10Mbit/s，3家为专线2Mbit/s，1家为不联网，没有数据中心使用拨号2Mbit/s和拨号1Mbit/s的联网方式。

表 4-4　12 家县（市、区）级数据中心 2008 年物质资源状况

地区	机房总面积（m^2）	服务器		数据服务器		应用服务器		网络服务器		路由设备		存储硬盘容量（GB）	局域网结点数（个）	无线网络结点数（个）	接入互联网带宽（Mbit/s）	局域网带宽（Mbit/s）
		总数量（台）	总价值（万元）	数量（台）	容量（GB）	数量（台）	容量（GB）	数量（台）	容量（GB）	数量（台）	总价值（万元）					
湖州市德清县	40	6	80.4	2	876	4	480	0	0	5	40.0	1314	34	0	10	10
湖州市吴兴区	40	6	84.0	2	180	2	160	2	80	2	6.0	586	24	0	100	0
嘉兴市桐乡市	32	6	140.0	2	876	4	880	0	0	4	15.0	1168	50	0	10	100
金华市东阳市	30	5	25.0	2	80	2	80	1	80	1	3.0	0	0	0	2	0
金华市义乌市	50	13	279.0	4	1168	7	2044	2	584	2	40.0	10 050	67	2	100	100
衢州市江山市	15	9	50.0	3	800	6	1000	0	0	1	2.5	35	128	0	500	100
衢州市开化县	10	2	10.0	2	233	0	0	0	0	1	0.5	160	150	0	10	100
绍兴市绍兴县	32	3	20.0	1	746	1	146	1	146	0	0.0	600	23	0	20	100
台州市三门县	30	4	58.0	2	292	1	146	1	146	1	3.0	1460	24	0	100	10
台州市仙居县	10	3	9.8	0	0	3	360	0	0	1	2.1	360	0	0	10	100
舟山市普陀区	20	3	15.0	2	260	1	160	0	0	1	3.0	0	1	0	100	10
舟山市嵊泗县	15	1	1.5	1	1.5	0	0	0	0	0	0.0	40	9	0	0	10

2008年12家数据中心与其下属的社区卫生服务站联网方式情况：2家为专线10Mbit/s，1家为专线2Mbit/s，4家为拨号2Mbit/s，1家为拨号1Mbit/s，4家为不联网。

2008年12家数据中心与其下属的公卫机构联网方式情况：2家为专线10Mbit/s，2家为拨号2Mbit/s，1家为拨号1Mbit/s，7家为不联网，没有数据中心使用专线2Mbit/s方式。12家数据中心均未与其下属机构使用无线上网的联网方式。

（四）卫生信息化建设经费来源与支出状况

1. 卫生局信息化工作固定预算情况 2008年20个地区卫生局中17家有信息化工作的固定预算（如购买、安装电脑，网络系统建设、网络维护等费用），预算额度最高为660万元，最低为0.5万元，平均32.0万元±66.8万元（$M\pm Q$）。

2. 卫生局信息化工作实际获得经费情况 2008年20个地区卫生局中18家获得了信息化工作的经费，实际获得经费额度最高为660万元，最低为1.1万元，平均32.0万元±66.8万元（$M\pm Q$）。13家卫生局实际获得的信息化工作经费与其预算相符，2家实际获得的经费高于预算，1家没有预算的也获得了工作经费。18个地区卫生局获得的信息化工作经费中：12家全额来源于财政拨款，2家部分来自于财政拨款、部分来自于单位自筹经费，4家全额来自于单位自筹经费。18个地区信息化工作均未获得专项资金（即各类机构或基金会资助的专项项目或科研项目）和其他来源的资金。结果见表4-5。

3. 区（县、地级市）卫生局信息化工作经费支出情况 2008年20个地区卫生局信息化工作的经费支出额度最高为632.5万元（1家），最低为0.0万元（1家），平均31.0万元±59.8万元（$M\pm Q$）。具体支出分布如下：

（1）硬件支出：2008年20个地区卫生局信息化工作中硬件的总支出最高额度为384.6万元（1家），最低为0.0万元（2家），平均为20.0万元±16.6万元（$M\pm Q$）。其中，服务器设备支出最高额度为230.0万元（1家），最低为0.0万元（7家），平均为2.05万元±11.83万元（$M\pm Q$）；终端设备支出最高额度为56.3万元（1家），最低为0.0万元（4家），平均为3.3万元±16.3万元（$M\pm Q$）；网络设备支出最高额度为100.0万元（1家），最低为0.0万元（8家），平均为3.0万元±21.3万元（$M\pm Q$）。

（2）软件支出：2008年20个地区卫生局信息化工作中软件的总支出最高额度为247.9万元（1家），最低为0.0万元（9家），平均为1.6万元±12.0万元（$M\pm Q$）。其中，用于系统基础软件（指操作系统与数据库相关软件）采购支出最高额度为12.0万元（1家），最低为0.0万元（16家）；用于应用信息系统开发或采购（指每年支付给乙方用于硬件系统集成；网络、信息系统维护等服务的专项资金）支出最高额度为237.9万元（1家），最低为0.0万元（11家）。

（3）服务支出：2008年20个地区卫生局信息化工作中用于信息技术服务费用的支出最高额度为45.0万元（1家），最低为0.0万元（6家），平均为3.5万元±9.0万元（$M\pm Q$）。

（4）信息化工作支出占区（县、地级市）卫生事业费比重：2008年20个地区卫生局信息化工作经费支出占其所属市（县）卫生事业经费的比例最高为11.2%（1家），其余1家为6.2%，2家为2.1%～3.0%，4家为1.1%～2.0%，7家≤1%，最低为0.0%（2家）。结果见表4-5。

表 4-5　2008 年 20 个地区卫生局卫生信息化建设经费来源与支出状况

地区	固定预算（万元）	实际获得经费（万元）			硬件支出（万元）			软件（万元）		信息技术服务费用（万元）	经费总支出（万元）	区（县、地级市）卫生事业费	
		财政拨款	单位自筹经费	总计	服务器设备	终端设备	网络设备	系统基础软件采购	应用信息系统开发或采购			总额（万元）	信息化工作支出占比（%）
杭州市下城区	91.2	91.2	0.0	91.2	13.44	30.61	28.00	0.00	16.85	2.30	91.20	3000.00	3.0
湖州市德清县	77.4	77.4	0.0	77.4	0.00	0.00	32.40	0.00	0.00	45.00	77.40	6408.00	1.2
湖州市吴兴区	30.0	30.0	0.0	30.0	0.00	0.00	0.00	0.00	0.00	30.00	30.00	—	—
嘉兴市桐乡市	50.0	50.0	0.0	50.0	0.00	17.27	10.23	0.00	0.00	22.50	50.00	4900.00	1.0
金华市东阳市	155.0	155.0	0.0	155.0	130.00	15.00	5.00	0.00	0.00	5.00	155.00	—	—
金华市义乌市	660.0	660.0	0.0	660.0	230.00	56.27	98.33	10.00	237.90	0.00	632.50	10 282.00	6.2
丽水市青田县	40.0	0.0	40.0	40.0	5.00	13.00	4.00	12.00	0.00	6.00	40.00	3160.85	1.3
丽水市遂昌县	15.0	13.0	27.0	40.0	20.00	4.00	2.00	0.00	6.00	0.00	32.00	1852.00	1.7
宁波市慈溪市	30.0	30.0	0.0	30.0	7.00	10.00	1.00	0.00	12.00	0.00	30.00	—	—
衢州市常山县	50.0	0.0	50.0	50.0	3.00	30.00	10.00	0.00	3.00	4.00	50.00	2047.00	2.4
衢州市江山市	6.0	15.7	0.0	15.7	6.40	1.00	0.00	0.00	6.30	2.00	15.70	3100.00	0.5
衢州市开化县	32.0	32.0	23.0	55.0	2.00	0.00	25.00	0.00	21.00	7.00	55.00	2752.00	2.0
衢州市龙游县	0.0	0.0	2.4	2.4	2.10	0.30	0.00	0.00	0.00	0.00	2.40	267 883.0	0.0
绍兴市绍兴县	380.0	380.0	0.0	380.0	110.00	20.00	100.00	8.00	40.00	0.00	278.00	2472.99	11.2
台州市三门县	30.0	30.0	0.0	30.0	2.00	3.00	0.00	0.00	0.00	25.00	30.00	3100.00	1.0
台州市仙居县	20.0	0.0	20.0	20.0	0.80	3.60	4.20	0.00	2.20	9.20	20.00	3428.60	0.6
台州市玉环县	0.0	0.0	0.0	0.0	0.00	0.00	0.00	0.00	0.00	0.00	0.00	3581.09	0.0
舟山市岱山县	0.5	1.1	0.0	1.1	0.00	0.45	0.00	0.00	0.00	3.00	3.45	4810.00	0.1
舟山市普陀区	5.0	5.0	0.0	5.0	0.00	3.00	0.00	1.00	0.00	1.00	5.00	3798.60	0.1
舟山市嵊泗县	0.0	0.0	0.0	0.0	0.00	2.50	0.00	0.00	0.00	8.25	10.75	8842.95	0.1

三、医院信息化服务建设现状

（一）基本情况

在 20 个地区中选取了 23 家能应用数字卫生项目组研发的电子病历的、二级以上的医院进行了调查。23 家医院具体为：湖州市德清县人民医院、湖州市德清县第三人民医院、湖州市德清县中医院、湖州市吴兴区织里医院、湖州市吴兴区中西医结合、嘉兴市桐乡市第一人民医院、金华市东阳市人民医院、金华市东阳市中医院、金华市东阳市花园氏医院、金华市东阳市精神病医院、金华市义乌市妇幼保健院、金华市义乌市中医医院、丽水市青田县人民医院、丽水市遂昌县人民医院、衢州市常山县人民医院、衢州市江山市人民医院、衢州市开化县中医院、衢州市龙游县人民医院、绍兴市绍兴县中医院、台州市三门县人民医院、台州市仙居县中医院、台州市玉环县中医院和舟山市嵊泗县人民医院。其中，二级甲等医院 14 家（占 60.9%），二级乙等医院 9 家（占 39.1%）。各医院具体情况见表 4-6～表 4-8。

表 4-6　23 家医院 2007～2008 年医疗服务平均水平

指标	2007 年			2008 年		
	平均值（$M\pm Q$）	最小值	最大值	平均值（$M\pm Q$）	最小值	最大值
医院实际床位数	200±185	60.0	500.0	200±220	60.0	500.0
门诊总人次	259 374±253 443	11 416.0	626 483.0	297 966±224 558	16 209.0	696 048.0
住院总人次	6919±9959	312.0	21 030.0	7169±11 258	239.0	24 031.0
出院总人次	6799±9973	297.0	20 911.0	7178±11 304	254.0	24 501.0
总收入（万元）	5911.0±8194.1	473.9	18 681.1	6815.0±9411.0	593.0	22 423.4
住院总费用（万元）	2513.0±4941.7	138.0	9655.7	2688.3±3987.5	217.0	11 680.6
门诊总费用（万元）	2939.0±3374.8	270.3	8788.8	3490.9±3987.7	331.0	10 383.2
职工总人数	312±255	48.0	657.0	324±290	50.0	708.0

表 4-7　23 家医院 2007～2008 年医疗服务基本情况汇总

医院	医院实际床位数		门诊总人次		住院总人次		出院总人次		总收入（万元）		住院总费用(万元)		门诊总费用(万元)		职工总人数	
	2007 年	2008 年	2007 年	2008 年	2007 年	2008 年	2007 年	2008 年	2007 年	2008 年	2007 年	2008 年	2007 年	2008 年	2007 年	2008 年
德清县人民医院	500	500	550 738	648 394	20 951	21 573	20 911	21 533	17 273.7	21 348.5	9419.1	1084.7	7503.0	9772.7	657	660
德清县中医院	199	199	291 817	354 561	7535	7970	7529	7951	3305.9	4326.6	1670.0	2077.4	1636.0	2249.1	198	207
德清县第三人民医院	130	130	199 617	209 577	6075	6206	6070	6195	4691.0	5330.0	1854.0	2007.0	2609.0	3076.0	311	315
吴兴区织里医院	150	150	294 781	309 620	3624	3205	3637	3199	5080.7	5162.8	2743.6	2784.0	1829.1	1856.0	312	324
吴兴区中西医结合医院	100	100	23 540	22 864	2884	2923	2891	2931	1781.8	1954.7	1001.6	1087.0	1001.6	1001.6	124	124
桐乡市第一人民医院	420	420	626 483	696 048	17 151	18 661	17 121	18 580	18 681.1	22 423.4	9655.7	11 680.6	8788.8	10 383.2	640	708
东阳市中医院	200	200	159 009	197 312	4651	4549	4651	4549	5503.2	6445.4	2423.8	2688.3	3079.4	3757.1	320	324
东阳市花园氏医院	60	60	47 059	47 779	1424	1613	1424	1613	1400.0	1600.0	900.0	1600.0	500.0	500.0	112	120
东阳市精神病医院	60	60	11 416	16 209	312	239	297	254	473.9	593.0	138.0	217.0	270.3	331.0	48	50
东阳市人民医院	160	160	151 371	165 775	4599	4851	4144	4445	3832.6	4419.3	2110.8	2363.0	1490.6	1760.0	232	231
义乌市妇幼保健院	150	150	463 622	532 779	7523	7976	7520	7975	7957.1	9815.3	2194.5	2571.9	5414.3	5747.7	252	261
义乌市中医医院	260	260	228 509	228 225	5435	5849	5462	5807	7407.0	8706.0	3348.0	4080.0	4059.0	4626.0	407	407
青田县人民医院	300	300	420 561	416 039	9300	9256	9300	9256	13 890.0	13 976.0	4465.0	4546.0	7512.0	7611.0	435	458
遂昌县人民医院	250	280	301 763	310 000	7724	7710	7723	7707	7800.0	9028.0	4870.0	5542.0	2939.0	3486.0	417	427
常山县人民医院	305	350	119 013	286 312	7383	12 873	7150	12 503	6076.5	9920.7	3540.4	5587.5	2058.5	3490.9	493	497
江山市人民医院	402	450	28 000	19 000	14 100	14900	14 192	14 919	11 500.0	13 440.0	7985.6	9193.0	3166.1	3814.0	611	608
开化县中医院	100	100	72 948	74 289	3080	3805	3181	3785	2630.9	3557.8	1609.8	2246.2	885.0	1056.8	119	126
龙游县人民医院	315	315	321 577	352 036	15 375	17 211	15 349	17 186	11 736.5	13 744.0	8020.5	9681.5	3201.0	3782.3	419	421
绍兴县中医院	480	480	360 000	450 000	21 030	24 031	20 101	24 501	13 000.0	16 000.0	8000.0	10 000.0	5000.0	6000.0	560	580
三门县人民医院	350	350	290 238	345 962	13 229	14 952	13 264	15 016	11 416.8	13 086.6	6551.5	7209.7	4865.4	5876.9	453	498
仙居县中医院	103	112	79 337	86 649	1821	1873	1828	1850	2062.3	2324.2	826.8	897.5	1235.5	1426.7	166	167
玉环县中医院	250	250	294 849	316 003	6455	6628	6447	6648	5911.0	6815.0	2513.0	2785.0	3121.0	3646.0	309	324
嵊泗县人民医院	180	180	14 859	16 508	2762	3082	2761	3002	3666.6	4029.1	687.2	738.5	1987.5	2128.4	250	251

表 4-8　23 家医院 2007～2008 年医疗服务分布情况

指标			医院数	指标			医院数
医院实际床位数	2007 年	＜100	2	总收入（万元）	2007 年	＜1000	1
		100～200	9			1000～3000	4
		200～300	4			3000～5000	4
		300～400	4			5000～10 000	7
		400～500	4			10 000～20 000	7
	2008 年	＜100	2		2008 年	＜1000	1
		100～200	9			1000～3000	3
		200～300	4			3000～5000	4
		300～400	4			5000～10 000	8
		400～500	4			10 000～30 000	7
门诊总人次（万）	2007 年	＜10	7	住院费用（万元）	2007 年	＜1000	4
		10～20	4			1000～3000	9
		20～30	5			3000～5000	4
		30～40	3			5000～8000	2
		40～63	4			8000～10 000	4
	2008 年	＜10	7		2008 年	＜1000	3
		10～20	3			1000～3000	11
		20～30	2			3000～5000	2
		30～40	6			5000～8000	3
		40～70	5			8000～12 000	4
住院总人次（万）	2007 年	＜0.5	9	门诊总费用（万元）	2007 年	＜1000	3
		0.5～1	8			1000～3000	9
		1～2	4			3000～5000	6
		＞2	2			5000～8000	4
						8000～9000	1
	2008 年	＜0.5	9		2008 年	＜1000	2
		0.5～1	7			1000～3000	7
		1～2	5			3000～5000	8
		＞2	2			5000～8000	4
						8000～11 000	2

(二)信息化管理部门基本情况

1. 信息化工作的重视情况 2008 年 23 家医院中 16 家(占 69.6%)有专门的信息化管理部门,其余 7 家由医院办公室兼管。信息化工作主管人员的职务分布:副院长 1 人,科长(主任)8 人,副科长 2 人,主任助理 1 人,网络管理员(技术员)4 人;专业背景分布:医学相关专业 5 人,计算机相关专业 13 人,经济类专业 2 人,机械设计专业 1 人。

2. 信息化工作主管工作内容 2008 年 23 家医院信息化工作主要负责内容为医院信息系统建设工作、医院网络运行与维护。结果见表 4-9。

表 4-9 2008 年 23 家医院信息化工作的主要内容

内容	例数	比例(%)
医院信息系统建设工作	23	100.0
医院网络运行与维护	23	100.0
设备管理	10	43.5
图书馆	5	21.7
病案统计管理	5	21.7
电话系统管理	5	21.7
闭路电视	5	4.3
安防	1	4.3
档案管理	1	4.3
远程教育	1	4.3

3. 信息化工作人力资源情况 2008 年 23 家医院的信息化工作人员(专指从事卫生信息工作的人员,如信息化办公室、信息科、数据中心或从事同类工作的人员)共有 65 人,最多 9 人(1 家),最少 1 人(6 家)。其中,计算机相关专业毕业人数共有 44 人(占 67.7%),各医院最多 9 人(1 家),最少 0 人(4 家);医学相关专业毕业人数共有 8 人(占 12.3%),最多 3 人(1 家),最少 0 人(18 家);中专及以下学历人数共有 5 人(占 7.7%),最多 2 人(1 家),最少 0 人(19 家);大专学历人数共有 27 人(占 41.5%),最多 5 人(1 家),最少 0 人(14 家);本科及以上学历人数共有 22 人(占 33.8%),最多 4 人(1 家),最少 0 人(11 家)。

4. 信息化工作经费来源与开支情况 2008 年 23 家医院中有 18 家(占 78.3%)具有 2008 年的信息化工作预算,预算额最高为 126.6 万元,最低为 2 万元,其平均水平为 30.0 万元±60.0 万元($M \pm Q$)。

2008 年 23 家医院信息化工作实际获得经费最高为 100.0 万元，最低为 3.3 万元，其平均水平为 22.0 万元±48.0 万元（$M \pm Q$），其中 10 家医院实际获得的经费超过了预算额度，6 家与预算额度相同，7 家低于预算额度。

2008 年信息化工作实际获得经费中，只有 1 家医院获得了财政拨款，为 21.85 万元；23 家医院均给予了单位的自筹经费，最高额度为 21.85 万元，最低为 3.3 万元，其平均水平为 22.00 万元±46.0 万元（$M \pm Q$）；23 家医院均未获得专项资金和其他经费来源。

2008 年 23 家医院工作经费总支出最高为 10 000.0 万元，最低为 0.34 万元，其平均水平为 47.0 万元±450.0 万元（$M \pm Q$），其中 11 家医院的支出经费超过了实际获得经费，5 家支出与获得经费额度相同，7 家支出低于其获得经费的额度。在 2008 年医院工作经费的总支出中硬件支出总费用最高为 90.0 万元（1 家），最低为 0.0 万元（2 家），平均水平为 15.0 万元（M）；其中采购服务器设备支出总费用最高为 20.0 万元（1 家），最低为 0.0 万元（11 家），平均水平为 4.48 万元（M）；采购终端设备支出总费用最高为 42.93 万元，最低为 0.0 万元，平均水平为 11.0 万元（M）；采购网络设备支出总费用最高为 50.0 万元，最低为 0.0 万元，平均水平为 2.0 万元（M）。

在 2008 年医院工作经费的总支出中软件支出总费用最高为 98.0 万元，最低为 0.0 万元，6 家医院没有软件支出，其平均水平为 6.5 万元（M）；其中系统基础软件采购支出总费用最高为 10.0 万元（1 家），最低为 1.5 万元，17 家医院没有采购系统基础软件采购的支出；应用信息系统开发或采购支出总费用最高为 98.0 万元（1 家），最低为 1.5 万元，7 家医院没有应用信息系统开发或采购的支出。

在 2008 年医院工作经费的总支出中信息技术服务费用（指每年支付给乙方用于硬件系统集成和网络、信息系统维护等服务的专项资金）支出总费用最高为 20.0 万元，最低为 1.0 万元，4 家医院没有信息技术服务费用支出。详见表 4-10。

（三）医院信息化基础设施状况

1. 网络数　2008 年 23 家医院中有 1 家医院拥有 4 个独立并且物理隔离的网络，2 家医院拥有 3 个，16 家医院（占 69.6%）拥有 2 个，3 家医院只拥有 1 个，还有 1 家无独立且物理隔离的网络。

2. 网络主干带宽　2008 年 23 家医院中 1 家医院网络主干带宽为 2048Mbit/s，5 家医院为 1024Mbit/s，5 家医院为 1000Mbit/s，10 家医院（占 43.5%）为 100Mbit/s，1 家医院为 10Mbit/s，1 家医院为 8Mbit/s。

3. 网络采用的架构　2008 年 23 家医院中 3 家医院网络采用的架构为三层架构（核心＋汇聚＋接入），12 家医院（占 52.2%）为两层架构（核心＋接入），1 家医院为单层（接入层），7 家医院为普通交换网络。

4. 网络节点使用情况　2008 年 23 家医院中网络预设节点总数分别最多为 827 个，最少为 4 个；信息系统使用节点总数最多为 500 个，最少为 0 个；节点使用率最高为 90%。结果见表 4-11。

表 4-10　2008 年 23 家医院卫生信息化建设经费来源与支出状况

医院	信息化工作固定预算（万元）	信息化工作实际获得经费（万元）					硬件支出（万元）				软件支出（万元）			信息技术服务费用（万元）	信息化工作经费总支出（万元）	医院工作经费总支出（万元）
		财政拨款	单位自筹经费	专项资金	其他来源	实际获得总经费（万元）	服务器设备	终端设备	网络设备	硬件总费用	系统基础软件采购	应用信息系统开发或采购	软件总费用			
德清县人民医院	30.00	0.00	65.29	0.00	0.00	65.29	0.00	14.20	22.69	36.89	0.00	24.40	24.40	4.00	65.29	85.00
德清县中医院	20.00	0.00	20.00	0.00	0.00	20.00	3.00	7.00	1.00	11.00	3.50	3.00	6.50	2.50	20.00	—
德清县第三人民医院	20.00	0.00	20.00	0.00	0.00	20.00	3.00	12.00	1.00	16.00	0.00	0.00	0.00	4.00	20.00	—
吴兴区织里医院	70.00	21.85	38.15	0.00	0.00	60.00	15.00	15.00	10.00	40.00	6.00	4.00	10.00	10.00	60.00	—
吴兴区中西医结合医院	5.00	0.00	5.05	0.00	0.00	5.05	3.95	0.00	0.00	3.95	0.00	0.00	0.00	1.10	5.05	—
桐乡第一人民医院	25.00	0.00	25.00	0.00	0.00	25.00	0.00	10.00	5.00	15.00	0.00	5.00	5.00	5.00	25.00	30.00
东阳市中医院	25.00	0.00	20.00	0.00	0.00	20.00	6.00	10.00	2.50	18.50	0.00	1.50	1.50	0.00	20.00	—
东阳市花园田氏医院	0.00	0.00	12.00	0.00	0.00	12.00	0.00	0.00	0.00	0.00	0.00	0.00	0.00	1.90	1.90	—
东阳市精神病医院	2.00	0.00	3.60	0.00	0.00	3.60	0.00	0.00	0.10	0.10	0.00	1.60	1.60	1.90	3.60	497.00
东阳市人民医院	0.00	0.00	21.00	0.00	0.00	21.00	5.00	6.00	1.00	12.00	0.00	7.00	7.00	2.00	21.00	4411.00
义乌市妇幼保健院	126.60	0.00	54.52	0.00	0.00	54.52	0.00	0.00	0.00	0.00	0.00	9.8	9.80	0.00	9.80	6159.90
义乌市中医医院	30.00	0.00	30.00	0.00	0.00	30.00	0.00	10.00	5.00	15.00	0.00	10.00	10.00	5.00	30.00	47.00
青田县人民医院	100.00	0.00	80.00	0.00	0.00	80.00	0.00	10.00	25.00	35.00	10.00	20.00	30.00	20.00	85.00	85.00
遂昌县人民医院	45.00	0.00	58.00	0.00	0.00	58.00	12.00	20.00	8.00	40.00	0.00	10.00	10.00	8.00	58.00	58.00
常山县人民医院	0.00	0.00	5.00	0.00	0.00	5.00	0.00	4.00	1.00	5.00	0.00	0.00	0.00	2.40	7.40	7.40
江山市人民医院	90.00	0.00	87.31	0.00	0.00	87.31	19.98	42.92	0.83	63.73	5.99	17.58	23.57	6.00	93.30	1.33
开化县中医院	0.00	0.00	3.30	0.00	0.00	3.30	0.00	0.00	2.30	2.30	0.00	0.00	0.00	1.00	3.30	0.34
龙游县人民医院	50.00	0.00	25.00	0.00	0.00	25.00	1.60	18.40	0.00	20.00	0.00	2.00	2.00	3.00	25.00	—
绍兴县中医院	80.00	0.00	100.00	0.00	0.00	100.00	20.00	20.00	50.00	90.00	0.00	10.00	10.00	0.00	100.00	10 000.00
三门县人民医院	80.00	0.00	80.00	0.00	0.00	80.00	20.00	28.00	2.00	50.00	5.00	25.00	30.00	0.00	80.00	1.00
仙居县中医院	5.00	0.00	5.00	0.00	0.00	5.00	0.00	2.00	1.00	3.00	0.00	0.00	0.00	2.00	5.00	5.00
玉环县中医院	0.00	0.00	22.00	0.00	0.00	22.00	3.00	7.00	2.00	12.00	0.00	7.00	7.00	3.00	22.00	—
嵊泗县人民医院	20.00	0.00	18.50	0.00	0.00	18.50	0.00	14.70	0.30	15.00	1.50	0.00	1.50	2.00	18.50	3864.82

表 4-11　2008 年 23 家医院网络节点

医院	网络预设节点总数	信息系统使用节点总数	使用率（%）	排序
德清县人民医院	500	200	40.0	10
德清县中医院	100	70	70.0	5
德清县第三人民医院	100	60	60.0	7
吴兴区织里医院	70	50	71.4	4
吴兴区中西医结合	172	54	31.4	11
桐乡第一人民医院	500	350	70.0	5
东阳市中医院	200	180	90.0	1
东阳市花园田氏医院	120	30	25.0	12
东阳市精神病医院	30	0	0.0	14
东阳市人民医院	250	120	48.0	9
义乌市妇幼保健院	827	193	23.3	13
义乌市中医医院	500	300	60.0	7
青田县人民医院	10	5	50.0	8
遂昌县人民医院	300	220	73.3	3
常山县人民医院	8	5	62.5	6
江山市人民医院	500	300	60.0	7
开化县中医院	100	60	60.0	7
龙游县人民医院	400	280	70.0	5
绍兴县中医院	800	500	62.5	6
三门县人民医院	500	300	60.0	7
仙居县中医院	47	35	74.5	2
玉环县中医院	4	0	0.0	14
嵊泗县人民医院	200	100	50.0	8

5. 采用的交换设备　2008 年 23 家医院中采用的交换设备最多的为 30 台，最少为 2 台。其中有 2 台、4 台、5 台、11 台、12 台和 28 台的分别有 1 家医院，6 台、8 台和 15 台的分别有 3 家医院（各占 13.0%），10 台、16 台、20 台和 30 台的分别有 2 家医院。

6. 在用的无线接入点（AP）　2008 年 23 家医院中在用的无线接入点（AP）最多的为 3 个。其中有 3 个和 2 个的分别有 1 家医院，1 个的有 3 家医院，18 家医院没有无线接入点（占 78.3%）。

7. 无线网络在医院的应用状况　2008 年 23 家医院中 5 家医院无线网络的应用为试验阶段（占 21.7%），1 家医院为手术麻醉重症监护系统使用，2 家医院为 OA 系统办公网使用。

8. 采用的网络安全措施状况 2008年23家医院中9家医院有域用户管理模式（占39.1%），11家医院有防火墙设备（占47.8%），10家医院有防毒墙设备（占43.5%），9家医院有VPN/VLAN划分（占39.1%），3家医院有上网行为管理（占13.0%），2家医院有入侵检测（IDC/IPC）（占8.7%），1家医院有杀毒软件（占4.3%），1家医院没有任何网络安全措施（占4.3%）。有4种网络安全措施的医院为1家，3种的8家（占34.8%），2种的5家，1种的6家。

9. 采用的数据安全措施状况 2008年23家医院中9家医院为数据离线存储（占39.1%），12家医院有数据冷备份（占52.2%），8家医院有数据灾备（占34.8%），11家医院有数据库镜像备份（占47.8%），9家医院有集中存储异地镜像备份（占39.1%），4家医院有数据加密（占17.4%），1家医院有公钥密匙框架（占4.3%），没有医院使用数据电子签名加密和数据库非法访问监控措施。有5种数据安全措施的医院为1家，4种的3家，3种的4家，2种的10家（占43.5%），1种的5家。

10. 集中存储容量 2008年23家医院集中存储［指采用SAN或NAS等基于网络连接的集中存储模式，不包括由服务器设备直连的磁盘阵列模式（DAS）］容量最大的为100TB。容量为0.2TB、0.37TB、0.4TB、3TB、5TB、38.4TB、100T的医院各有1家，1T的有4家，没有集中存储容量的有12家（占52.2%）。

11. 硬件设施状况 2008年23家医院台式计算机PC的拥有状况为：最多的为600台，其中50台以下的有3家医院，51～100台的有4家医院，101～200台的有5家医院（占21.7%），201～300台的有5家医院（占21.7%），350台的有1家医院，600台的有1家医院，4家医院（占17.4%）没有台式计算机。

笔记本电脑Laptop的拥有状况为：最多的为11台，其中有1台的为6家医院（占26.1%），2台、10台的分别为3家医院，3台、4台的分别为2家医院，11台的为1家，6家医院没有笔记本电脑（占26.1%）。

23家医院均无平板电脑和掌上电脑PDA。

网络计算机（终端机）NC的拥有状况为：最多的为2台，其中有1台的为1家医院，2台的为3家医院（占26.1%），19家医院没有台式计算机（占82.6%）。POS设备的拥有状况为：最多的为10台，其中有1台的为2家医院（占8.7%），2台、3台、5台和10台的分别为1家医院，17家医院没有POS设备（占73.9%）。

23家医院中，硬件设备总数为1～50台的有4家医院，51～100台的有5家医院，101～200台的有2家医院，201～300台的有8家医院（占34.8%），364台的有1家医院，610台的有1家医院，2家医院（占8.7%）没有硬件设备。

（四）医院信息系统建设状况

1. 医院信息系统建设状况 2008年23家医院均已经全院使用门急诊划价收费系统、药库管理系统、门急诊药房管理系统；22家医院已经全院使用门急诊挂号系统、住院药房管理系统、住院护士工作站；使用最少的是静脉药物配置中心PIVAS，仅有1家使用。结果见表4-12。

表 4-12 2008 年 23 家医院信息系统建设状况

项目			全院使用	全院建设	部分试用	准备建设	无计划
管理信息系统	门急诊管理系统	门急诊导医系统	6	0	0	4	1
		门急诊挂号系统	22	0	0	0	1
		门急诊划价收费系统	23	—	—	—	—
		门诊分诊系统	8	0	0	3	12
		门诊输液管理系统	12	0	0	1	10
		门诊采血管理系统	5	0	2	1	15
	住院病人入、出、转管理系统		18	0	0	0	5
	医院药事管理系统	药库管理系统	23	0	0	0	0
		静脉药物配置中心 PIVAS	1	0	0	2	20
		门急诊药房管理系统	23	0	0	0	0
		住院药房管理系统	22	0	0	0	1
		制剂管理系统	2	0	0	1	20
		药品会计系统	15	0	0	0	8
	手术室排班/计费管理信息系统		15	0	0	1	7
	护理信息系统		15	0	0	2	6
	病案管理系统		20	0	2	0	1
	医疗统计系统		15	0	2	0	6
	人事工资管理系统		8	0	4	0	11
	医院财务管理系统	会计账目系统	14	0	2	0	7
		经济核算系统	12	0	1	0	10
	物流管理系统	固定资产管理系统	15	0	2	0	6
		物资材料管理系统	15	0	1	0	7
	医院办公自动化系统		5	0	2	3	13
	医学文献管理系统		8	0	0	2	13
	远程医疗（教育）系统		12	0	0	3	8
	医疗管理与质量监控系统		4	0	1	6	12
临床信息系统	门急诊医生工作站系统		17	1	0	2	3
	病区医生工作站系统		13	2	0	3	3
	住院护士工作站		22	0	0	0	1
	电子病历（EMR）系统		5	1	1	7	9
	医技科室信息系统	实验室信息系统（LIS）	15	1	1	1	5
		心电图信息系统	5	3	0	3	12
		超声影像信息系统	12	0	2	2	7

续表

项目		全院使用	全院建设	部分试用	准备建设	无计划
临床信息系统	手术麻醉信息系统	17	1	0	1	4
	重症监护信息系统	7	1	0	4	11
	放射科信息系统（RIS）	13	1	2	4	3
	病理科信息系统	10	1	3	2	7
	医学影像存储与通信系统（PACS）	10	0	2	4	7
	临床决策支持系统	7	1	1	2	12

2. 采用的信息化标准体系状况 2008 年 23 家医院的信息系统建设中 8 家（占 34.8%）已经采用了 ICD 9，15 家（占 65.2%）采用了 ICD 10，3 家（占 13.0%）采用了 HL 7，14 家（占 60.9%）采用了 DICOM 3。2 家（占 8.7%）医院的内部各系统中已经全部采用了统一的信息编码体系，18 家（占 78.3%）部分采用，3 家（占 13.0%）完全没有采用。

（五）医院信息技术应用状况

1. 信息管理状况 2008 年底前，23 家医院均有统一的信息管理制度。16 家医院有分院或社区医院，其中 10 家医院的分院已于 2008 年底前与医院进行了信息系统一体化，1 家采用独立系统通过媒介（磁盘、U 盘等）进行信息交换，5 家未与医院进行信息系统一体化。

2. 信息系统满意度 23 家医院中有 21 家医院（占 91.3%）认为 2008 年底前医院运营的信息系统对“提高临床业务效率”帮助最大，有 20 家医院（占 87.0%）认为对“提高医疗质量”帮助最大，有 19 家医院（占 82.6%）认为对医院解决“提高医院管理水平”问题帮助最大，有 17 家医院（占 73.9%）认为对“降低医院运营成本”帮助最大，有 15 家医院（占 65.2%）认为对医院解决“满足医政部门及相关法规要求”问题帮助最大，有 12 家医院（占 52.2%）认为对“提高病人满意度”帮助最大，有 2 家医院（占 8.7%）认为对“保护病人隐私”帮助最大。7 家医院（占 30.4%）认为信息系统使用后医院的医疗服务质量比原来明显提高，16 家医院（占 69.6%）认为有所提高。10 家医院（占 43.5%）认为信息系统使用后医院的管理水平比原来明显提高，12 家医院（占 52.2%）认为有所提高，1 家医院认为“没有变化”。

3. 使用的信息技术状况 2008 年 23 家医院中有 17 家医院（占 73.9%）使用的信息技术有高速以太网（≥100M），15 家（占 65.2%）有条码技术，7 家（占 30.4%）有数据安全技术，3 家（占 13.0%）有数据仓库，2 家（占 8.7%）有 VoIP（IP 电话），2 家（占 8.7%）有 RFID 技术，1 家（占 4.3%）有无线网络应用，2 家（占 8.7%）有 XML 技术，2 家（占 8.7%）有自动预警与临床提示，1 家（占 4.3%）有平板电脑（Tablet PC），1 家（占 4.3%）有中间件服务器，没有医院使用语音识别技术、掌上电脑或手持设备、电子商务、多系统应用界面集成 CCOW 以及分布式计算应用技术。

4. 规划使用的信息技术状况 2008 年 23 家医院在 2009～2010 年内规划采用的新的信息技术是：9 家（占 39.1%）为无线网络应用，9 家（占 39.1%）为条码技术，7 家

（占 30.4%）为高速以太网（≥100M），7 家（占 30.4%）为数据安全技术，4 家（占 17.4%）为掌上电脑或手持设备，4 家（占 17.4%）为 XML 技术，4 家（占 17.4%）为自动预警与临床提示，4 家（占 17.4%）为多系统应用界面集成 CCOW，3 家（占 13.0%）为数据仓库，2 家（占 8.7%）为电子商务，2 家（占 8.7%）为分布式计算应用，1 家（占 4.3%）为 RFID 技术。没有医院计划使用 VoIP（IP 电话）、语音识别技术、平板电脑和中间件服务器等信息技术。

5. 医院网站建设主要采用的方式　2008 年 23 家医院有 7 家（占 30.4%）主要采用自建自管的网站建设方式，5 家为自建托管，8 家为代建，3 家尚未建。

6. 医院网站提供的主要互联网服务　23 家医院有 15 家（占 65.2%）提供对外宣传与介绍，4 家提供网上医疗咨询，7 家提供网上预约挂号，3 家提供人力资源招聘，2 家为员工提供远程办公服务，2 家为医生提供门户应用服务，3 家提供参与区域卫生信息化服务，没有医院提供在线健康评估、在线为患者提供安全的电子病历服务以及电子商务（B2B 交易）服务。

（六）医院信息化建设需求

22 家医院（占 95.7%）在 2008 年底前制定了医院信息化建设的规划。15 名（占 65.2%）医院信息化工作负责人明确知道所在医院信息化建设的目标，7 名（占 30.4%）大概知道，1 名不知道。

23 名医院信息化工作负责人中有 21 人（占 91.3%）认为电子病历系统（EMR）在医疗卫生信息化服务中是最重要的，20 人认为临床信息系统（CIS）最重要，17 人认为数字化影像存储与通信系统（PACS）最重要，17 人认为医院业务管理系统（HMIS）最重要，12 人认为院内临床信息共享最重要，9 人认为计算机化的医嘱录入（CPOE）最重要，6 人认为临床数据仓库最重要，3 人认为院内病人主索引系统（EMPI）最重要，2 人认为智能商务/辅助决策系统最重要，1 人认为基于互联网的临床业务应用最重要，1 人认为移动系统最重要，1 人认为客户关系管理系统（CRM）最重要，没有人认为供应链管理系统、企业资源管理系统（ERP）和知识管理系统（KMS）最重要。按照优先级从高到低排列的前五项为：医院业务管理系统、临床信息系统、计算机化的医嘱录入、数字化影像存储交换系统和电子病历系统。

16 人（占 69.6%）认为医疗卫生信息化建设还需在“领导重视，政策支持”方面改进，14 人认为需改进“法律法规的明确与支持”方面，14 人认为需改进“硬件更新”方面，7 人认为需改进“软件更换”方面，7 人认为需改进“软件升级”方面，7 人认为需改进“观念更新”方面，12 人认为需改进“引进信息技术人才”方面，6 人认为需改进“软件应用的培训”方面，1 人认为需改进“建设网上图书馆”方面，1 人认为需改进“开展远程会诊”方面，3 人认为需改进“开展远程教育”方面。

四、社区卫生服务机构卫生信息化服务建设现状

（一）机构基本情况

1. 机构类型　本次共调查了 284 家基层医疗单位。其中，城市社区卫生服务中心 21 家

（占7.4%），中心乡镇卫生院114家（占40.1%），一般乡镇卫生院104家（占36.6%），社区卫生服务中心分中心或乡镇/街道卫生院分院45家（占15.8%）。具体构成见表4-13。

表4-13 284家社区卫生服务机构类型情况 （单位：家）

地区	机构类型				合计
	城市社区卫生服务中心	中心乡镇卫生院	一般乡镇卫生院	社区卫生服务中心分中心或乡镇/街道卫生院分院	
杭州市下城区	5	0	0	1	6
湖州市德清县	1	6	7	4	18
湖州市吴兴区	0	3	4	5	12
嘉兴市桐乡市	0	3	0	0	3
金华市东阳市	3	10	5	1	19
金华市义乌市	1	9	0	3	13
丽水市青田县	0	6	0	0	6
丽水市遂昌县	2	11	5	1	19
宁波市慈溪市	1	7	5	7	20
衢州市常山县	1	4	7	3	15
衢州市江山市	1	4	14	0	19
衢州市开化县	0	4	13	1	18
衢州市龙游县	1	4	8	3	16
绍兴市绍兴县	2	12	4	1	19
台州市三门县	0	6	5	2	13
台州市仙居县	0	7	1	1	4
台州市玉环县	2	2	4	2	10
舟山市岱山县	0	3	3	0	6
舟山市定海区	0	6	3	2	11
舟山市普陀区	1	5	4	2	12
舟山市嵊泗县	1	2	3	2	8

2. 收支管理方式 284家基层医疗单位中6家机构（占2.1%）的收支管理方式是全额预算拨款，2家机构（占0.7%）是差额预算拨款，214家（占75.4%）是自收自支，60家（占21.1%）是承包经营，此外，还有1家街道卫生院（占0.4%）是企业化管理，1家街道卫生院分院（占0.4%）是民办非企业管理。不同类型机构收支管理方式构成有所不同（$\chi^2=91.171$，$P<0.001$），但均以自收自支为主。结果见表4-14。

表 4-14 284 家基层医疗卫生收支管理方式情况 [单位：家（%）]

机构类型	收支两条线	差额预算拨款	自收自支	承包经营	企业化管理	民办非企业管理	合计
城市社区卫生服务中心	5 (23.8)	1 (4.8)	12 (57.1)	3 (14.3)	0 (0.0)	0 (0.0)	21 (100.0)
中心乡镇卫生院	0 (0.0)	0 (0.0)	104 (91.2)	10 (8.8)	0 (0.0)	0 (0.0)	114 (100.0)
一般乡镇卫生院	0 (0.0)	1 (1.0)	70 (67.3)	33 (31.7)	0 (0.0)	0 (0.0)	104 (100.0)
社区卫生服务中心分中心或乡镇/街道卫生院分院	1 (2.2)	0 (0.0)	28 (62.2)	14 (31.1)	1 (2.2)	1 (2.2)	45 (100.0)

3. 开展的医疗保险种类 284 家基层医疗单位作为定点机构 2008 年开展的医疗保险的种类分布：268 家机构（占 94.4%）有新型农村合作医疗；191 家机构（占 67.3%）有城镇职工基本医保；166 家机构（占 58.5%）有城镇居民基本医保；1 家机构（占 0.4%）有公费医疗；1 家机构（占 0.4%）有学生医保；1 家机构（占 0.4%）有优抚对象基本医保；3 家（占 1.1%）为新成立机构，在 2008 年时未开展任何医疗服务。结果见表 4-15。

表 4-15 284 家基层医疗卫生收支管理方式情况 [单位：家（%）]

机构类型	城镇职工基本医保	新型农村合作医疗	城镇居民基本医保	公费医疗	学生医保	优抚对象基本医保	未开展医疗服务
城市社区卫生服务中心	20 (95.2)	19 (90.5)	18 (85.7)	0 (0.0)	0 (0.0)	0 (0.0)	0 (0.0)
中心乡镇卫生院	95 (83.3)	109 (95.6)	80 (70.2)	0 (0.0)	1 (0.8)	1 (0.8)	0 (0.0)
一般乡镇卫生院	47 (45.2)	101 (97.1)	45 (43.3)	1 (1.0)	0 (0.0)	0 (0.0)	0 (0.0)
社区卫生服务中心分中心或乡镇/街道卫生院分院	29 (64.4)	39 (86.7)	23 (51.1)	0 (0.0)	0 (0.0)	0 (0.0)	3 (6.7)

4. 业务用房面积 21 家城市社区卫生服务中心在 2006～2008 年三年之间的分布没有统计学差别（非参数统计，$\chi^2=0.097$，$P>0.05$），2008 年 21 家城市社区卫生服务中心的业务用房面积最小 240m^2，最大 312 028m^2，平均 2200m^2±9632m^2（$M±Q$）。具体结果见表 4-16。

114 家中心乡镇卫生院的业务用房面积在 2006～2008 年三年之间的分布没有统计学差别（非参数统计，$\chi^2=0.343$，$P>0.05$）。2008 年 114 家中心乡镇卫生院的业务用房面积最小 30m^2，最大 176 623m^2，平均 2544.0m^2±3711.5m^2（$M±Q$）。具体结果见表 4-16。

104 家一般乡镇卫生院业务用房面积在 2006～2008 年三年之间的分布没有统计学差别（非参数统计，$\chi^2=0.005$，$P>0.05$）。2008 年 104 家一般乡镇卫生院业务用房面积最小 220m^2，最大 12 326m^2，平均 1075.0m^2±1600.5m^2（$M±Q$）。具体结果见表 4-16。

45 家社区卫生服务中心分中心或乡镇/街道卫生院分院的业务用房面积在 2006～2008 年三年之间的分布没有统计学差别（非参数统计，$\chi^2=0.009$，$P>0.05$）。2008 年 45 家社区卫生服务中心分中心或乡镇/街道卫生院分院的业务用房面积最小 230m^2，最大 13 000m^2，平均 1702.00m^2±2694.55m^2（$M±Q$）。具体结果见表 4-16。

表 4-16 284 家社区卫生服务机构 2008 年业务用房面积情况

机构	面积分布组段（m^2）	例数	机构	面积分布组段（m^2）	例数
城市社区卫生服务中心	≤1000	4	一般乡镇卫生院	≤500	19
	1000～2000	5		500～1000	29
	2000～5000	5		1000～2000	26
	5000～10 000	1		2000～5000	25
	10 000～20 000	5		5000～10 000	3
	20 000～27 922	1		10 000～12 326	1
中心乡镇卫生院	1000 以下	20	社区卫生服务中心分中心或乡镇/街道卫生院分院	500 以下	5
	1000～2000	22		500～1000	10
	2000～3000	19		1000～2000	12
	3000～5000	15		2000～5000	10
	5000～10 000	23		5000～10 000	5
	10 000～176 623	8		10 000～13 000	1

5. 实际床位数 21 家城市社区卫生服务中心中有 7 家没有病床，余 14 家的实际床位数在 2006～2008 年三年之间的分布没有统计学差别（非参数统计，$\chi^2=0.023$，$P>0.05$）。2008 年 14 家有床位的城市社区卫生服务中心的实际床位数最少 2 张，最多 149 张，平均 36.0 张±49.25 张（$M\pm Q$）。具体结果见表 4-17。

114 家中心乡镇卫生院中有 12 家没有病床，余 102 家的实际床位数在 2006～2008 年三年之间的分布没有统计学差别（非参数统计，$\chi^2=0.023$，$P>0.05$）。2008 年 102 家中心乡镇卫生院的实际床位数最少 2 张，最多 185 张，平均 20.0 张±30.5 张（$M\pm Q$）。具体见表 4-17。

表 4-17 284 家社区卫生服务机构 2008 年实际床位数情况

机构	0	1～	11～	51～	101～200	合计
城市社区卫生服务中心	7	3	5	3	3	21
中心乡镇卫生院	12	30	54	12	6	114
一般乡镇卫生院	19	68	15	1	1	104
社区卫生服务中心分中心或乡镇/街道卫生院分院	14	15	7	8	1	45
合计	52	116	81	24	11	284

104 家一般乡镇卫生院中有 19 家没有病床，余 85 家实际床位数在 2006～2008 年三年之间的分布没有统计学差别（非参数统计，$\chi^2=0.008$，$P>0.05$）。2008 年 85 家一般乡镇卫生院的实际床位数最少 1 张，最多 200 张，平均 6 张±6 张（$M\pm Q$）。具体结果见表 4-17。

45 家社区卫生服务中心分中心或乡镇/街道卫生院分院中有 14 家没有病床，余 31 家的实际床位数在 2006～2008 年三年之间的分布没有统计学差别（非参数统计，$\chi^2=$

0.066，$P>0.05$）。2008 年 31 家社区卫生服务中心分中心或乡镇/街道卫生院分院的实际床位数最少 2 张，最多 96 张，平均 15 张±23 张（$M\pm Q$）。具体结果见表 4-17。

6. 下设社区卫生服务站或村卫生室　21 家城市社区卫生服务中心中有 20 家下设社区卫生服务站或村卫生室，其下设机构的个数在 2006～2008 年三年之间的分布没有统计学差别（非参数统计，$\chi^2=0.228$，$P>0.05$）。2008 年 20 家城市社区卫生服务中心的下设社区卫生服务站或村卫生室最少 2 个，最多 39 个，平均 6.0 个±17.0 个（$M\pm Q$）。具体结果见表 4-18。

114 家中心乡镇卫生院中有 110 家下设社区卫生服务站或卫生室，其下设机构的个数在 2006～2008 年三年之间的分布没有统计学差别（非参数统计，$\chi^2=0.148$，$P>0.05$）。2008 年 110 家中心乡镇卫生院的下设社区卫生服务站或卫生室个数最少 1 个，最多 74 个，平均 10.0 个±17.25 个（$M\pm Q$）。具体结果见表 4-18。

104 家一般乡镇卫生院中有 96 家下设社区卫生服务站或卫生室，其下设机构的个数在 2006～2008 年三年之间的分布没有统计学差别（非参数统计，$\chi^2=0.071$，$P>0.05$）。2008 年 96 家一般乡镇卫生院的下设社区卫生服务站或卫生室个数最少 1 个，最多 30 个，平均 6.0 个±8.75 个（$M\pm Q$）。具体结果见表 4-18。

45 家社区卫生服务中心分中心或乡镇/街道卫生院分院中有 42 家下设社区卫生服务站或卫生室，其下设机构的个数在 2006～2008 年三年之间的分布没有统计学差别（非参数统计，$\chi^2=1.605$，$P>0.05$）。2008 年 42 家社区卫生服务中心分中心或乡镇/街道卫生院分院的下设社区卫生服务站或卫生室个数最少 1 个，最多 43 个，平均 9.00 个±11.75 个（$M\pm Q$）。具体结果见表 4-18。

表 4-18　284 家社区卫生服务机构 2008 年下设社区卫生服务站或村卫生室情况

机构	个数分布组段（个）	例数	机构	个数分布组段（个）	例数
城市社区卫生服务中心	1～8	12	一般乡镇卫生院	1～5	46
	9～16	3		6～10	24
	17～24	1		11～15	15
	25～32	2		16～30	11
	33～39	2		—	—
中心乡镇卫生院	1～5	35	社区卫生服务中心分中心或乡镇/街道卫生院分院	1～5	17
	6～10	22		6～10	8
	11～20	24		11～20	9
	21～30	16		21～43	8
	31～74	13		—	—

7. 服务辖区内居委会数　21 家城市社区卫生服务中心服务辖区内居委会数在 2006～2008 年三年之间的分布没有统计学差别（非参数统计，$\chi^2=0.041$，$P>0.05$）。2008 年 21 家城市社区卫生服务中心的服务辖区内居委会数最少 2 个，最多 18 个，平均 9 个±8 个（$M\pm Q$）。具体结果见表 4-19。

114 家中心乡镇卫生院中有 76 家在服务辖区内设有居委会，其居委会数在 2006～

2008 年三年之间的分布没有统计学差别（非参数统计，$\chi^2=0.003$，$P>0.05$）。2008 年 76 家中心乡镇卫生院的服务辖区内居委会数最少 1 个，最多 39 个，平均 2 个±4.75 个（$M \pm Q$）。具体见表 4-19。

104 家一般乡镇卫生院中有 48 家在服务辖区内设有居委会，其居委会数在 2006～2008 年三年之间的分布没有统计学差别（非参数统计，$\chi^2=0.002$，$P>0.05$）。2008 年 48 家一般乡镇卫生院的服务辖区内居委会数最少 1 个，最多 31 个，平均 2.5 个±10.75 个（$M \pm Q$）。具体见表 4-19。

45 家社区卫生服务中心分中心或乡镇/街道卫生院分院中有 33 家在服务辖区内设有居委会，其居委会数在 2006～2008 年三年之间的分布没有统计学差别（非参数统计，$\chi^2=0.002$，$P>0.05$）。2008 年 33 家分中心或分院的服务辖区内居委会数最少 1 个，最多 29 个，平均 2 个±6.5 个（$M \pm Q$）。具体见表 4-19。

表 4-19　284 家社区卫生服务机构 2008 年服务辖区内居委会数情况

机构	居委会数分布组段（个）	例数	机构	居委会数分布组段（个）	例数
城市社区卫生服务中心	≤5	4	一般乡镇卫生院	≤5	31
	6～10	8		6～10	4
	11～15	6		11～20	6
	16～18	3		21～31	7
中心乡镇卫生院	≤5	57	社区卫生服务中心分中心或乡镇/街道卫生院分院	1	16
	6～10	10		2～5	6
	11～20	6		6～10	6
	21～30	0		11～20	2
	31～39	3		21～29	3

8. 服务辖区内行政村数　21 家城市社区卫生服务中心中有 16 家在服务辖区内设有行政村，其行政村数在 2006～2008 年三年之间的分布没有统计学差别（非参数统计，$\chi^2=0.002$，$P>0.05$）。2008 年 16 家城市社区卫生服务中心的服务辖区内行政村数最少 4 个，最多 62 个，平均 18.5 个±30.25 个（$M \pm Q$）。具体结果见表 4-20。

114 家中心乡镇卫生院中有 111 家在服务辖区内设有行政村，其行政村数在 2006～2008 年三年之间的分布没有统计学差别（非参数统计，$\chi^2=0.101$，$P>0.05$）。2008 年 111 家中心乡镇卫生院的服务辖区内行政村数最少 1 个，最多 106 个，平均 23 个±20 个（$M \pm Q$）。具体结果见表 4-20。

104 家一般乡镇卫生院在服务辖区内均设有行政村，其行政村数在 2006～2008 年三年之间的分布没有统计学差别（非参数统计，$\chi^2=2.182$，$P>0.05$）。2008 年 104 家一般乡镇卫生院的服务辖区内行政村数最少 2 个，最多 53 个，平均 15 个±11 个（$M \pm Q$）。具体结果见表 4-20。

45 家社区卫生服务中心分中心或乡镇/街道卫生院分院中 43 家服务辖区内设有行政村，其行政村数在 2006～2008 年三年之间的分布没有统计学差别（非参数统计，$\chi^2=0.088$，$P>0.05$）。2008 年 43 家中心乡镇卫生院的服务辖区内行政村数最少 2 个，最多

55 个，平均 15 个±16 个（$M\pm Q$）。具体结果见表 4-20。

表 4-20　284 家社区卫生服务机构 2008 年服务辖区内行政村数情况

机构	行政村数分布组段（个）	例数	机构	行政村数分布组段（个）	例数
城市社区卫生服务中心	1～10	4	一般乡镇卫生院	1～10	34
	11～20	6		11～20	45
	21～40	3		21～30	17
	41～62	3		31～50	7
	—	—		51～53	1
中心乡镇卫生院	1～10	20	社区卫生服务中心分中心或乡镇/街道卫生院分院	1～10	13
	11～20	30		11～20	15
	21～50	47		21～30	8
	51～100	12		31～50	5
	101～106	2		51～55	2

9. 服务辖区内总户数　21 家城市社区卫生服务中心服务辖区内的总户数在 2006～2008 年三年之间的分布没有统计学差别（非参数统计，$\chi^2=0.074$，$P>0.05$）。2008 年 21 家城市社区卫生服务中心服务辖区内的总户数最少为 2928 户，最多 52 630 户，平均 22 303户±18 345 户（$M\pm Q$）。具体结果见表 4-21。

表 4-21　284 家社区卫生服务机构 2008 年总户数情况

机构	总户数分布组段（户）	例数	机构	总户数分布组段（户）	例数
城市社区卫生服务中心	≤1000	0	一般乡镇卫生院	≤1000	3
	1001～5 000	1		1001～3 000	20
	5001～10 000	3		3001～5 000	36
	10 001～20 000	5		5001～10 000	30
	20 001～30 000	7		10 001～20 000	12
	30 001～52 630	5		20 001～48 528	3
中心乡镇卫生院	1000 以下	4	社区卫生服务中心分中心或乡镇/街道卫生院分院	1000 以下	4
	1001～5 000	25		1001～3 000	5
	5001～10 000	29		3001～5 000	5
	10 001～20 000	40		5001～10 000	16
	20 001～100 000	15		10 001～20 000	11
	100 001～52 630	1		20 001～26 472	4

114 家中心乡镇卫生院服务辖区内的总户数在 2006～2008 年三年之间的分布没有统计学差别（非参数统计，$\chi^2=0.136$，$P>0.05$）。2008 年 114 家中心乡镇卫生院服务辖区内

的总户数最少为 573 户，最多 174 803 户，平均 10 041 户±12 124 户（$M \pm Q$）。具体结果见表 4-21。

104 家一般乡镇卫生院服务辖区内的总户数在 2006～2008 年三年之间的分布没有统计学差别（非参数统计，$\chi^2=0.030$，$P>0.05$）。2008 年 104 家一般乡镇卫生院服务辖区内的总户数最少为 556 户，最多 48 528 户，平均 4609 户±5123.75 户（$M \pm Q$）。具体结果见表 4-21。

45 家社区卫生服务中心分中心或乡镇/街道卫生院分院服务辖区内的总户数在2006～2008 年三年之间的分布没有统计学差别（非参数统计，$\chi^2=0.317$，$P>0.05$）。2008 年 45 家社区卫生服务中心分中心或乡镇/街道卫生院分院的服务辖区内总户数最少为 747 户，最多 26 472 户，平均 7978 户±9510 户（$M \pm Q$）。具体结果见表 4-21。

10. 服务辖区内人口总数 21 家城市社区卫生服务中心服务辖区内的人口总数在 2006～2008 年三年之间的分布没有统计学差别（非参数统计，$\chi^2=0.165$，$P>0.05$）。2008 年 21 家城市社区卫生服务中心的服务辖区内人口总数最少 0.94 万，最多 13.89 万，平均 6.20 万±5.44 万（$M \pm Q$）。具体结果见表 4-22。

114 家中心乡镇卫生院服务辖区内的人口总数在 2006～2008 年三年之间的分布没有统计学差别（非参数统计，$\chi^2=0.010$，$P>0.05$）。2008 年 114 家中心乡镇卫生院的服务辖区内人口总数最少 0.3962 万，最多 18.00 万，平均 3.10 万±3.38 万（$M \pm Q$）。具体结果见表 4-22。

表 4-22 284 家社区卫生服务机构 2008 年服务辖区内人口总数情况

机构	人口总数分布组段（万）	例数	机构	人口总数分布组段（万）	例数
城市社区卫生服务中心	≤1.0	1	一般乡镇卫生院	≤0.6	7
	1.1～3.0	2		0.61～1.0	22
	3.1～6.0	7		1.1～1.5	28
	6.1～9.0	5		1.6～2.0	18
	9.1～12.0	5		2.1～5.0	27
	12.1～13.9	1		5.1～9.3	2
中心乡镇卫生院	1.0 及以下	12	社区卫生服务中心分中心或乡镇/街道卫生院分院	0.6 及以下	2
	1.1～3.0	45		0.61～1.0	2
	3.1～6.0	45		1.1～1.5	5
	6.1～9.0	8		1.6～2.0	6
	9.1～12.0	2		2.1～5.0	19
	12.1～18.0	2		5.1～6.8	5

104 家一般乡镇卫生院服务辖区内的人口总数在 2006～2008 年三年之间的分布没有统计学差别（非参数统计，$\chi^2=0.031$，$P>0.05$）。2008 年 104 家一般乡镇卫生院的服务辖区内人口总数最少 0.3987 万，最多 9.2436 万，平均 1.53 万±1.238 万（$M \pm Q$）。具体结果见表 4-22。

45 家社区卫生服务中心分中心或乡镇/街道卫生院分院服务辖区内的人口总数在

2006～2008 年三年之间的分布没有统计学差别（非参数统计，$\chi^2=0.257$，$P>0.05$）。2008 年 45 家社区卫生服务中心分中心或乡镇/街道卫生院分院的服务辖区内人口总数最少 0.2 万，最多 6.8 万，平均 2.30845 万±2.53 万（$M\pm Q$）。具体结果见表 4-22。

11. 服务辖区内外来流动人口　21 家城市社区卫生服务中心服务辖区内的外来流动人口数在 2006～2008 年三年之间的分布没有统计学差别（非参数统计，$\chi^2=0.072$，$P>0.05$）。2008 年 21 家城市社区卫生服务中心服务辖区内的外来流动人口最少 0.05 万，最多 21.1762 万，平均 2.75 万±3.81 万（$M\pm Q$）。具体结果见表 4-23。

114 家中心乡镇卫生院服务辖区内的外来流动人口数在 2006～2008 年三年之间的分布没有统计学差别（非参数统计，$\chi^2=2.233$，$P>0.05$）。2008 年 105 家中心乡镇卫生院服务辖区内的外来流动人口最少 0.002 万，最多 14.9127 万，平均 0.70 万±2.64 万（$M\pm Q$）。具体结果见表 4-23。

104 家一般乡镇卫生院服务辖区内的外来流动人口数在 2006～2008 年三年之间的分布没有统计学差别（非参数统计，$\chi^2=0.663$，$P>0.05$）。2008 年 80 家一般乡镇卫生院服务辖区内的外来流动人口最少 0.001 万，最多 5.34 万，平均 0.12 万±0.62 万（$M\pm Q$）。具体结果见表 4-23。

45 家社区卫生服务中心分中心或乡镇/街道卫生院分院服务辖区内的外来流动人口数在 2006～2008 年三年之间的分布没有统计学差别（非参数统计，$\chi^2=0.123$，$P>0.05$）。2008 年 45 家社区卫生服务中心分中心或乡镇/街道卫生院分院服务辖区内的外来流动人口最少 0.0021 万，最多 11 万，平均 0.28 万±1.73 万（$M\pm Q$）。具体结果见表 4-23。

表 4-23　284 家社区卫生服务机构 2008 年服务辖区内外来流动人口数情况

机构	外来流动人口数分布组段（万）	例数	机构	外来流动人口数分布组段（万）	例数
城市社区卫生服务中心	≤1.0	5	一般乡镇卫生院	0～	48
	1.1～	5		0.05～	20
	2.1～	6		0.2～	20
	5.1～22.0	5		1.1～5.4	16
中心乡镇卫生院	0～	35	社区卫生服务中心分中心或乡镇/街道卫生院分院	0～	19
	0.1～	35		0.1～	12
	1.1～	20		1.0～	6
	3.1～15.0	24		2.1～11.0	8

（二）卫生信息化服务资源状况

1. 人力资源

（1）在岗工作人员总数：21 家城市社区卫生服务中心的在岗工作人员总数在 2006～2008 年三年之间的分布没有统计学差别（非参数统计，$\chi^2=0.438$，$P>0.05$）。21 家城市社区卫生服务中心 2008 年的在岗工作人员总数最少 16 人，最多 339 人，平均 99 人±144 人（$M\pm Q$）。具体结果见表 4-24。

114 家中心乡镇卫生院的在岗工作人员总数在 2006～2008 年三年之间的分布没有统计学差别（非参数统计，$\chi^2=0.211$，$P>0.05$）。114 家中心乡镇卫生院 2008 年的在岗工作人员总数最少 6 人，最多 427 人，平均 48 人±72 人（$M\pm Q$）。具体结果见表 4-24。

104 家一般乡镇卫生院的在岗工作人员总数在 2006～2008 年三年之间的分布没有统计学差别（非参数统计，$\chi^2=0.425$，$P>0.05$）。104 家中心乡镇卫生院 2008 年的在岗工作人员总数最少 3 人，最多 366 人，平均 19 人±19 人（$M\pm Q$）。具体结果见表 4-24。

45 家社区卫生服务中心分中心或乡镇/街道卫生院分院的在岗工作人员总数在 2006～2008 年三年之间的分布没有统计学差别（非参数统计，$\chi^2=0.301$，$P>0.05$）。45 家社区卫生服务中心分中心或乡镇/街道卫生院分院 2008 年的在岗工作人员总数最少 5 人，最多 180 人，平均 35.5 人±43 人（$M\pm Q$）。具体结果见表 4-24。

表 4-24　284 家社区卫生服务机构 2008 年在岗工作人员总数情况

机构	人员总数组段（人）	例数	机构	人员总数组段（人）	例数
城市社区卫生服务中心	0～	7	一般乡镇卫生院	0～	20
	70～	6		10～	36
	140～	5		20～	21
	210～339	3		30～	15
				50～366	12
中心乡镇卫生院	0～	25	社区卫生服务中心分中心或乡镇/街道卫生院分院	0～	10
	30～	34		10～	7
	50～	26		20～	10
	100～	24		40～	12
	200～427	5		100～180	6

1）职称分布：21 家城市社区卫生服务中心、114 家中心乡镇卫生院、104 家一般乡镇卫生院和 45 家社区卫生服务中心分中心或乡镇/街道卫生院分院在岗工作人员的职称分布中初级职称均占 50%以上。具体结果见表 4-25。

表 4-25　284 家社区卫生服务机构 2008 年在岗工作人员职称分布情况　［单位：人（%）］

机构类型	无职称	初级	中级	高级	合计
城市社区卫生服务中心	452（18.7）	1323（54.6）	549（22.7）	99（4.0）	2423（100.0）
中心乡镇卫生院	1701（20.8）	4915（60.2）	1461（17.9）	93（1.1）	8170（100.0）
一般乡镇卫生院	676（23.7）	1804（63.3）	344（12.1）	26（0.9）	2850（100.0）
社区卫生服务中心分中心或乡镇/街道卫生院分院	469（23.1）	1280（63.3）	243（12.3）	27（1.3）	2019（100.0）

21 家城市社区卫生服务中心 2008 年在岗工作人员的职称分布有统计学差别（非参数统计，$\chi^2=1013.12$，$P<0.001$），无职称人员所占比例最少为 0.0%，最多 49.5%，平均为 17.5%；初级职称人员所占比例最少为 30.8%，最多 86.7%，平均为 55.2%；中级职

称人员所占比例最少为 12.4%，最多 50.0%，平均为 24.4%；高级职称人员所占比例最少为 0.0%，最多 9.2%，平均为 3.0%。

114 家中心乡镇卫生院 2008 年在岗工作人员的职称分布有统计学差别（非参数统计，$\chi^2=408.01$，$P<0.001$），无职称人员所占比例最少为 0.0%，最多 56.6%，平均为 20.5%；初级职称人员所占比例最少为 0.0%，最多 100.0%，平均为 63.1%；中级职称人员所占比例最少为 0.0%，最多 66.7%，平均为 15.8%；高级职称人员所占比例最少为 0.0%，最多 5.2%，平均为 0.6%。

104 家一般乡镇卫生院 2008 年在岗工作人员的职称分布有统计学差别（非参数统计，$\chi^2=516.02$，$P<0.001$），无职称人员所占比例最少为 0.0%，最多 90.0%，平均为 23.8%；初级职称人员所占比例最少为 6.3%，最多 100.0%，平均为 66.6%；中级职称人员所占比例最少为 0.0%，最多 50.0%，平均为 9.2%；高级职称人员所占比例最少为 0.0%，最多 9.5%，平均为 0.4%。

45 家社区卫生服务中心分中心或乡镇/街道卫生院分院 2008 年在岗工作人员的职称分布有统计学差别（非参数统计，$\chi^2=100.71$，$P<0.001$），无职称人员所占比例最少为 0.0%，最多 93.1%，平均为 23.5%；初级职称人员所占比例最少为 0.0%，最多 93.3%，平均为 64.6%；中级职称人员所占比例最少为 0.0%，最多 40.0%，平均为 11.3%；高级职称人员所占比例最少为 0.0%，最多 7.6%，平均 0.7%。

2）专业分布：21 家城市社区卫生服务中心、114 家中心乡镇卫生院、104 家一般乡镇卫生院和 45 家社区卫生服务中心分中心或乡镇/街道卫生院分院在岗工作人员的所学专业分布中临床医学专业均占 1/3 以上。具体结果见表 4-26。

表 4-26　284 家社区卫生服务机构 2008 年在岗工作人员专业分布情况 [单位：人（%）]

机构类型	临床医学	护理	中医	公共卫生	其他	合计
城市社区卫生服务中心	858（35.4）	639（26.4）	126（5.2）	46（1.9）	754（31.1）	2423（100.0）
中心乡镇卫生院	3046（37.6）	1737（21.4）	363（4.5）	184（2.3）	2776（34.2）	8106（100.0）
一般乡镇卫生院	1224（42.9）	461（16.2）	156（5.5）	77（2.7）	931（32.7）	2849（100.0）
社区卫生服务中心分中心或乡镇/街道卫生院分院	748（38.5）	385（19.8）	111（5.7）	41（2.2）	657（33.8）	1942（100.0）

21 家城市社区卫生服务中心 2008 年在岗工作人员的专业分布有统计学差别（非参数统计，$\chi^2=396.98$，$P<0.001$），临床医学专业毕业人数所占比例最少为 18.1%，最多 66.7%，平均为 38.9%；护理专业毕业人数所占比例最少为 8.7%，最多 37.5%，平均为 24.5%；中医专业毕业人数所占比例最少为 0.0%，最多 16.7%，平均为 6.8%；公共卫生专业毕业人数所占比例最少为 0.0%，最多 25.0%，平均为 3.7%；其他专业毕业人数所占比例最少为 4.0%，最多 49.7%，平均为 24.2%。

114 家中心乡镇卫生院 2008 年在岗工作人员的专业分布有统计学差别（非参数统计，$\chi^2=1338.65$，$P<0.001$），临床医学专业毕业人数所占比例最少为 8.6%，最多 91.6%，平均为 39.6%；护理专业毕业人数所占比例最少为 2.2%，最多 36.6%，平均为 19.0%；中医专业毕业人数所占比例最少为 0.0%，最多 33.3%，平均为 5.2%；公共卫生专业毕

业人数所占比例最少为0.0%，最多22.2%，平均为2.9%；其他专业毕业人数所占比例最少为0.0%，最多74.3%，平均为25.8%。

104家一般乡镇卫生院2008年在岗工作人员的专业分布有统计学差别（非参数统计，$\chi^2=886.52$，$P<0.001$），临床医学专业毕业人数所占比例最少为5.3%，最多93.8%，平均为49.1%；护理专业毕业人数所占比例最少为0.0%，最多42.9%，平均为14.0%；中医专业毕业人数所占比例最少为0.0%，最多40.0%，平均为6.1%；公共卫生专业毕业人数所占比例最少为0.0%，最多66.7%，平均为4.4%；其他专业毕业人数所占比例最少为0.0%，最多93.0%，平均为21.6%。

45家社区卫生服务中心分中心或乡镇/街道卫生院分院2008年在岗工作人员的专业分布有统计学差别（非参数统计，$\chi^2=522.00$，$P<0.001$），临床医学专业毕业人数所占比例最少为0.0%，最多95.0%，平均为43.8%；护理专业毕业人数所占比例最少为0.0%，最多33.3%，平均为15.3%；中医专业毕业人数所占比例最少为0.0%，最多22.7%，平均为5.8%；公共卫生专业毕业人数所占比例最少为0.0%，最多20.0%，平均为2.8%；其他专业毕业人数所占比例最少为0.0%，最多78.4%，平均为25.5%。

3）人事关系分布：21家城市社区卫生服务中心、114家中心乡镇卫生院、104家一般乡镇卫生院和45家社区卫生服务中心分中心或乡镇/街道卫生院分院在岗工作人员的人事关系分布中正式（在编）的均占1/2以上。具体结果见表4-27。

表4-27 284家社区卫生服务机构2008年在岗工作人员人事关系分布情况 ［单位：人（%）］

机构类型	正式（在编）	临时聘用	其他	合计
城市社区卫生服务中心	1524（62.9）	712（29.4）	187（7.7）	2423（100.0）
中心乡镇卫生院	5666（69.9）	2145（26.5）	295（36.4）	8106（100.0）
一般乡镇卫生院	1711（60.1）	870（30.5）	268（9.4）	2849（100.0）
社区卫生服务中心分中心或乡镇/街道卫生院分院	1091（56.2）	800（41.2）	51（2.6）	1942（100.0）

21家城市社区卫生服务中心2008年在岗工作人员的人事关系分布有统计学差别（非参数统计，$\chi^2=522.00$，$P<0.001$），正式（在编）职工人数所占比例最少为0.0%，最多96.7%，平均为62.8%；临时聘用职工人数所占比例最少为3.3%，最多55.2%，平均为28.6%；其他人事关系职工人数所占比例最少为0.0%，最多47.8%，平均为8.6%。

114家中心乡镇卫生院2008年在岗工作人员的人事关系分布有统计学差别（非参数统计，$\chi^2=314.00$，$P<0.001$），正式（在编）职工人数所占比例最少为14.3%，最多100.0%，平均为67.6%；临时聘用职工人数所占比例最少为0.0%，最多85.7%，平均为27.3%；其他人事关系职工人数所占比例最少为0.0%，最多70.0%，平均为5.1%。

104家一般乡镇卫生院2008年在岗工作人员的人事关系分布有统计学差别（非参数统计，$\chi^2=514.00$，$P<0.001$），正式（在编）职工人数所占比例最少为0.0%，最多100.0%，平均为66.2%；临时聘用职工人数所占比例最少为0.0%，最多75.0%，平均为25.8%；其他人事关系职工人数所占比例最少为0.0%，最多100.0%，平均为7.9%。

45家社区卫生服务中心分中心或乡镇/街道卫生院分院2008年在岗工作人员的人事关

系分布有统计学差别（非参数统计，$\chi^2=489.00$，$P<0.001$），正式（在编）职工人数所占比例最少为0.0%，最多100.0%，平均为54.9%；临时聘用职工人数所占比例最少为0.0%，最多100.0%，平均为37.7%；其他人事关系职工人数所占比例最少为0.0%，最多95.0%，平均为7.4%。

（2）在岗医生总数：21家城市社区卫生服务中心的在岗医生总数在2006～2008年三年之间的分布没有统计学差别（非参数统计，$\chi^2=10.466$，$P>0.05$）。21家城市社区卫生服务中心2008年的在岗医生总数最少8人，最多207人，平均49人±72人（$M\pm Q$），占在岗工作人员总数比例最低为41.9%，最高76.0%，平均57.0%。具体结果见表4-28。

114家中心乡镇卫生院的在岗医生总数在2006～2008年三年之间的分布有统计学差别（非参数统计，$\chi^2=114.536$，$P<0.001$），74家有所增加，10家有所减少。114家中心乡镇卫生院2008年的在岗医生总数最少4人，最多242人，平均29人±30人（$M\pm Q$），占在岗工作人员总数比例最低为18.0%，最高100.0%，平均60.0%。具体结果见表4-28。

104家一般乡镇卫生院的在岗医生总数在2006～2008年三年之间的分布没有统计学差别（非参数统计，$\chi^2=36.865$，$P>0.05$）。104家中心乡镇卫生院2008年的在岗医生总数最少2人，最多236人，平均12人±14人（$M\pm Q$），占在岗工作人员总数比例最低为27.8%，最高100.0%，平均67.4%。具体结果见表4-28。

45家社区卫生服务中心分中心或乡镇/街道卫生院分院的在岗医生总数在2006～2008年三年之间的分布没有统计学差别（非参数统计，$\chi^2=12.382$，$P>0.05$）。45家社区卫生服务中心分中心或乡镇/街道卫生院分院2008年的在岗医生总数最少4人，最多98人，平均23人±32人（$M\pm Q$），占在岗工作人员总数比例最低为36.4%，最高100.0%，平均67.1%。具体结果见表4-28。

表4-28　284家社区卫生服务机构2008年在岗医生总数情况

机构	总数分布组段（人）	例数	机构	总数分布组段（人）	例数
城市社区卫生服务中心	0～	6	一般乡镇卫生院	0～	17
	20～	5		6～	31
	50～	7		11～	28
	100～	2		21～	24
	200～207	1		51～	3
				81～236	1
中心乡镇卫生院	0～	10	社区卫生服务中心分中心或乡镇/街道卫生院分院	0～	7
	11～	27		6～	6
	21～	22		11～	8
	31～	21		21～	11
	51～	28		31～	7
	101～	4		51～	5
	201～242	2		91～98	1

1）学历分布：21 家城市社区卫生服务中心、114 家中心乡镇卫生院、104 家一般乡镇卫生院和 45 家社区卫生服务中心分中心或乡镇/街道卫生院分院在岗医生的学历分布中大专及以上的均占 45%以上。具体结果见表 4-29。

表 4-29　284 家社区卫生服务机构 2008 年在岗医生学历分布情况　［单位：人（%）］

机构类型	本科及以上	大专	中专及以下		合计
城市社区卫生服务中心	416（31.2）	369（27.7）	215（16.1）	334（25.0）	1334（100.0）
中心乡镇卫生院	835（17.2）	1638（33.6）	1154（23.7）	1241（25.5）	4868（100.0）
一般乡镇卫生院	218（11.6）	651（34.6）	527（28.0）	485（25.8）	1881（100.0）
社区卫生服务中心分中心或乡镇/街道卫生院分院	158（12.8）	416（33.6）	310（25.1）	352（28.5）	1236（100.0）

21 家城市社区卫生服务中心 2008 年在岗医生的学历分布有统计学差别（非参数统计，$\chi^2=122.504$，$P<0.001$），有 3 家机构的所有在岗医生均为中专及以上学历，15 家机构学历为大专及以上的在岗医生占 50%以上，9 家机构学历为本科及以上的在岗医生占 30%以上；21 家城市社区卫生服务中心 2008 年在岗医生的本科及以上学历人员数所占比例最少为 5.8%，最多 59.8%，平均为 27.2%；大专学历人员数所占比例最少为 12.5%，最多 72.2%，平均为 31.9%；中专学历人员数所占比例最少为 4.5%，最多 47.4%，平均为 20.4%；无学历人员数所占比例最少为 0.0%，最多 55.8%，平均为 20.4%。

114 家中心乡镇卫生院 2008 年在岗医生的学历分布有统计学差别（非参数统计，$\chi^2=696.245$，$P<0.001$），有 22 家机构（占 19.3%）的所有在岗医生均为中专及以上学历，46 家机构（占 40.4%）学历为大专及以上的在岗医生占 50%以上，4 家机构（占 3.5%）学历为本科及以上的在岗医生占 30%以上，有 2 家机构（占 1.8%）没有大专及以上学历的在岗医生，22 家机构（占 19.3%）没有本科及以上学历的在岗医生；114 家中心乡镇卫生院 2008 年在岗医生的本科及以上学历人员数所占比例最少为 0.0%，最多 63.8%，平均为 12.9%；大专学历人员数所占比例最少为 0.0%，最多 100.0%，平均为 35.4%；中专学历人员数所占比例最少为 0.0%，最多 100.0%，平均为 29.3%；无学历人员数所占比例最少为 0.0%，最多 100.0%，平均为 22.4%。

104 家一般乡镇卫生院 2008 年在岗医生的学历分布有统计学差别（非参数统计，$\chi^2=348.998$，$P<0.001$），有 28 家机构（占 26.9%）的所有在岗医生均为中专及以上学历，44 家机构（占 42.3%）学历为大专及以上的在岗医生占 50%以上，6 家机构（占 5.8%）学历为本科及以上的在岗医生占 30%以上，有 1 家机构（占 1.0%）没有大专及以上学历的在岗医生，50 家机构（占 48.1%）没有本科及以上学历的在岗医生；104 家一般乡镇卫生院 2008 年在岗医生的本科及以上学历人员数所占比例最少为 0.0%，最多 60.0%，平均为 7.8%；大专学历人员数所占比例最少为 0.0%，最多 85.7%，平均为 37.0%；中专学历人员数所占比例最少为 0.0%，最多 100.0%，平均为 32.9%；无学历人员数所占比例最少为 0.0%，最多 100.0%，平均为 21.3%。

45 家社区卫生服务中心分中心或乡镇/街道卫生院分院 2008 年在岗医生的学历分布有统计学差别（非参数统计，$\chi^2=280.043$，$P<0.001$），有 7 家机构（占 15.6%）的所有

在岗医生均为中专及以上学历，12 家机构（占 26.7%）学历为大专及以上的在岗医生占 50%以上，3 家机构（占 6.7%）学历为本科及以上的在岗医生占 30%以上，有 2 家机构（占 4.4%）没有大专及以上学历的在岗医生，19 家机构（占 42.2%）没有本科及以上学历的在岗医生；45 家社区卫生服务中心分中心或乡镇/街道卫生院分院 2008 年在岗医生的本科及以上学历人员数所占比例最少为 0.0%，最多 50.0%，平均为 9.7%；大专学历人员数所占比例最少为 0%，最多 80.0%，平均为 31.0%；中专学历人员数所占比例最少为 0.0%，最多 80.0%，平均为 32.9%；无学历人员数所占比例最少为 0.0%，最多 65.1%，平均为 26.4%。

2）执业资格分布：21 家城市社区卫生服务中心、114 家中心乡镇卫生院、104 家一般乡镇卫生院和 45 家社区卫生服务中心分中心或乡镇/街道卫生院分院在岗医生的执业资格分布中执业医师均占 36%以上。具体结果见表 4-30。

表 4-30　284 家社区卫生服务机构 2008 年在岗医生执业资格分布情况［单位：人（%）］

机构类型	执业医师	执业助理医师	全科医生	乡村医生
城市社区卫生服务中心	801（60.0）	170（12.7）	341（25.6）	86（6.4）
中心乡镇卫生院	2219（45.6）	986（20.2）	1286（26.4）	1079（22.2）
一般乡镇卫生院	690（36.7）	446（23.7）	528（28.1）	497（26.4）
社区卫生服务中心分中心或乡镇/街道卫生院分院	454（36.7）	295（23.9）	203（16.4）	354（28.6）

21 家城市社区卫生服务中心 2008 年在岗医生的执业资格分布有统计学差别（非参数统计，$\chi^2=268.230$，$P<0.001$），有 13 家机构在岗医生中执业医师的占比在 50%及以上，10 家机构在岗医生中全科医师的占比在 30%及以上，14 家机构没有乡村医生；21 家城市社区卫生服务中心 2008 年执业医师数所占比例最少为 35.3%，最多 91.8%，平均为 60.1%；执业助理医师数所占比例最少为 2.2%，最多 64.7%，平均为 17.1%；全科医生（经浙江省全科医生岗位培训合格后取得证书）人数所占比例最少为 0.0%，最多 100.0%，平均为 31.4%；乡村医生数所占比例最少为 0.0%，最多 100.0%，平均为 12.5%。

114 家中心乡镇卫生院 2008 年在岗医生的执业资格分布有统计学差别（非参数统计，$\chi^2=1197.268$，$P<0.001$），有 45 家机构在岗医生中执业医师的占比在 50%及以上，52 家机构在岗医生中全科医师的占比在 30%及以上，49 家机构没有乡村医生；114 家中心乡镇卫生院心 2008 年执业医师数所占比例最少为 0.0%，最多 100.0%，平均为 43.9%；执业助理医师数所占比例最少为 0.0%，最多 80.0%，平均为 25.2%；全科医生（经浙江省全科医生岗位培训合格后取得证书）人数所占比例最少为 0.0%，最多 92.9%，平均为 30.4%；乡村医生数所占比例最少为 0.0%，最多 100.0%，平均为 24.9%。

104 家一般乡镇卫生院 2008 年在岗医生的执业资格分布有统计学差别（非参数统计，$\chi^2=370.191$，$P<0.001$），有 22 家机构（占 21.2%）在岗医生中执业医师的占比在 50%及以上，35 家机构（占 33.6%）在岗医生中全科医师的占比在 30%及以上，18 家机构（占 17.3%）没有全科医生，50 家机构（占 48.1%）没有乡村医生；104 家一般乡镇卫生

院2008年执业医师数所占比例最少为0.0%，最多100.0%，平均为38.8%；执业助理医师数所占比例最少为0.0%，最多100.0%，平均为30.4%；全科医生人数所占比例最少为0.0%，最多100.0%，平均为29.1%；乡村医生数所占比例最少为0.0%，最多100.0%，平均为27.8%。

45家社区卫生服务中心分中心或乡镇/街道卫生院分院2008年在岗医生的执业资格分布有统计学差别（非参数统计，$\chi^2=263.896$，$P<0.001$），有8家机构（占17.8%）在岗医生中执业医师的占比在50%及以上，11家机构（占24.4%）在岗医生中全科医师的占比在30%及以上，14家机构（占31.1%）没有全科医生，16家机构（占35.6%）没有乡村医生；45家社区卫生服务中心分中心或乡镇/街道卫生院分院2008年在岗医生的执业医师数所占比例最少为0.0%，最多80.7%，平均为33.8%；执业助理医师数所占比例最少为6.2%，最多83.3%，平均为30.7%；全科医生人数所占比例最少0.0%，最多75.0%，平均为20.8%；乡村医生数所占比例最少为0.0%，最多100.0%，平均为32.2%。

3）年龄分布：21家城市社区卫生服务中心、114家中心乡镇卫生院、104家一般乡镇卫生院和45家社区卫生服务中心分中心或乡镇/街道卫生院分院在岗工作人员的年龄分布中21～30岁的均占1/3以上。具体结果见表4-31。

表4-31 284家社区卫生服务机构2008年在岗医生年龄分布情况 ［单位：人（%）］

机构类型	20周岁及以下	21～30周岁	31～40周岁	41～50周岁	51～60周岁	61周岁及以上
城市社区卫生服务中心	0	614（46.0）	347（26.0）	191（14.3）	130（9.8）	52（3.9）
中心乡镇卫生院	13（0.3）	2047（42.0）	1364（28.0）	540（11.2）	634（13.0）	270（5.5）
一般乡镇卫生院	15（0.8）	723（38.4）	529（28.1）	219（11.7）	277（14.7）	118（6.3）
社区卫生服务中心分中心或乡镇/街道卫生院分院	2（0.2）	612（49.5）	266（21.5）	126（10.2）	134（10.8）	96（7.8）

21家城市社区卫生服务中心2008年在岗医生的年龄分布有所不同，有11家机构（占52.4%）的在岗医生中有61周岁及以上的；21家城市社区卫生服务中心2008年的在岗医生中没有20周岁及以下的；21～30周岁医生数所占比例最少为0.0%，最多100.0%，平均为41.2%；31～40周岁医生数所占比例最少为0.0%，最多57.8%，平均为28.1%；41～50周岁医生数所占比例最少为0.0%，最多41.2%，平均为15.3%；51～60周岁医生数所占比例最少为0.0%，最多22.1%，平均为10.4%；61周岁及以上医生数所占比例最少为0.0%，最多29.4%，平均为5.0%。

114家中心乡镇卫生院2008年在岗医生的年龄分布有所不同，有53家机构（占46.5%）的在岗医生中有61周岁及以上的；114家中心乡镇卫生院2008年20周岁及以下医生数所占比例最少为0.0%，最多16.7%，平均为0.3%；21～30周岁医生数所占比例最少为0.0%，最多100.0%，平均为41.0%；31～40周岁医生数所占比例最少为0.0%，最多76.2%，平均为27.8%；41～50周岁医生数所占比例最少为0.0%，最多46.7%，平均为11.9%；51～60周岁医生数所占比例最少为0.0%，最多69.6%，平均为14.0%；

61 周岁及以上医生数所占比例最少为 0.0%，最多 43.8%，平均为 5.0%。

104 家一般乡镇卫生院 2008 年在岗医生的年龄分布有所不同，有 34 家机构（占 32.7%）的在岗医生中有 61 周岁及以上的；104 家一般乡镇卫生院 2008 年 20 周岁及以下医生数所占比例最少为 0.0%，最多 30.4%，平均为 0.6%；21～30 周岁医生数所占比例最少为 0.0%，最多 100.0%，平均为 33.6%；31～40 周岁医生数所占比例最少为 0.0%，最多 80.0%，平均为 30.0%；41～50 周岁医生数所占比例最少为 0.0%，最多 57.1%，平均为 13.8%；51～60 周岁医生数所占比例最少为 0.0%，最多 77.8%，平均为 15.5%；61 周岁及以上医生数所占比例最少为 0.0%，最多 50.0%，平均为 5.3%。

45 家社区卫生服务中心分中心或乡镇/街道卫生院分院 2008 年在岗医生的年龄分布有所不同，有 19 家机构（占 42.2%）的在岗医生中有 61 周岁及以上的；45 家社区卫生服务中心分中心或乡镇/街道卫生院分院 2008 年 20 周岁及以下医生数所占比例最少为 0.0%，最多 16.7%，平均为 0.4%；21～30 周岁医生数所占比例最少为 0.0%，最多 100.0%，平均为 40.3%；31～40 周岁医生数所占比例最少为 0.0%，最多 100.0%，平均为 25.4%；41～50 周岁医生数所占比例最少为 0.0%，最多 100.0%，平均为 13.3%；51～60 周岁医生数所占比例最少为 0.0%，最多 50.0%，平均为 12.5%；61 周岁及以上医生数所占比例最少为 0.0%，最多 45.8%，平均为 6.3%。

（3）在岗注册护士数

1）在岗注册护士总人数情况：21 家城市社区卫生服务中心的在岗注册护士总数在 2006～2008 年三年之间的分布没有统计学差别（非参数统计，$\chi^2=8.189$，$P>0.05$）。21 家城市社区卫生服务中心 2008 年的在岗注册护士总数最少 2 人，最多 89 人，平均 23 人±34 人（$M\pm Q$），占在岗工作人员总数比例最低为 8.7%，最高 37.5%，平均 24.1%。具体结果见表 4-32。

114 家中心乡镇卫生院的在岗注册护士总数在 2006～2008 年三年之间的分布没有统计学差别（非参数统计，$\chi^2=24.440$，$P>0.05$）。114 家中心乡镇卫生院 2008 年的在岗注册护士总数最少 0 人，最多 114 人，平均 9 人±12 人（$M\pm Q$），占在岗工作人员总数比例最低为 0.0%，最高 37.5%，平均 18.2%。具体结果见表 4-32。

104 家一般乡镇卫生院的在岗注册护士总数在 2006～2008 年三年之间的分布没有统计学差别（非参数统计，$\chi^2=6.106$，$P>0.05$）。104 家中心乡镇卫生院 2008 年的在岗注册护士总数最少 0 人，最多 82 人，平均 2 人±2 人（$M\pm Q$），占在岗工作人员总数比例最低为 0.0%，最高 30.4%，平均 10.8%。具体结果见表 4-32。

45 家社区卫生服务中心分中心或乡镇/街道卫生院分院的在岗注册护士总数在 2006～2008 年三年之间的分布没有统计学差别（非参数统计，$\chi^2=19.988$，$P>0.05$）。45 家社区卫生服务中心分中心或乡镇/街道卫生院分院 2008 年的在岗注册护士总数最少 0 人，最多 56 人，平均 4 人±10 人（$M\pm Q$），占在岗工作人员总数比例最低为 0.0%，最高 48.9%，平均 15.5%。具体结果见表 4-32。

表 4-32 284 家社区卫生服务机构 2008 年在岗注册护士总数情况

机构	总数分布组段（人）	例数	机构	总数分布组段（人）	例数
城市社区卫生服务中心	0～	2	一般乡镇卫生院	0	21
	6～	5		1～	68
	11～	3		6～	9
	21～	8		11～	3
	51～89	3		21～	2
				51～82	1
中心乡镇卫生院	0	4	社区卫生服务中心分中心或乡镇/街道卫生院分院	0	5
	1～	34		1～	20
	6～	29		6～	8
	11～	33		11～	4
	21～	9		21～	6
	51～	4		31～	1
	101～114	1		51～56	1

2）学历分布：21 家城市社区卫生服务中心、114 家中心乡镇卫生院、104 家一般乡镇卫生院和 45 家社区卫生服务中心分中心或乡镇/街道卫生院分院在岗注册护士的学历分布中大专及以上的均占 38%以上。具体结果见表 4-33。

表 4-33 284 家社区卫生服务机构 2008 年在岗注册护士学历分布情况 ［单位：人（%）］

机构类型	大专及以上	中专	无学历	合计
城市社区卫生服务中心	306（49.8）	291（47.3）	18（2.9）	615（100.0）
中心乡镇卫生院	616（38.1）	961（59.5）	39（2.4）	1616（100.0）
一般乡镇卫生院	183（46.4）	206（52.3）	5（1.3）	394（100.0）
社区卫生服务中心分中心或乡镇/街道卫生院分院	169（44.1）	23（49.9）	191（6.0）	383（100.0）

21 家城市社区卫生服务中心 2008 年在岗注册护士的学历分布有所不同，19 家机构学历为大专及以上的在岗注册护士占 30%及以上（其中有 1 家机构的所有在岗注册护士均为大专及以上学历），9 家机构学历为中专的在岗注册护士占 50%及以上，14 家机构的在岗注册护士没有无学历者；21 家城市社区卫生服务中心 2008 年在岗注册护士的大专及以上学历人员数所占比例最少为 0.0%，最多 100.0%，平均为 52.3%；中专学历人员数所占比例最少为 0.0%，最多 100.0%，平均为 43.0%；无学历人员数所占比例最少为 0.0%，最多 50.0%，平均为 4.7%。

114 家中心乡镇卫生院 2008 年在岗注册护士的学历分布有所不同，70 家机构（占 61.4%）学历为大专及以上的在岗注册护士占 30%及以上［其中有 4 家机构（占 3.5%）的所有在岗注册护士均为大专及以上学历］，76 家机构（占 66.7%）学历为中专的在岗注册护士占 50%及以上，90 家机构（占 79.0%）的在岗注册护士没有无学历者；114 家中心乡镇卫生院2008年在岗注册护士的大专及以上学历人员数所占比例最少为0.0%，最多100.0%，平均为38.2%；中专学历人员数所占比例最少为0.0%，最多100.0%，平均为58.8%；无学历人员数所占比例最少为0.0%，最多75.0%，平均为3.0%。

104家一般乡镇卫生院2008年在岗注册护士的学历分布有所不同，49家机构（占47.1%）学历为大专及以上的在岗注册护士占30%及以上［其中有16家机构（占15.4%）的所有在岗注册护士均为大专及以上学历］，55家机构（占52.9%）学历为中专的在岗注册护士占50%及以上，78家机构（占75.0%）的在岗注册护士没有无学历者；104家一般乡镇卫生院2008年在岗注册护士的大专及以上学历人员数所占比例最少为0.0%，最多100.0%，平均为40.4%；中专学历人员数所占比例最少为0.0%，最多100.0%，平均为55.9%；无学历人员数所占比例最少为0.0%，最多100.0%，平均为3.2%。

45家社区卫生服务中心分中心或乡镇/街道卫生院分院2008年在岗注册护士的学历分布有所不同，24家机构（占53.3%）学历为大专及以上的在岗注册护士占30%及以上［其中有4家机构（占8.9%）的所有在岗注册护士均为大专及以上学历］，21家机构（占46.7%）学历为中专的在岗注册护士占50%及以上，34家机构（占75.6%）的在岗注册护士没有无学历者；45家社区卫生服务中心分中心或乡镇/街道卫生院分院2008年在岗注册护士的大专及以上学历人员数所占比例最少为0.0%，最多100.0%，平均为41.3%；中专学历人员数所占比例最少为0.0%，最多100.0%，平均为53.6%；无学历人员数所占比例最少为0.0%，最多69.6%，平均为5.0%。

（4）其他卫生技术人员（药、技人员）数：21家城市社区卫生服务中心的其他卫生技术人员（药、技人员）总数在2006～2008年三年之间的分布没有统计学差别（非参数统计，$\chi^2=0.120$，$P>0.05$）。21家城市社区卫生服务中心2008年的其他卫生技术人员（药、技人员）总数最少0人，最多49人，平均13人±27人（$M\pm Q$），占在岗工作人员总数比例最低为0.0%，最高27.1%，平均13.5%。具体结果见表4-34。

114家中心乡镇卫生院的其他卫生技术人员（药、技人员）总数在2006～2008年三年之间的分布没有统计学差别（非参数统计，$\chi^2=12.297$，$P>0.05$）。114家中心乡镇卫生院2008年的其他卫生技术人员（药、技人员）总数最少0人，最多77人，平均8人±13人（$M\pm Q$），占在岗工作人员总数比例最低为0.0%，最高50.7%，平均15.1%。具体结果见表4-34。

104家一般乡镇卫生院的其他卫生技术人员（药、技人员）总数在2006～2008年三年之间的分布没有统计学差别（非参数统计，$\chi^2=8.536$，$P>0.05$）。104家中心乡镇卫生院2008年的其他卫生技术人员（药、技人员）总数最少0人，最多41人，平均2人±3人（$M\pm Q$），占在岗工作人员总数比例最低为0.0%，最高52.4%，平均12.8%。具体结果见表4-34。

45家社区卫生服务中心分中心或乡镇/街道卫生院分院的其他卫生技术人员（药、技人员）总数在2006～2008年三年之间的分布没有统计学差别（非参数统计，$\chi^2=18.962$，$P>0.05$）。45家社区卫生服务中心分中心或乡镇/街道卫生院分院2008年的其他卫生技术人员（药、技人员）总数最少0人，最多32人，平均3人±12人（$M\pm Q$），占在岗工作人员总数比例最低为0.0%，最高40.0%，平均11.2%。具体结果见表4-34。

表4-34 284家社区卫生服务机构2008年其他卫生技术人员（药、技人员）总数情况

机构	总数分布组段（人）	例数	机构	总数分布组段（人）	例数
城市社区卫生服务中心	0	1	一般乡镇卫生院	0	22
	1～	5		1～	62
	6～	1		6～	10
	11～	6		11～	8
	21～	6		21～41	2
	41～49	2			
中心乡镇卫生院	0	13	社区卫生服务中心分中心或乡镇/街道卫生院分院	0	15
	1～	31		1～	10
	6～	21		6～	9
	11～	36		11～	8
	21～	11		21～	2
	51～77	2		31～32	1

（5）行政管理人员数：21家城市社区卫生服务中心的行政管理人员总数在2006～2008年三年之间的分布没有统计学差别（非参数统计，$\chi^2=0.507$，$P>0.05$）。21家城市社区卫生服务中心2008年的行政管理人员总数最少0人，最多11人，平均3人±5人（$M\pm Q$），占在岗工作人员总数比例最低为0.0%，最高24.1%，平均4.1%。具体结果见表4-35。

114家中心乡镇卫生院的行政管理人员总数在2006～2008年三年之间的分布没有统计学差别（非参数统计，$\chi^2=0.047$，$P>0.05$）。114家中心乡镇卫生院2008年的行政管理人员总数最少0人，最多45人，平均3人±3人（$M\pm Q$），占在岗工作人员总数比例最低为0.0%，最高22.2%，平均5.0%。具体结果见表4-35。

104家一般乡镇卫生院的行政管理人员总数在2006～2008年三年之间的分布没有统计学差别（非参数统计，$\chi^2=1.535$，$P>0.05$）。104家中心乡镇卫生院2008年的行政管理人员总数最少0人，最多8人，平均1人±2人（$M\pm Q$），占在岗工作人员总数比例最低为0.0%，最高33.3%，平均5.5%。具体结果见表4-35。

45家社区卫生服务中心分中心或乡镇/街道卫生院分院的行政管理人员总数在2006～2008年三年之间的分布没有统计学差别（非参数统计，$\chi^2=0.185$，$P>0.05$）。45家社区卫生服务中心分中心或乡镇/街道卫生院分院2008年的行政管理人员总数最少0人，最多11人，平均1人±2人（$M\pm Q$），占在岗工作人员总数比例最低为0.0%，最高16.7%，平均3.8%。具体结果见表4-35。

表 4-35　284 家社区卫生服务机构 2008 年行政管理人员总数情况

机构	总数分布组段（人）	例数	机构	总数分布组段（人）	例数
城市社区卫生服务中心	0	5	一般乡镇卫生院	0	40
	1～5	11		1	50
	5～10	5		3～5	9
	11	2		5～8	5
中心乡镇卫生院	0	27	社区卫生服务中心分中心或乡镇/街道卫生院分院	0	19
	1～5	70		1～3	16
	5～10	11		3～5	5
	10～20	4		5～10	4
	20～45	2		10～11	1

（6）卫生信息技术工作人员总数：21 家城市社区卫生服务中心的卫生信息技术工作人员（指负责机构内计算机软硬件及网络维护等工作人员，以下同）总数在 2006～2008 年三年之间的分布没有变化（$\chi^2=12.600$，$P>0.05$）。21 家城市社区卫生服务中心 2008 年的卫生信息技术工作人员总数最少 0 人，最多 2 人，占在岗工作人员总数比例最低为 0.0%，最高 12.5%，平均 1.3%。具体结果见表 4-36。

114 家中心乡镇卫生院的卫生信息技术工作人员总数在 2006～2008 年三年之间的分布没有统计学差别（$\chi^2=52.949$，$P>0.05$）。114 家中心乡镇卫生院 2008 年的卫生信息技术工作人员总数最少 0 人，最多 4 人，占在岗工作人员总数比例最低为 0.0%，最高 5.9%，平均 1.1%。具体结果见表 4-36。

104 家一般乡镇卫生院的卫生信息技术工作人员总数在 2006～2008 年三年之间的分布没有统计学差别（$\chi^2=47.954$，$P>0.05$）。104 家中心乡镇卫生院 2008 年的卫生信息技术工作人员总数最少 0 人，最多 4 人，占在岗工作人员总数比例最低为 0.0%，最高 16.7%，平均 3.2%。具体结果见表 4-36。

表 4-36　284 家社区卫生服务机构 2008 年卫生信息技术工作人员总数情况

机构	总数分布组段（人）	例数	机构	总数分布组段（人）	例数
城市社区卫生服务中心	0	5	一般乡镇卫生院	0	56
	1	12		1～2	46
	2	4		3～4	2
中心乡镇卫生院	0	49	社区卫生服务中心分中心或乡镇/街道卫生院分院	0	21
	1	51		1	23
	2	11		2	1
	3～4	3			

45 家社区卫生服务中心分中心或乡镇/街道卫生院分院的卫生信息技术工作人员总数在 2006～2008 年三年之间的分布没有统计学差别（$\chi^2=14.388$，$P>0.05$）。45 家社区卫生服务中心分中心或乡镇/街道卫生院分院 2008 年的卫生信息技术工作人员总数最少 0

人，最多2人，占在岗工作人员总数比例最低为0.0%，最高16.7%，平均2.2%。具体结果见表4-36。

1）专职人员数：21家城市社区卫生服务中心2008年的卫生信息技术工作专职人员总数最少0人，最多2人。114家中心乡镇卫生院2008年的卫生信息技术工作专职人员总数最少0人，最多3人。104家一般乡镇卫生院2008年的卫生信息技术工作专职人员总数最少0人，最多18人。45家社区卫生服务中心分中心或乡镇/街道卫生院分院2008年的卫生信息技术工作专职人员总数最少0人，最多1人。具体结果见表4-37。

表4-37　284家社区卫生服务机构2008年卫生信息技术工作人员总数情况

机构	总数分布组段（人）	例数	机构	总数分布组段（人）	例数
城市社区卫生服务中心	0	12	一般乡镇卫生院	0	94
	1	7		1～2	9
	2	2		3～18	1
中心乡镇卫生院	0	85	社区卫生服务中心分中心或乡镇/街道卫生院分院	0	37
	1	26		1	8
	2	2			
	3	1			

2）学历分布：21家城市社区卫生服务中心、114家中心乡镇卫生院、104家一般乡镇卫生院和45家社区卫生服务中心分中心或乡镇/街道卫生院分院卫生信息技术工作人员的学历分布中大专及以上的均占60%以上。具体结果见表4-38。

表4-38　284家社区卫生服务机构2008年卫生信息技术工作人员学历分布情况

［单位：人（%）］

机构类型	本科及以上	大专	中专及以下	合计
城市社区卫生服务中心	9（42.9）	8（38.1）	4（19.0）	21（100.0）
中心乡镇卫生院	20（23.8）	44（52.4）	20（23.8）	84（100.0）
一般乡镇卫生院	9（11.7）	37（48.1）	31（40.2）	77（100.0）
社区卫生服务中心分中心或乡镇/街道卫生院分院	4（12.1）	16（48.5）	13（39.4）	33（100.0）

21家城市社区卫生服务中心2008年卫生信息技术工作人员的学历分布：①本科及以上学历：13家机构为0人，7家机构为1人，1家为2人；②大专学历：14家机构为0人，6家机构为1人，1家为2人；③中专及以下学历：18家机构为0人，3家机构为1人。

114家中心乡镇卫生院2008年卫生信息技术工作人员的学历分布：①本科及以上学历：96家机构为0人，16家机构为1人，2家为2人；②大专学历：78家机构为0人，28家机构为1人，8家机构为2人；③中专及以下学历：96家机构为0人，16家机构为1人，2家机构为2人。

104 家一般乡镇卫生院 2008 年卫生信息技术工作人员的学历分布：①本科及以上学历：96 家机构为 0 人，7 家机构为 1 人，1 家机构为 2 人；②大专学历：81 家机构为 0 人，21 家机构为 1 人，1 家机构为 2 人，1 家机构为 14 人；③中专及以下学历：79 家机构为 0 人，22 家机构为 1 人，2 家机构为 2 人，1 家机构为 4 人。

45 家社区卫生服务中心分中心或乡镇/街道卫生院分院 2008 年卫生信息技术工作人员的学历分布：①本科及以上学历：43 家机构为 0 人，1 家机构为 1 人，1 家机构为 3 人；②大专学历：30 家机构为 0 人，14 家机构为 1 人，1 家机构为 2 人；③中专及以下学历：36 家机构为 0 人，8 家机构为 1 人，1 家机构为 2 人。

3）职称分布：21 家城市社区卫生服务中心、114 家中心乡镇卫生院、104 家一般乡镇卫生院和 45 家社区卫生服务中心分中心或乡镇/街道卫生院分院卫生信息技术工作人员的职称分布中员级职称均占 40%以上，无高级工程师。具体结果见表 4-39。

表 4-39　284 家社区卫生服务机构 2008 年卫生信息技术工作人员职称分布情况

[单位：人（%）]

机构类型	高级工程师	工程师	员级职称	其他职称	合计
城市社区卫生服务中心	0	7（33.3）	9（42.9）	5（23.8）	21（100.0）
中心乡镇卫生院	0	18（21.4）	41（48.8）	24（29.8）	83（100.0）
一般乡镇卫生院	0	5（6.5）	31（40.3）	41（53.2）	77（100.0）
社区卫生服务中心分中心或乡镇/街道卫生院分院	0	7（21.2）	19（57.6）	7（21.2）	33（100.0）

21 家城市社区卫生服务中心 2008 年卫生信息技术工作人员的职称分布：①工程师：14 家机构为 0 人，7 家机构为 1 人；②员级职称：12 家机构为 0 人，9 家机构为 1 人；③其他职称：17 家机构为 0 人，3 家机构为 1 人，1 家机构为 2 人。

114 家中心乡镇卫生院 2008 年卫生信息技术工作人员的职称分布：①工程师：96 家机构为 0 人，18 家机构为 1 人；②员级职称：76 家机构为 0 人，35 家机构为 1 人，3 家机构为 2 人；③其他职称：90 家机构为 0 人，24 家机构为 1 人。

104 家一般乡镇卫生院 2008 年卫生信息技术工作人员的职称分布：①工程师：99 家机构为 0 人，5 家机构为 1 人；②员级职称：75 家机构为 0 人，27 家机构为 1 人，2 家机构为 2 人；③其他职称：79 家机构为 0 人，23 家机构为 1 人，1 家机构为 2 人，1 家机构为 16 人。

45 家社区卫生服务中心分中心或乡镇/街道卫生院分院 2008 年卫生信息技术工作人员的职称分布：①工程师：40 家机构为 0 人，4 家机构为 1 人，1 家机构为 3 人；②员级职称：28 家机构为 0 人，16 家机构为 1 人，1 家机构为 3 人；③其他职称：39 家机构为 0 人，5 家机构为 1 人，1 家机构为 2 人。

4）专业分布：21 家城市社区卫生服务中心、114 家中心乡镇卫生院、104 家一般乡镇卫生院和 45 家社区卫生服务中心分中心或乡镇/街道卫生院分院卫生信息技术工作人员的专业分布中医学和其他专业均占 40%以上。具体结果见表 4-40。

表 4-40 284 家社区卫生服务机构 2008 年卫生信息技术工作人员专业分布情况

[单位：人（%）]

机构类型	计算机	医学	其他专业	合计
城市社区卫生服务中心	8（38.1）	4（19.0）	9（42.9）	21（100.0）
中心乡镇卫生院	26（31.0）	25（29.8）	33（39.2）	84（100.0）
一般乡镇卫生院	9（11.7）	37（48.1）	31（40.2）	77（100.0）
社区卫生服务中心分中心或乡镇/街道卫生院分院	8（26.6）	7（23.4）	15（50.0）	30（100.0）

21 家城市社区卫生服务中心 2008 年卫生信息技术工作人员的专业分布：①计算机：13 家机构为 0 人，8 家机构为 1 人；②医学：17 家机构为 0 人，4 家机构为 1 人；③其他专业：14 家机构为 0 人，6 家机构为 1 人，1 家机构为 3 人。

114 家中心乡镇卫生院 2008 年卫生信息技术工作人员的专业分布：①计算机：89 家机构为 0 人，24 家机构为 1 人，1 家机构为 2 人；②医学：90 家机构为 0 人，23 家机构为 1 人，1 家机构为 2 人；③其他专业：85 家机构为 0 人，25 家机构为 1 人，4 家机构为 2 人。

104 家一般乡镇卫生院 2008 年卫生信息技术工作人员的专业分布：①计算机：98 家机构为 0 人，4 家机构为 1 人，1 家机构为 2 人，1 家机构为 3 人；②医学：80 家机构为 0 人，21 家机构为 1 人，2 家机构为 2 人，1 家机构为 12 人；③其他专业：79 家机构为 0 人，23 家机构为 1 人，2 家机构为 3 人。

45 家社区卫生服务中心分中心或乡镇/街道卫生院分院 2008 年卫生信息技术工作人员的专业分布：①计算机：38 家机构为 0 人，6 家机构为 1 人，1 家机构为 2 人；②医学：39 家机构为 0 人，5 家机构为 1 人，1 家机构为 2 人；③其他专业：31 家机构为 0 人，13 家机构为 1 人，1 家机构为 2 人。

2. 物质资源

（1）硬件设备

1）服务器：284 家社区卫生服务机构中 78 家机构（占 27.5%）无服务器，121 家机构（占 42.6%）拥有 1 台，42 家（占 14.8%）拥有 2 台，20 家（占 7.0%）拥有 3 台，5 家（占 1.8%）拥有 4 台，9 家（占 3.1%）拥有 5 台，5 家（占 1.8%）拥有 6 台，3 家（占 1.1%）有 7 台，1 家（占 0.3%）拥有 9 台，平均为 1 台±2 台（$M \pm Q$）；69 家机构（占 24.3%）服务器的总价值为 0.1 万元～1.0 万元，52 家（占 18.3%）为 1.1 万元～2.0 万元，19 家（占 6.7%）为 2.1 万元～3.0 万元，12 家（占 4.3%）为 3.1 万元～5.0 万元，29 家（占 10.2%）为 5.1 万元～10.0 万元，14 家（占 4.9%）为 10.1 万元～20.0 万元，6 家（占 2.1%）为 20.1 万元～45.0 万元，1 家（占 0.3%）为 368 万元，78 家因无服务器其价值为 0，4 家不详，平均为 2.0 万元±4.4 万元（$M \pm Q$）。

284 家社区卫生服务机构中：107 家机构（占 37.8%）无数据服务器，144 家机构（占 50.7%）拥有 1 台，20 家（占 7.0%）拥有 2 台，4 家（占 1.4%）拥有 3 台，2 家（占 0.7%）拥有 4 台，3 家（占 1.1%）拥有 5 台，1 家（占 0.3%）拥有 6 台，2 家（占 0.7%）拥有 7 台，

1家（占0.3%）拥有9台，平均为1台±1台（$M\pm Q$）；拥有数据服务器的177家机构中其数据服务器的容量最小为1GB，最大为2500GB，平均为160GB±136GB（$M\pm Q$）。

284家社区卫生服务机构中：216家机构（占76.1%）无应用服务器，54家机构（占19.0%）拥有1台，9家（占3.2%）拥有2台，2家（占0.7%）拥有3台，1家（占0.3%）拥有4台，2家（占0.7%）拥有5台；拥有应用服务器的69家机构中其应用服务器的容量最小为1GB，最大为960GB，平均为160GB±160GB（$M\pm Q$）。

284家社区卫生服务机构中：255家机构（占89.8%）无网络服务器，23家机构（占8.2%）拥有1台，2家（占0.7%）拥有2台，1家（占0.3%）拥有3台，1家（占0.3%）拥有4台，2家（占0.7%）拥有5台；拥有网络服务器的30家机构中其网络服务器的容量最小为2GB，最大为320GB，平均为80GB±102GB（$M\pm Q$）。

2）前置机：284家社区卫生服务机构中：163家机构（占57.4%）无前置机，78家机构（占27.5%）拥有1台，20家（占7.1%）拥有2台，7家（占2.5%）拥有3台，4家（占1.4%）拥有5台，1家（占0.3%）拥有7台，3家（占1.1%）拥有8台，3家（占1.1%）拥有9台，2家（占0.7%）拥有10台，1家（占0.3%）拥有13台，1家（占0.3%）拥有20台，1家（占0.3%）拥有70台。

3）局域网结点数：284家社区卫生服务机构中：108家机构（占38.0%）无局域网，62家机构（占21.8%）局域网结点数为1～5个，33家（占11.5%）为6～10个，26家（占9.2%）为11～20个，38家（占13.4%）为21～50个，9家（占3.2%）为51～100个，5家（占1.8%）为101～200个，3家（占1.1%）为201～300个，平均为9个±21个（$M\pm Q$）。

4）无线网络结点数：284家社区卫生服务机构中：262家机构（占92.2%）没有无线网络，17家机构（占6.0%）无线网结点数为1～5个，2家（占0.7%）为6～10个，3家（占1.1%）为20～30个。

5）医生计算机工作站：284家社区卫生服务机构中：156家机构（占54.9%）无医生计算机工作站，41家机构（占14.4%）拥有1～5台，22家（占7.7%）拥有6～10台，24家（占8.5%）拥有11～20台，26家（占9.2%）拥有21～50台，13家（占4.6%）拥有51～100台，2家（占0.7%）拥有120台，平均为7台±21台（$M\pm Q$）。

6）移动计算机工作站：284家社区卫生服务机构中：215家机构（占75.8%）无移动计算机（笔记本电脑、配无线网络）工作站，45家机构（占15.9%）拥有1台，13家（占4.67%）拥有2台，2家（占0.7%）拥有3台，4家（占1.4%）拥有4台，1家（占0.3%）拥有6台，1家（占0.3%）拥有7台，1家（占0.3%）拥有30台，1家（占0.3%）拥有34台，1家（占0.3%）拥有40台。

（2）网络条件

1）网络设备：284家社区卫生服务机构的网络设备资产中，148家机构（占52.1%）无资产，34家机构（占12.0%）为0.1万元～1.0万元，18家（占6.3%）为1.1万元～2.0万元，28家（占9.9%）为2.1万元～5.0万元，23家（占8.1%）为5.1万元～10.0万元，14家（占4.9%）为10.1万元～20.0万元，12家（占4.2%）为20.1万元～50.0万元，6家（占2.1%）为50.1万元～100.0万元，1家（占0.3%）为198万元，平均为 2.0 万元±7.5 万元（$M\pm Q$）。

2）接入互联网带宽：284 家社区卫生服务机构接入互联网的带宽分布为：82 家机构（占 28.9%）无接入互联网带宽，8 家机构（占 2.8%）为 1Mbit/s，87 家（占 30.6%）为 2Mbit/s，4 家（占 1.4%）为 3Mbit/s，28 家（占 9.9%）为 4Mbit/s，2 家（占 0.7%）为 5Mbit/s，5 家（占 1.8%）为 6Mbit/s，8 家（占 2.8%）为 8Mbit/s，41 家（占 14.4%）为 10Mbit/s，1 家（占 0.3%）为 15Mbit/s，1 家（占 0.3%）为 20Mbit/s，1 家（占 0.3%）为 30Mbit/s，1 家（占 0.3%）为 50Mbit/s，12 家（占 4.2%）为 100Mbit/s，1 家（占 0.3%）为 200Mbit/s，2 家（占 0.7%）为 1000Mbit/s，平均为 4Mbit/s±8Mbit/s（$M\pm Q$）。

3）局域网带宽：284 家社区卫生服务机构局域网的带宽分布为：129 家机构（占 45.4%）无局域网带宽，4 家机构（占 1.4%）为 1Mbit/s，17 家（占 6.0%）为 2Mbit/s，1 家（占 0.3%）为 4Mbit/s，5 家（占 1.8%）为 8Mbit/s，28 家（占 9.9%）为 10Mbit/s，99 家（占 34.9%）为 100Mbit/s，1 家（占 0.3%）为 1000Mbit/s，平均为 100Mbit/s±90Mbit/s（$M\pm Q$）。

4）网络接入方式：284 家社区卫生服务机构中 214 家无网络连接，15 家机构只有 1 种连接方式，52 家机构（占 18.3%）有 2 种连接方式，3 家机构有 3 种连接方式，其中可以通过专线连接专网的有 113 家机构（占 39.8%），通过拨号连接互联网的有 107 家机构（占 37.7%），通过拨号连接专网的有 83 家机构（占 29.2%），通过专线连接互联网的有 72 家机构（占 25.4%），通过无线连接互联网的有 11 家机构（占 3.9%）。

（3）软件应用

1）居民健康档案信息系统使用情况：284 家社区卫生服务机构中共有 169 家机构（占 59.5%）于 2008 年底前开始使用居民健康档案信息系统，其中 2 家机构（占 0.7%）开始使用时间为 2001 年，2 家（占 0.7%）为 2002 年，1 家（占 0.3%）为 2003 年，4 家（占 1.4%）为 2004 年，21 家（占 7.4%）为 2005 年，71 家（占 25.0%）为 2006 年，19 家（占 6.7%）为 2007 年，49 家（占 17.3%）为 2008 年。

169 家已使用居民健康档案信息系统的社区卫生服务机构使用该系统的主要功能模块包括：家庭档案与个人档案（157 家，占 92.9%），个人体检记录（150 家，占 88.8%），慢病管理（141 家，占 83.4%），妇幼保健（72 家，占 42.6%），传染病管理（56 家，占 33.1%），计划免疫（55 家，占 32.5%），全科诊间（30 家，占 17.8%），绩效考核（20 家，占 11.8%），统计分析（2 家，占 1.2%）。

2）居民健康档案信息系统信息共享情况：169 家已使用居民健康档案信息系统的社区卫生服务机构中有 47 家机构（占 27.8%）与新农合结报系统实现了信息共享，43 家机构（占 25.4%）与本机构社区 HIS 实现了信息共享，29 家机构（占 17.2%）与医院 HIS 实现了信息共享，22 家机构（占 13.0%）与疾控中心计划免疫系统实现了信息共享，21 家机构（占 12.4%）与本机构医生工作站实现了信息共享，20 家机构（占 11.8%）与疾控中心妇幼保健系统实现了信息共享，20 家机构（占 11.8%）与区域卫生信息数据中心实现了信息共享，3 家机构（占 1.8%）与医院电子病历实现了信息共享。

3）居民健康档案信息系统数据存放情况：169 家已使用居民健康档案信息系统的社区卫生服务机构中有 102 家机构（占 60.4%）其居民健康档案信息系统采集到的数据存放

在社区卫生服务中心，70 家（占 41.4%）存放在区（县、地级市）卫生局，10 家（占 5.9%）存放在社区卫生服务站，3 家（占 1.8%）存放在地市级卫生局，2 家（占 1.2%）存放在软件开发公司。

4）居民健康档案信息系统维护情况：169 家已使用居民健康档案信息系统的社区卫生服务机构对该系统的维护频率分别为：每月 6 次（2 家，占 1.2%），每月 3 次（4 家，占 2.4%），每月 2 次（1 家，占 0.6%），每月 1 次（55 家，占 32.5%），每年 20 次（1 家，占 0.6%），每年 7 次（2 家，占 1.2%），每年 4 次（1 家，占 0.6%），每年 3 次（2 家，占 1.2%），每年 2 次（1 家，占 0.6%），每年 1 次（65 家，占 38.4%），余 35 家尚未进行维护。系统的维护方式是：远程协助为主（31 家，占 23.1%），现场维护为主（32 家，占 23.9%），两者都有（71 家，占 53.0%）。

2008 年对居民健康档案信息系统进行升级的费用最少为 0 元（123 家，占 72.8%），最多为 10 万元（1 家，占 0.6%）。2008 年对居民健康档案信息系统进行维护的费用最少为 0 元（150 家，占 88.8%），最多为 16 万元（31 家，占 18.3%）。

5）居民健康档案信息系统联网情况：17 家社区卫生服务机构下设的 548 家社区卫生服务站/村卫生室在 2008 年已经应用居民健康档案信息系统，其中 389 家已实现与其所属机构联网。

6）社区医疗卫生软件使用情况：2008 年底前社区卫生服务机构已经开始使用的社区医疗卫生软件情况为：社区 HIS（包括收费、药品、物资管理信息系统）（142 家，占 50.0%），新农合实时结报系统（138 家，占 48.6%），体检信息管理系统（65 家，占 22.9%），"六位一体"社区卫生服务管理软件（51 家，占 18.0%），计算机化医嘱系统（27 家，占 9.5%），全科诊间系统（23 家，占 8.1%），检验管理信息系统（LIS）（18 家，占 6.3%），医学影像存储与传输系统（PACS）（9 家，占 3.2%），信息统计与决策支持系统（9 家，占 3.2%），电子病历（6 家，占 2.1%），远程会诊及双向转诊管理系统（3 家，占 1.1%），公共卫生（计划免疫等）（1 家，占 0.4%）。

3. 经费来源与支出

（1）卫生信息化工作预算：284 家社区卫生服务机构 2008 年固定的信息化工作预算情况为：91 家机构（占 32.0%）无预算，43 家机构（占 15.2%）为 0.1 万元～1.0 万元，36 家（占 12.7%）为 1.1 万元～2.0 万元，48 家（占 16.9%）为 2.1 万元～5.0 万元，27 家（占 9.5%）为 5.1 万元～10.0 万元，21 家（占 7.4%）为 10.1 万元～20.0 万元，13 家（占 4.6%）为 20.1 万元～50.0 万元，3 家（占 1.1%）为 50.1 万元～100.0 万元，1 家（占 0.3%）为 250 万元，1 家（占 0.3%）为 400 万元，平均为 3.0 万元±8.3 万元（$M \pm Q$）。

（2）卫生信息化工作实际获得经费：284 家社区卫生服务机构 2008 年卫生信息化工作（如购买、安装电脑，网络系统建设、网络维护等费用）实际获得经费情况为：106 家机构（占 37.3%）未获得，44 家机构（占 15.5%）为 1.0 万元，36 家（占 12.7%）为 1.1 万元～2.0 万元，42 家（占 14.8%）为 2.1 万元～5.0 万元，26 家（占 9.2%）为 5.1 万元～10.0 万元，16 家（占 5.6%）为 10.1 万元～20.0 万元，11 家（占 3.9%）为 20.1 万元～50.0 万元，2 家（占 0.7%）为 50.1 万元～100.0 万元，1 家（占 0.3%）为 210 万元。

在有信息化工作预算的 193 家机构中，44 家（占 22.8%）实际获得经费高于其预算，

62 家（占 32.1%）与预算一致，87 家（占 45.1%）低于预算。2008 年实际获得经费在该机构 2008 年度各项经费总收入中所占比例最高为 21.2%，最低为 0.0%，平均 2.0%。

2008 年实际获得卫生信息化工作经费的 178 家社区卫生服务机构所获得经费的来源中：财政拨款所占比例最高为 100.0%，最低为 0.0%，平均 13.7%；单位自筹经费所占比例最高为 100.0%，最低为 0.0%，平均 58.8%；专项资金（即各类机构或基金会资助的专项项目）所占比例最高为 100.0%，最低为 0.0%，平均 2.7%；其他来源所占比例最高为 66.7%，最低为 0.0%，平均 0.4%。

（3）卫生信息化工作经费支出：284 家社区卫生服务机构 2008 年卫生信息化工作经费支出情况为：49 家机构（占 17.3%）无支出，55 家机构（占 19.4%）为 0.1 万元～1.0 万元，36 家（占 12.7%）为 1.1 万元～2.0 万元，60 家（占 21.1%）为 2.1 万元～5.0 万元，38 家（占 13.4%）为 5.1 万元～10.0 万元，23 家（占 8.1%）为 10.1 万元～20.0 万元，19 家（占 6.6%）为 20.1 万元～50.0 万元，3 家（占 1.1%）为 50.1 万元～100.0 万元，1 家（占 0.3%）为 210 万元。

在有信息化工作预算的 193 家机构中，31 家（占 16.1%）实际支出经费高于其预算，40 家（占 20.7%）与预算一致，122 家（占 63.2%）低于预算。

在实际获得信息化工作经费的 178 家机构中，43 家（占 24.2%）实际支出经费高于其获得经费，57 家（占 32.0%）一致，78 家（占 43.8%）支出低于所获得经费。

2008 年信息化工作实际支出经费在该机构 2008 年度各项经费总支出中所占比例最高为 18.2%，最低为 0.0%，平均 1.4%。

1）硬件支出：2008 年卫生信息化工作经费具有实际支出的 235 家社区卫生服务机构中，用于硬件支出的总费用最高为 170.0 万元，最低为 0 万元，占其所属机构 2008 年信息化工作实际支出的比例最高为 100.0%，最低为 0.0%，平均 63.7%。其中，用于购买服务器设备的支出费用最高为 110 万元，最低为 0 万元，占其硬件支出的比例最高为 100.0%，最低为 0.0%，平均 37.3%；用于购买终端设备的支出费用最高为 62.0 万元，最低为 0 万元，占其硬件支出的比例最高为 100.0%，最低为 0.0%，平均 45.3%；用于购买网络设备的支出费用最高为 40.0 万元，最低为 0 万元，占其硬件支出的比例最高为 100.0%，最低为 0.0%，平均 16.2%。

2）软件支出：2008 年卫生信息化工作经费具有实际支出的 235 家社区卫生服务机构中，用于软件支出的总费用最高为 30.0 万元，最低为 0 万元，占其所属机构 2008 年信息化工作实际支出的比例最高为 100.0%，最低为 0.0%，平均 15.4%。其中，用于系统基础软件（指操作系统与数据库相关软件）采购的支出费用最高为 30.0 万元，最低为 0 万元，占其软件支出的比例最高为 100.0%，最低为 0.0%，平均 56.5%；用于应用信息系统开发或采购的支出费用最高为 30.0 万元，最低为 0 万元，占其软件支出的比例最高为 100.0%，最低为 0.0%，平均 43.5%。

3）服务支出：2008 年卫生信息化工作经费具有实际支出的 235 家社区卫生服务机构中，用于信息技术服务费用（指每年支付给乙方用于硬件系统集成；网络、信息系统维护等服务的专项资金）的总费用最高为 10.0 万元，最低为 0 万元，占其所属机构 2008 年信息化工作实际支出的比例最高为 100.0%，最低为 0.0%，平均 20.6%。

（三）卫生信息化服务开展情况

1. 卫生医疗服务情况

（1）年门急诊诊疗人次数：2008 年 21 家城市社区卫生服务中心的年门急诊诊疗人次数最少为 6967 人，最多 260.0 万人，平均 13.3765 万人±23.9875 万人（$M\pm Q$）。114 家中心乡镇卫生院的年门急诊诊疗人次数最少 44 人，最多 97.9469 万人，平均 4.6490 万人±8.5145 万人（$M\pm Q$）。104 家一般乡镇卫生院的年门急诊诊疗人次数最少 368 人，最多 27.0668 万人，平均 1.5472 万人±2.0215 万人（$M\pm Q$）。45 家社区卫生服务中心分中心或乡镇/街道卫生院分院的年门急诊诊疗人次数最少 3511 人，最多 33.7656 万人，平均 3.3406 万人±8.6336 万人（$M\pm Q$）。

（2）年出院人次数：2008 年 21 家城市社区卫生服务中心的年出院人次数最少为 2 人，最多 6332 人，平均 1014 人±4901 人（$M\pm Q$）。114 家中心乡镇卫生院的年出院人次数最少 1 人，最多 6654 人，平均 436 人±1480 人（$M\pm Q$）。104 家一般乡镇卫生院的年出院人次数最少 1 人，最多 8045 人，平均 26 人±134 人（$M\pm Q$）。45 家社区卫生服务中心分中心或乡镇/街道卫生院分院的年出院人次数最少 2 人，最多 3296 人，平均 71 人±586 人（$M\pm Q$）。

（3）年住院人次数：2008 年 21 家城市社区卫生服务中心的年住院人次数最少为 2 人，最多 6349 人，平均 1014 人±4911 人（$M\pm Q$）。114 家中心乡镇卫生院的年住院人次数最少 1 人，最多 6891 人，平均 437 人±1483 人（$M\pm Q$）。104 家一般乡镇卫生院的年住院人次数最少 1 人，最多 8043 人，平均 26 人±134 人（$M\pm Q$）。45 家社区卫生服务中心分中心或乡镇/街道卫生院分院的年住院人次数最少 2 人，最多 3375 人，平均 54.5 人±417.0 人（$M\pm Q$）。

（4）门诊单张处方次均费用：2008 年 21 家城市社区卫生服务中心的门诊单张处方次均费用最少为 11.00 元，最多 162.68 元，平均 82.00 元±37.40 元（$M\pm Q$）。114 家中心乡镇卫生院的门诊单张处方次均费用最少 21.40 元，最多 143 元，平均 66.3 元±21.6175 元（$M\pm Q$）。104 家一般乡镇卫生院的门诊单张处方次均费用最少 20 元，最多 1003 元，平均 57.64 元±27.38 元（$M\pm Q$）。45 家社区卫生服务中心分中心或乡镇/街道卫生院分院的门诊单张处方次均费用最少 28.00 元，最多 114.78 元，平均 60.10 元±24.12 元（$M\pm Q$）。

（5）在册的本辖区糖尿病病人总数：2008 年 21 家城市社区卫生服务中心在册的本辖区糖尿病病人总数最少为 33 人，最多 1703 人，平均 326 人±660 人（$M\pm Q$）。114 家中心乡镇卫生院在册的本辖区糖尿病病人总数最少 5 人，最多 2300 人，平均 129 人±180 人（$M\pm Q$）。104 家一般乡镇卫生院在册的本辖区糖尿病病人总数最少 3 人，最多 635 人，平均 52 人±72 人（$M\pm Q$）。45 家社区卫生服务中心分中心或乡镇/街道卫生院分院在册的本辖区糖尿病病人总数最少 10 人，最多 803 人，平均 77 人±150 人（$M\pm Q$）。

（6）在册的本辖区高血压病人总数：2008 年 21 家城市社区卫生服务中心在册的本辖区高血压病人总数最少为 391 人，最多 7099 人，平均 2130 人±3738 人（$M\pm Q$）。114 家中心乡镇卫生院在册的本辖区高血压病人总数最少 184 人，最多 9322 人，平均 1154 人±1625 人（$M\pm Q$）。104 家一般乡镇卫生院在册的本辖区高血压病人总数最少 3 人，最多 3233 人，平均 590 人±669 人（$M\pm Q$）。45 家社区卫生服务中心分中心或乡镇/街道卫生院分院在册的本辖区高血压病人总数最少 169 人，最多 3025 人，平均 1060 人±1461 人（$M\pm Q$）。

（7）在册的本辖区精神病人总数：2008 年 21 家城市社区卫生服务中心在册的本辖区精神病人总数最少为 2 人，最多 564 人，平均 116 人±236 人（$M \pm Q$）。114 家中心乡镇卫生院在册的本辖区精神病人总数最少 1 人，最多 1642 人，平均 44 人±201 人（$M \pm Q$）。104 家一般乡镇卫生院在册的本辖区精神病人总数最少 1 人，最多 328 人，平均 27 人±62 人（$M \pm Q$）。45 家社区卫生服务中心分中心或乡镇/街道卫生院分院在册的本辖区精神病人总数最少 2 人，最多 371 人，平均 53 人±122 人（$M \pm Q$）。

（8）在册的本辖区内结核病总人数：2008 年 21 家城市社区卫生服务中心在册的本辖区内结核病总人数最少为 3 人，最多 171 人，平均 46 人±52 人（$M \pm Q$）。114 家中心乡镇卫生院在册的本辖区内患结核病总人数最少 1 人，最多 161 人，平均 13 人±20 人（$M \pm Q$）。104 家一般乡镇卫生院在册的本辖区内结核病总人数最少 1 人，最多 522 人，平均 6 人±13 人（$M \pm Q$）。45 家社区卫生服务中心分中心或乡镇/街道卫生院分院在册的本辖区内结核病总人数最少 1 人，最多 96 人，平均 10 人±20 人（$M \pm Q$）。

（9）在册的本辖区残疾人总数：2008 年 21 家城市社区卫生服务中心在册的本辖区内残疾人总人数最少为 24 人，最多 1541 人，平均 287 人±515 人（$M \pm Q$）。114 家中心乡镇卫生院在册的本辖区内残疾人总人数最少 13 人，最多 2480 人，平均 313 人±427 人（$M \pm Q$）。104 家一般乡镇卫生院在册的本辖区内残疾人总人数最少 4 人，最多 1859 人，平均 120 人±239 人（$M \pm Q$）。45 家社区卫生服务中心分中心或乡镇/街道卫生院分院在册的本辖区内残疾人总人数最少 8 人，最多 1469 人，平均 205±437 人（$M \pm Q$）。

（10）在册的本辖区孕产妇总数：2008 年 21 家城市社区卫生服务中心在册的本辖区内孕产妇总人数最少为 82 人，最多 805 人，平均 367 人±332 人（$M \pm Q$）。114 家中心乡镇卫生院在册的本辖区内孕产妇总人数最少 13 人，最多 1752 人，平均 218 人±270 人（$M \pm Q$）。104 家一般乡镇卫生院在册的本辖区内孕产妇总人数最少 1 人，最多 872 人，平均 128 人±164 人（$M \pm Q$）。45 家社区卫生服务中心分中心或乡镇/街道卫生院分院在册的本辖区内孕产妇总人数最少 15 人，最多 1230 人，平均 141 人±149 人（$M \pm Q$）。

（11）在册的本辖区 0～3 岁儿童总数：2008 年 21 家城市社区卫生服务中心在册的本辖区内 0～3 岁儿童总人数最少为 195 人，最多 3450 人，平均 1462 人±1273 人（$M \pm Q$）。114 家中心乡镇卫生院在册的本辖区内 0～3 岁儿童总人数最少 24 人，最多 3587 人，平均 598 人±996 人（$M \pm Q$）。104 家一般乡镇卫生院在册的本辖区内 0～3 岁儿童总人数最少 0 人，最多 4232 人，平均 430 人±517 人（$M \pm Q$）。45 家社区卫生服务中心分中心或乡镇/街道卫生院分院在册的本辖区内 0～3 岁儿童总人数最少 20 人，最多 5518 人，平均 570 人±936 人（$M \pm Q$）。

（12）转向上级医院总人数：2008 年 21 家城市社区卫生服务中心在册的本辖区转向上级医院人数最少为 3 人，最多 304 人，平均 37 人±119 人（$M \pm Q$）。114 家中心乡镇卫生院在册的本辖区转向上级医院总人数最少 0 人，最多 812 人，平均 41 人±96 人（$M \pm Q$）。104 家一般乡镇卫生院在册的本辖区转向上级医院总人数最少 0 人，最多 1522 人，平均 36 人±143 人（$M \pm Q$）。45 家社区卫生服务中心分中心或乡镇/街道卫生院分院在册的本辖区转向上级医院总人数最少 0 人，最多 1236 人，平均 22 人±136 人（$M \pm Q$）。

（13）从上级医院转下总人数：2008 年 21 家城市社区卫生服务中心在册的本辖区内从上级

医院转下总人数最少为0人，最多80人，平均12人±28人（$M\pm Q$）。114家中心乡镇卫生院在册的本辖区内从上级医院转下总人数最少0人，最多856人，平均9人±26人（$M\pm Q$）。104家一般乡镇卫生院在册的本辖区内从上级医院转下总人数最少0人（13家，占12.5%），最多330人（1家，占1.0%）。45家社区卫生服务中心分中心或乡镇/街道卫生院分院在册的本辖区内从上级医院转下总人数最少0人，最多625人，平均2人±15人（$M\pm Q$）。

2. 居民健康档案的建立情况

（1）纸质健康档案的建立情况：284家社区卫生服务机构最早于1992年（2家，占0.8%）开始为居民建立纸质健康档案，134家（占47.2%）于2006年开始，17家（占6.0%）2008年底前未开始建立纸质档案（包括1家城市社区卫生服务中心、7家中心乡镇卫生院、6家一般乡镇卫生院、3家社区卫生服务中心分中心或乡镇/街道卫生院分院）。最少已建立781户的纸质档案，最多已建立60 148户，共建立2 181 066户，平均5933户±7630户（$M\pm Q$）；最少已建立322人的纸质档案，最多已建立570 000人，共建立7 188 813人，平均17 997人±22 819人（$M\pm Q$）。

（2）电子健康档案的建立情况：284家社区卫生服务机构最早于2000年（1家，占0.4%）开始为居民建立电子健康档案，58家（占20.4%）于2006年开始，25家（占8.8%）于2007年开始，121家（占42.6%）2008年底前未开始建立电子档案（包括11家城市社区卫生服务中心、54家中心乡镇卫生院、42家一般乡镇卫生院、14家社区卫生服务中心分中心或乡镇/街道卫生院分院）。最少已建立0户的电子档案，最多已建立29 753户，共建立980 840户，平均4545户±5249户（$M\pm Q$）；最少已建立0人的电子档案，最多已建立220 741人，共建立3 057 889人，平均14 800人±24 234人（$M\pm Q$）。电子档案占纸质档案的比例最低为0.0%，最高为100.0%，平均80.3%。

163家已建立电子健康档案的社区卫生服务机构中，电子档案的录入人员有多种，责任医生参与录入的有138家机构（占84.7%），护士参与录入的有73家机构（占44.8%），档案保管员参与录入的有63家机构（占38.7%），临时雇用人员参与录入的有41家机构（占25.2%），公共卫生员参与录入的有3家机构（占1.8%），所在机构的网管员参与录入的有2家机构（占1.2%），社医办工作人员参与录入的有1家机构（占0.6%），协助医生参与录入的有1家机构（占0.6%），药房人员参与录入的有1家机构（占0.6%），财务人员和儿保医生参与录入的有1家机构（占0.6%）。

电子档案的录入人员每录入一份健康档案的报酬最低是0元（88家，占54.0%），最高是15元（1家，占0.6%），40家（占24.5%）为1元，24家（占14.7%）为2元，4家（占2.5%）为3元，4家（占2.5%）为5元，1家（占0.6%）为8元，1家（占0.6%）为10元，平均1元±1元（$M\pm Q$）。

（3）居民查阅健康档案的方式：267家已建立纸质健康档案的社区卫生服务机构中，居民查阅自己档案的主要方式有：到档案室查阅（121家，占45.3%），就诊时查阅（95家，占35.6%），电话查询（52家，占19.5%），网上查询（18家，占6.7%），目前不可以查阅（80家，占30.0%，包括3家城市社区卫生服务中心、32家中心乡镇卫生院、32家一般乡镇卫生院、13家社区卫生服务中心分中心或乡镇/街道卫生院分院）。

（4）健康档案工作的信息化程度：2008年284家社区卫生服务机构健康档案工作的信息

化程度为：仅有纸质档案（98家，占34.5%，包括8家城市社区卫生服务中心、44家中心乡镇卫生院、37家一般乡镇卫生院、9家社区卫生服务中心分中心或乡镇/街道卫生院分院），单机管理的电子档案（无法与本中心以外的机构信息共享）（95家，占33.5%），县、乡、村三级医疗机构联网（29家，占10.2%），全县（市）内卫生机构联网（35家，占12.3%），乡村二级医疗机构联网（1家，占0.4%），中心站联网（1家，占0.4%）。

（5）健康档案工作的培训情况：2008年61家社区卫生服务机构（占21.5%）对居民健康档案工作人员进行过1次信息化培训，59家机构（占20.8%）进行过2次，31家机构（占10.9%）进行过3次，8家机构（占2.8%）进行过4次，5家机构（占1.8%）进行过5次，1家机构（占0.4%）进行过6次，1家机构（占0.4%）进行过8次，118家机构（占41.5%，包括7家城市社区卫生服务中心、49家中心乡镇卫生院、49家一般乡镇卫生院、13家社区卫生服务中心分中心或乡镇/街道卫生院分院）未开展过信息化培训。

（6）信息化管理制度的制定情况：2008年284家社区卫生服务机构中，145家机构（占51.1%）已制定统一的信息化管理制度，11家城市社区卫生服务中心、53家中心乡镇卫生院、55家一般乡镇卫生院、20家社区卫生服务中心分中心或乡镇/街道卫生院分院均未制定统一的信息化管理制度。

（四）社区卫生信息化建设需求

2008年284家社区卫生服务机构有189家（占66.6%）使用过社区卫生服务信息系统，其机构的信息技术负责人中：有46人（占24.3%）认为使用社区卫生服务信息系统后，所在机构的医疗服务质量水平比原来明显提高，123人（占65.1%）认为有所提高，19人（占10.1%）认为没有变化，1人（占0.5%）认为有所降低，没有人认为明显降低。

189家机构的信息技术负责人中：有33人（占17.5%）认为使用社区卫生服务信息系统后，所在机构的管理水平比原来明显提高，135人（占71.4%）认为有所提高，19人（占10.1%）认为没有变化，1人（占0.5%）认为有所降低，没有人认为明显降低。

2008年284家社区卫生服务机构中有95家（占33.5%）制定了信息化建设的规划。

284名社区卫生服务机构的信息技术负责人中有83人（占29.2%）明确知道所在机构2008年的信息化建设目标，72人（占25.4%）大概知道，129人（占45.4%）不知道。

284名社区卫生服务机构的信息技术负责人中有12人（占4.2%）对所在机构2008年卫生信息化服务的建设状况感到很满意，79人（占27.8%）比较满意，168人（占59.1%）认为一般，23人（占8.1%）不太满意，2人（占0.7%）很不满意。

254人（占89.4%）认为社区HIS（包括收费、药品、物资管理信息系统）在社区卫生信息化服务中是最重要的，240人（占84.5%）认为居民健康档案存储与通信系统最重要，184人（占64.8%）认为新农合实时结报系统最重要，159人（占56.0%）认为“六位一体”社区卫生服务管理软件最重要，118人（占41.5%）认为体检信息管理系统最重要，71人（占25.0%）认为电子病历最重要，68人（占23.9%）认为计算机化医嘱录入系统最重要，66人（占23.2%）认为全科诊间系统最重要，43人（占15.1%）认为远程会诊及双向转诊管理系统最重要，33 人（占 11.6%）认为信息统计与决策支持系统最重要，28 人（占 9.9%）认为检验管理信息系统（LIS）最重要，20 人（占 7.0%）认为医学影像管理系统（PACS）最重要。按照优先级从高到低排列的前五项为：社区 HIS（包括收费、药品、物资管理信息系统）、居民健康档案管理系统、“六位一体”社区卫生服务管理软件、体检信息管理系统和新农合实时结报系统。

223 人（占 78.5%）认为当前卫生信息化服务的建设还应在“领导重视，政策支持”方面继续改进，186 人（占 65.5%）认为应改进“硬件更新”方面，186 人（占 65.5%）认为应改进“软件应用的培训”方面，145 人（占 51.1%）认为应改进“软件升级”方面，142 人（占 50.0%）认为应改进“引进信息技术人才”方面，109 人（占 38.4%）认为应改进“法律法规的明确与支持”方面，101 人（占 35.6%）认为应改进“软件更换”方面，101 人（占 35.6%）认为应改进“观念更新”方面，72 人（占 25.4%）认为应改进“开展远程会诊”方面，69 人（占 24.3%）认为应改进“开展远程教育”方面，41 人（占 14.4%）认为应改进“建设网上图书馆”方面，3 人（占 1.1%）认为应改进“政府资金投入和扶持”方面，2 人（占 0.8%）认为应改进“硬件配备”方面，1 人（占 0.4%）认为应改进“制定统一建设标准”方面。

五、医务人员对卫生信息化服务建设的满意度及需求

（一）医院医务人员对卫生信息化服务建设的满意度及需求

1. 基本情况

（1）基本情况：本次共调查 19 个地区（其中杭州市下城区因无二级医院除外）的 23 家医院的 2264 名医务人员，其中：男性 950 人（占 42.0%），女性 1314 人（占 58.0%）；年龄分布为：最小 18 岁，最大 71 岁，平均年龄为 34.8 岁±8.29 岁（$\bar{x}\pm s$），25 岁及以下 252 人（占 11.1%），26～35 岁 1061 人（占 46.9%），36～45 岁 703 人（占 31.1%），46～60 岁 240 人（占 11.1%），60 岁及以上 8 人（占 0.4%）；工龄分布为：最短 1 年，最长 45 年，平均工龄为 13.0 年±13.8 年（$M\pm Q$），5 年及以下 533 人（占 23.5%），6～10 年 427 人（占 18.9%），11～20 年 864 人（占 38.2%），21～30 年 321 人（占 14.2%），30 年及以上 119 人（占 5.3%）；学历分布为：初中及以下 27 人（占 1.2%），中专或高中 338 人（占 14.9%），大专 823 人（占 36.4%），本科 1041 人（占 46.0%），硕士及以上 35 人（占 1.5%）。所在医院类别分布为：综合性医院 2211 人（占 97.7%），专科医院 53 人（占 2.3%）。工作性质分布为：正式在编 1831 人（占 81.2%），合同工 320 人（占 14.2%），临时工 60 人（占 2.7%），退休返聘 23 人（占 1.0%），借用 30 人（占 1.3%）。

（2）专业资质情况：2264 名医务人员中，23.3%为内科工作者，21.4%为外科工作者，44.6%为医生，31.2%为护士，43.8%为执业医师，31.6%为乡村医生，36.2%所学专业为临床医学，31.9%为护理专业，41.4%为初级职称，42.1%为中级职称。具体结果见表 4-41。

表 4-41 2264 名医院医务人员基本情况

项目	分组	人数［比例（%）］	项目	分组	人数［比例（%）］
所在科室	内科	527（23.3）	职业资质	其他	48（2.1）
	外科	484（21.4）		执业医师	992（43.8）
	检验科	167（7.4）		执业助理医师	87（3.8）
	妇产科	164（7.2）		执业护士	715（31.6）
	放射科	124（5.5）		执业药师	82（3.6）
	药剂科	104（4.6）		其他	388（17.2）
	儿科	92（4.1）	所学专业	临床医学	819（36.2）
	口腔科	56（2.5）		护理	723（31.9）
	B超室	47（2.1）		检验	176（7.8）
	耳鼻咽喉科	39（1.7）		中医	142（6.3）
	中西医结合科	32（1.4）		药学	115（5.1）
	眼科	26（1.1）		放射	104（4.6）
	心电图室	22（1.0）		口腔	60（2.7）
	防保科	11（0.5）		公共卫生	18（0.8）
	其他	369（16.3）		其他	107（4.7）
工作类型	医生	1009（44.6）	职称	初级	937（41.4）
	护士	707（31.2）		中级	953（42.1）
	辅助科室人员	378（16.7）		高级	256（11.3）
	行政管理人员	104（4.6）		无	118（5.2）
	防保人员	18（0.8）		—	—

2. 卫生信息化工作技能情况 2264 名医务人员已取得的计算机应用能力证书情况为：1842 人（占 81.4%）拥有“计算机中文基本操作系统”相关证书，1259 人（占 55.6%）拥有“办公应用”相关证书，1148 人（占 50.7%）拥有“网络应用”相关证书，1056 人（占 46.6%）拥有“数据库应用”相关证书，1026 人（占 45.3%）拥有“图像制作”相关证书，1147 人（占 50.7%）拥有其他相关证书（或证明），208 人（占 9.2%）没有任何计算机应用能力证书（或证明）。

没有任何计算机应用能力证书（或证明）的 208 人中，医生 154 人（占 74.0%），护士 46 人（占 22.1%），防保人员 2 人（占 1.0%），行政管理人员 2 人（占 1.0%），其他工作人员 4 人（占 1.9%）。

3. 卫生信息化服务建设的满意度

（1）医院信息系统使用情况：2008 年底前 2264 名医务人员在工作中有 1833 人（占 81.0%）使用过医院信息系统，护士的使用率为 86.8%，辅助科室人员为 83.3%，医生为 78.1%，防保人员为 66.7%，行政管理人员为 65.4%，其他工作人员为 75.0%，不同类型工作人员的使用率有统计学差别（$\chi^2=42.499$，$P<0.001$）；所在科室分布中：口腔科工作人员的使用率为 85.7%，检验科为 85.6%，药剂科为 85.6%，外科为 83.3%，妇

产科为 81.7%，儿科为 81.5%，内科为 81.0%，放射科为 79.8%，中西医结合科为 78.1%，B超室为 76.6%，心电图室为 72.7%，耳鼻咽喉科为 71.8%，眼科为 65.4%，防保科为 63.6%，其他科室为 77.5%，不同科室工作人员的使用率无统计学差别（$\chi^2=18.400$，$P>0.05$）。调查医务人员最早开始使用医院信息系统的时间为 1996 年，394 人（占 15.1%）从 2008 年开始使用。

（2）医院信息系统使用的熟练程度：1833 名在工作中使用过医院信息系统的医务人员中：462 人（占 25.2%）能够很熟练地把就诊患者的医疗信息录入电脑，779 人（占 42.5%）比较熟练，518 人（占 28.3%）熟练度一般，60 人（占 3.3%）不太熟练，2 人（占 0.1%）很不熟练，12 人（占 0.7%）还不会把就诊患者的医疗信息录入电脑。

（3）医院信息系统使用的模块：1833 名在工作中使用过医院信息系统的医务人员中：1227 人（占 66.9%）使用过住院护士工作站系统，1198 人（占 65.4%）使用过门急诊医生工作站系统，1180 人（占 64.4%）使用过病区医生工作站系统，1006 人（占 54.9%）使用过实验室信息系统（LIS），976 人（占 53.3%）使用过电子病历（EMR）系统，903 人（占 49.3%）使用过放射科信息系统（RIS），898 人（占 49.0%）使用过药房、药库系统，880 人（占 48.0%）使用过医学影像存储与通信系统（PACS），873 人（占 47.6%）使用过远程医学教育系统，861 人（占 47.0%）使用过超声影像信息系统，857 人（占 46.8%）使用过手术麻醉信息系统，833 人（占 45.4%）使用过远程会诊及双向转诊管理系统，830 人（占 45.3%）使用过心电图信息系统，828 人（占 45.2%）使用过重症监护信息系统，824 人（占 45.0%）使用过病理科信息系统，819 人（占 44.7%）使用过临床决策支持系统，28 人（占 1.5%）使用过门诊收费、物资管理、住院收费等医院信息系统模块。

（4）医院信息系统使用对工作的影响

1）业务流程时间的变化：1833 名在工作中使用过医院信息系统的医务人员中：662 人（占 36.1%）认为使用医院信息系统以后，业务流程时间缩短了很多，974 人（占 53.1%）认为缩短了一点，115 人（占 6.3%）认为没有改变，72 人（占 3.9%）认为业务流程时间反而增加了一点，10 人（占 0.5%）认为增加了很多。

2）工作负担的变化：1833 名在工作中使用过医院信息系统的医务人员中：523 人（占 28.5%）认为使用医院信息系统以后工作负担减少了很多，1068 人（占 58.3%）认为减少了一点，150 人（占 8.2%）认为没有改变，80 人（占 4.4%）认为工作负担反而增加了一点，12 人（占 0.7%）认为增加了很多。

（5）医院信息系统使用的满意情况

1）满意情况：1833 名在工作中使用过医院信息系统的医务人员中，112 人（占 6.1%）表示对医院信息系统的使用感到满意，其余 1721 名医务人员感到不满意的主要原因有：1405 人（占 76.7%）认为系统功能设计不完善，1075 人（占 58.7%）认为操作不方便，经常死机或无法保存，1001 人（占 54.6%）认为没有智能分析功能，969 人（占 52.9%）认为不能共享互通患者的医疗信息，948 人（占 51.7%）认为疾病、药品种类不全，873 人（占 47.6%）认为无法保证信息安全，837 人（占 45.7%）认为加重了工作负担，28 人（占 1.5%）认为是网速过慢、部分内容不能修改等其他原因。

对不同地区、性别、年龄、工龄、所在医院类型、工作性质、所在科室、工作类型、职业资质、所学专业、职称和计算机应用能力的1833名使用医院信息系统的医务人员调查结果进行比较，发现不同地区、所在科室和所学专业的医务人员其满意率有统计学差别。19个地区中绍兴市绍兴县医院医务人员满意率最高，衢州市常山县、衢州市开化县和舟山市普陀区最低；其所在科室中防保科满意率最高，心电图室最低；所学专业中检验专业医务人员的满意率最高、中医最低。具体结果见表4-42～表4-44。

表4-42　19个地区医务人员社区医疗卫生软件使用的满意情况

地区	使用人数	满意人数	占比（%）	排序	地区	使用人数	满意人数	占比（%）	排序
杭州市桐庐县	86	7	8.1	6	衢州市开化县	103	0	0.0	17
湖州市德清县	120	7	5.8	7	衢州市龙游县	102	13	12.7	4
湖州市吴兴区	81	13	16.0	2	绍兴市绍兴县	125	29	23.2	1
嘉兴市桐乡市	114	4	3.5	12	台州市三门县	127	5	3.9	10
金华市东阳市	130	5	3.8	11	台州市仙居县	38	2	5.3	8
金华市义乌市	66	1	1.5	15	台州市玉环县	111	5	4.5	9
丽水市青田县	129	2	1.6	14	舟山市岱山县	62	8	12.9	3
丽水市遂昌县	107	2	1.9	13	舟山市普陀区	48	0	0.0	17
衢州市常山县	108	0	0.0	17	舟山市嵊泗县	79	1	1.3	16
衢州市江山市	97	8	8.2	5	—	—	—	—	—

表4-43　1833名医务人员医院信息系统使用的满意率调查结果

项目		满意人数	占比（%）	项目		满意人数	占比（%）
性别	男	39	5.2	所在医院类别	综合性医院	109	6.1
	女	73	6.7		专科医院	3	7.0
年龄（岁）	≤25	20	9.8	工作性质	正式在编	83	5.6
	26～35	54	6.2		合同工	19	7.3
	36～44	28	4.8		临时工	5	10.6
	≥45	10	5.7		退休返聘	3	17.6
工龄（年）	≤5	31	7.3		借用	2	7.4
	6～	18	5.2	所在科室	内科	26	6.1
	11～	43	5.9		外科	16	4.0
	21～	16	6.3		检验科	22	15.4
	≥30	4	4.9		妇产科	5	3.7
学历	初中及以下	2	11.1		放射科	2	2.0
	中专或高中	19	7.8		药剂科	2	2.2
	大专	45	6.5		儿科	7	9.3
	本科	44	5.2		口腔科	4	8.3
	硕士及以上	2	6.3		B超室	3	8.3

续表

项目		满意人数	占比（%）	项目		满意人数	占比（%）
所在科室	耳鼻咽喉科	0	0.0	所学专业	口腔	2	3.9
	中西医结合科	2	8.0		护理	41	6.6
	眼科	1	5.9		公共卫生	1	6.7
	心电图室	0	0.0		药学	2	1.9
	防保科	1	14.3		检验	24	16.0
	其他	21	7.3		放射	2	2.4
工作类型	医生	35	4.4		其他	5	6.9
	护士	41	6.7	职称	职称初级	55	7.4
	辅助科室人员	30	9.5		中级	42	5.4
	行政管理人员	3	4.4		高级	9	4.1
	防保人员	1	8.3		无	6	7.0
	其他	2	5.6	计算机应用能力	中文基本操作系统	93	6.1
职业资质	执业医师	37	4.7		办公应用	61	5.7
	执业助理医师	6	9.2		网络应用	56	5.6
	执业护士	40	6.5		数据库应用	54	5.9
	执业药师	4	5.9		图像制作	53	6.0
	其他	25	8.1		其他	58	6.0
所学专业	临床医学	35	5.5		无	16	12.1
	中医	0	0.0		—	—	—

表 4-44　医务人员医院信息系统使用满意率的比较结果

项目	χ^2	P 值	项目	χ^2	P 值
地区	126.449	<0.001	所在科室	36.337	<0.001
性别	1.615	0.204	工作类型	10.548	0.061
年龄	6.418	0.093	职业资质	5.907	0.206
工龄	1.791	0.774	所学专业	39.068	<0.001
学历	3.343	0.502	职称	4.503	0.212
所在医院类型	0.058	0.810	计算机应用能力	9.282	0.158
工作性质	5.427	0.246	—	—	—

2）满意率的影响因素：模型变量的设置采取了非条件 Logistic 回归分析技术，建立医院医疗卫生服务软件满意率影响因素模型，分析各影响因素数量之间的变化关系。根据分析的目的及线性回归分析技术对变量的要求，选取对医院医疗卫生服务软件的使用是否满意为因变量，自变量包括所在地区、性别、年龄、工龄、学历、所在机构类型、工作性质、工作内容、工作类型、职业资质、所学专业、职称、计算机应用能力等变量，并拟订虚拟变量，变量及赋值见表 4-45。

表 4-45 筛选的变量及其赋值

变量名称	赋值		变量名称	赋值	
地区			学历		
杭州市桐庐县	1=是	0=否	初中及以下	1=是	0=否
湖州市德清县	1=是	0=否	中专或高中	1=是	0=否
湖州市吴兴区	1=是	0=否	大专	1=是	0=否
嘉兴市桐乡市	1=是	0=否	本科	1=是	0=否
金华市东阳市	1=是	0=否	硕士及以上	1=是	0=否
金华市义乌市	1=是	0=否	所在机构类别		
丽水市青田县	1=是	0=否	综合性医院	1=是	0=否
丽水市遂昌县	1=是	0=否	专科医院	1=是	0=否
衢州市常山县	1=是	0=否	工作性质		
衢州市江山市	1=是	0=否	正式在编	1=是	0=否
衢州市开化县	1=是	0=否	合同工	1=是	0=否
衢州市龙游县	1=是	0=否	临时工	1=是	0=否
绍兴市绍兴县	1=是	0=否	退休返聘	1=是	0=否
台州市三门县	1=是	0=否	借用	1=是	0=否
台州市仙居县	1=是	0=否	所在科室		
台州市玉环县	1=是	0=否	内科	1=是	0=否
舟山市岱山县	1=是	0=否	外科	1=是	0=否
舟山市普陀区	1=是	0=否	检验科	1=是	0=否
舟山市嵊泗县	1=是	0=否	妇产科	1=是	0=否
性别	1=男	0=女	放射科	1=是	0=否
年龄（岁）			药剂科	1=是	0=否
≤25	1=是	0=否	儿科	1=是	0=否
26～35	1=是	0=否	口腔科	1=是	0=否
36～45	1=是	0=否	B超室	1=是	0=否
46～59	1=是	0=否	耳鼻咽喉科	1=是	0=否
≥60	1=是	0=否	中西医结合科	1=是	0=否
工龄（年）			眼科	1=是	0=否
≤5	1=是	0=否	心电图室	1=是	0=否
6～10	1=是	0=否	防保科	1=是	0=否
11～20	1=是	0=否	其他	1=是	0=否
21～29	1=是	0=否	工作类型		
≥30	1=是	0=否	医生	1=是	0=否

续表

变量名称	赋值		变量名称	赋值	
护士	1=是	0=否	放射	1=是	0=否
辅助科室人员	1=是	0=否	口腔	1=是	0=否
行政管理人员	1=是	0=否	公共卫生	1=是	0=否
防保人员	1=是	0=否	其他	1=是	0=否
其他	1=是	0=否	职称		
职业资质			初级	1=是	0=否
执业医师	1=是	0=否	中级	1=是	0=否
执业助理医师	1=是	0=否	高级	1=是	0=否
执业护士	1=是	0=否	无	1=是	0=否
执业药师	1=是	0=否	计算机应用能力		
其他	1=是	0=否	中文基本操作系统	1=是	0=否
所学专业			办公应用	1=是	0=否
临床医学	1=是	0=否	网络应用	1=是	0=否
护理	1=是	0=否	数据库应用	1=是	0=否
检验	1=是	0=否	图像制作	1=是	0=否
中医	1=是	0=否	其他证书	1=是	0=否
药学	1=是	0=否	无	1=是	0=否

对进入模型的变量分析与发现：采取非条件 Logistic 逐步回归 Forward：Wald 法，并在纳入标准 SLE=0.1 和排除标准 SLS=0.05 的水准下筛选自变量，最终的模型结果见表 4-46。对该模型进行显著性检验，$\chi^2=139.200$，$P<0.001$，R^2 为 0.07，调整 $R^2=0.20$。

在进入模型变量中，有 10 个变量对社区医疗卫生软件使用的满意率有正向作用，没有变量产生负向影响。

地区变量：杭州市桐庐县、湖州市德清县、湖州市吴兴区、衢州市江山市、衢州市龙游县、绍兴市绍兴县和舟山市岱山县进入回归模型，其 OR 值分别为 3.880、2.840、8.398、3.886、6.360、11.929 和 6.372，反映这 7 个地区的医院医务人员对医院医疗卫生服务软件的利用满意状况相对较好，这可能与地区的软件使用基础如开始使用时间的早晚、工作人员计算机的使用能力等因素有关系。

工作科室变量：其他科室为正向因素，OR 值为 2.151，这可能与其所在科室对信息系统使用要求、使用频度与临床主要医技科室不同有关。

所学专业变量：检验专业为正向因素，OR 值为 3.540，提示不同专业的医务人员对医疗卫生服务软件的应用能力有所不同，这可能与其专业素质培训其所从事工作岗位的特殊性要求有关。

计算机应用能力变量：无任何计算机应用证书或证明变量进入模型，OR 值为 3.978，这可能与软件使用人群的自身期望值和自我要求有关。

没有进入模型的变量是性别、年龄、工龄、学历、所在机构类型、工作性质、工作科室、工作类型、职业资质和职称等。医院医务人员的医疗卫生服务软件使用的满意情况与所在地区、所学专业和计算机应用能力有相关性，提示地区软件应用的推广、专业技能的培训和计算机应用能力的培训与医院信息化医疗服务建设有关，但在横断面调查中难以确定因果关系。因此医院信息化医疗服务的建设需要有一定的人员使用培训，以提高其应用效果和满意度。

表 4-46 满意率影响因素的 Logistic 回归分析结果

变量	β参数估计值	Wald 卡方值	*P* 值	OR 值	95%可信区间	
					上限	下限
常数项	−4.141	327.739	0.001	0.016		
地区						
杭州市桐庐县	1.356	8.998	0.003	3.880	1.600	9.408
湖州市德清县	1.044	5.533	0.019	2.840	1.190	6.777
湖州市吴兴区	2.128	33.361	0.001	8.398	4.079	17.289
衢州市江山市	1.357	10.093	0.001	3.886	1.682	8.977
衢州市龙游县	1.850	25.693	0.001	6.360	3.110	13.005
绍兴市绍兴县	2.479	67.939	0.001	11.929	6.616	21.508
舟山市岱山县	1.852	17.851	0.001	6.372	2.699	15.045
工作科室（其他）	0.766	7.742	0.005	2.151	1.254	3.691
所学专业（检验）	1.264	20.214	0.001	3.540	2.040	6.143
未获得计算机应用能力证书	1.381	18.603	0.001	3.978	2.124	7.451

（6）医院信息系统使用中存在的困难：1833 名在工作中使用过医院信息系统的医务人员，540 人（占 29.5%）表示在使用过程中没有困难，余 1293 名医务人员表示存在的困难主要有：1242 人（占 67.8%）为录入的信息不会分析、评价，1045 人（占 57.0%）为文字录入速度慢，859 人（占 46.9%）为信息系统不会使用，80 人（占 4.4%）为网速慢、系统不完善等问题。

4. 对卫生信息化服务建设的需求

（1）卫生信息化服务培训情况：2008 年底前，2264 名调查医院医务人员中：1269 人（占 56.0%）没有参加过信息化方面的知识和技能培训，597 人（占 26.4%）参加过 1 次，264 人（占 11.7%）参加过 2 次，96 人（占 4.2%）参加过 3 次，22 人（占 1.0%）参加过 4 次，6 人（占 0.3%）参加过 5 次，10 人（占 0.4%）参加过 10～15 次。

838 名没有参加过信息化方面的知识和技能培训的医务人员中：444 人（占 53.0%）是由于未开展相关培训而没有参加，157 人（占 18.7%）会熟练应用计算机，104 人（占 12.4%）不感兴趣，80 人（占 9.5%）认为工作不需要，45 人（占 5.4%）认为培训对工作没有帮助，7 人（占 0.8%）是由于没时间，1 人（占 0.1%）是由于院方没有提供等原因而没有参加。

（2）医院信息化服务建设水平对工作要求的满足情况：2264 名医务人员关于所在医

院2008年底前信息化服务建设水平对工作水平的满足情况调查结果为：108人（占4.8%）认为完全能满足，652人（占28.8%）认为大多能满足，967人（占42.7%）认为基本能够满足，424人（占18.7%）认为不太满足，113人（占5.0%）认为完全不能满足自身的工作要求。

（3）医院信息化服务建设需要改善的方面：对于医院信息化工作的建设，2264名被调查医务人员中有1708人（占75.4%）希望信息系统的功能更为智能化，1687人（占74.5%）希望信息系统的操作更为简便，1487人（占65.7%）希望能够更换或优化电脑硬件，1440人（占63.6%）希望加快信息系统的更新，1432人（占63.3%）希望增加患者医疗信息的共享与互通，1411人（占62.13%）希望提升网络信息的传递速度，1278人（占56.4%）希望增加信息系统使用的培训次数，27人（占1.2%）希望增加服务软件系统和增强系统的安全性等其他方面。

（4）双向转诊工作需要完善的方面：如果所在单位开展双向转诊工作，92人（占4.1%）认为不需要完善，1806人（占79.8%）认为应该加强信息交流及医疗协作，1560人（占68.9%）认为应该合理调整医疗机构间的经济利益，1551人（占68.5%）认为应该加强规范管理，1456人（占64.3%）认为应该制定双向转诊与医疗保险制度，1340人（占59.2）认为应该明确双方医疗责任，1312人（占58.0%）认为应该提高社区卫生服务中心（站）的技术水平，1259人（占55.6%）认为应该结合政策强行规定社区首诊制，6人（占0.3%）认为应该完善社区规范化软件系统和提高就诊的水平与质量等。

（二）社区卫生服务机构医务人员对卫生信息化服务建设的满意度及需求

1. 基本情况

（1）基本情况：本次共调查284家社区卫生服务机构的4239名医务人员，其中：男性1783人（占42.1%），女性2456人（占57.9%）；年龄分布为：最小18岁，最大76岁，平均年龄为36.2岁±10.4岁（$\bar{x}\pm s$），25岁及以下536人（占112.6%），26～35岁1835人（占43.3%），36～45岁1032人（占24.4%），46～60岁757人（占17.9%），60岁及以上79人（占1.9%）；工龄分布为：最短1年，最长45年，平均工龄为15.4年±10.6年（$M\pm Q$），5年及以下862人（占20.3%），6～10年822人（占19.4%），11～20年1475人（占34.8%），21～30年552人（占13.0%），30年及以上528人（占12.5%）；学历分布为：初中及以下295人（占7.0%），中专或高中1447人（占34.1%），大专1820人（占42.9%），本科658人（占15.5%），硕士及以上19人（占0.4%）。所在机构类别分布为：城市社区卫生服务中心678人（占6.0%），中心乡镇卫生院2564人（占60.5 %），一般乡镇卫生院412人（占9.7 %），乡镇卫生院分院270人（占6.4 %），村卫生室315人（占7.4 %）。工作性质分布为：正式在编2714人（占64.0%），合同工969人（占22.9%），临时工361人（占8.5%），退休返聘89人（占2.1%），其他106人（占2.5%）。

（2）专业资质情况：4239名调查医务人员中，85.2%从事基本医疗工作，有50%及以上人员从事健康教育、健康体检、慢性病管理、传染病管理、孕产妇保健、规划免疫、婴幼儿保健、康复和计划生育技术指导等工作，45.4%为医生，21.8%为护士，26.9%为执业医师，10.3%为全科医生，41.5%所学专业为临床医学，59.8%为初级职称。具体结果见表4-47。

表4-47 4239名社区卫生服务机构医务人员基本情况 ［比例（%）］

项目	分组	人数	项目	分组	人数
工作内容	基本医疗	3612（85.2）	职业资质	执业医师	1141（26.9）
	健康教育	2495（58.9）		执业护士	942（22.2）
	健康体检	2481（58.5）		执业助理医师	605（14.3）
	慢性病管理	2416（57.0）		全科医生	437（10.3）
	传染病管理	2212（52.2）		乡村医生	304（7.2）
	孕产妇保健	2197（51.8）		其他	810（19.1）
	规划免疫	2171（51.2）	所学专业	临床医学	1761（41.5）
	婴幼儿保健	2140（50.5）		护理	900（21.3）
	康复	2126（50.2）		药学	344（8.1）
	计划生育技术指导	2120（50.0）		中医	231（5.5）
	生命事件登记	2062（48.6）		公共卫生	220（5.2）
	其他	367（8.7）		检验	187（4.4）
工作类型	医生	1926（45.4）		口腔	133（3.1）
	护士	923（21.8）		放射	93（2.2）
	辅助科室人员	666（15.7）		其他	370（8.7）
	防保人员	345（8.1）	职称	初级	2535（59.8）
	行政管理人员	129（3.1）		中级	1039（24.5）
	其他	250（5.9）		高级	104（2.5）
	—	—		无	561（13.2）

2. 卫生信息化工作技能情况 4239名医务人员已取得的计算机应用能力证书调查结果为：2878人（占67.9%）拥有“计算机中文基本操作系统”相关证书，2185人（占51.5%）拥有“办公应用”相关证书，2032人（占48.0%）拥有“网络应用”相关证书，1970人（占46.4%）拥有“数据库应用”相关证书，1935人（占45.6%）拥有“图像制作”相关证书，69人（占1.6%）拥有计算机应用能力证书、会计电算化等相关证书（或证明），1210人（占28.5%）没有任何计算机应用能力证书（或证明）。

3. 卫生信息化服务建设的满意度

（1）社区医疗卫生软件使用情况：2008年底前，4239名医务人员在工作中使用过社区医疗卫生软件（如居民健康档案管理系统、全科诊疗系统、PACS、LIS等）的调查结果为：2611人（占61.6%）在工作中使用过社区医疗卫生软件，医生的使用率为63.5%，护士为58.0%，防保人员为65.8%，辅助科室人员为61.9%，行政管理人员为84.3%，其他工作人员为55.6%，不同类型工作人员的使用率无统计学差别（$\chi^2=3.065$，$P>0.05$）；工作内容分布中：从事健康体检工作人员使用率为74.9%，健康教育为74.3%，生命事件登记为65.2%，慢性病管理为63.9%，计划生育技术指导为62.9%，孕产妇保健为62.8%，康复为62.2%，基本医疗为61.8%，婴幼儿保健为61.8%，传染病管理为56.5%，规划免疫为54.9%，从事不同工作内容的工作人员使用率有统计学差别（$\chi^2=368.803$，$P<0.001$）。20个地区医务人员社区医疗卫生软件的使用率有统计学差别（$\chi^2=591.290$，$P<0.001$），最高为94.4%（衢州市开化县），最低为14.2%（舟山市岱山县）。具体结果见表4-48。

表4-48　20个地区医务人员社区医疗卫生软件的使用情况

地区	调查人数	使用人数	使用率（%）	排序	地区	调查人数	使用人数	使用率（%）	排序
杭州市桐庐县	60	33	55.0	15	衢州市江山市	213	150	70.4	6
杭州市下城区	189	119	63.0	10	衢州市开化县	213	201	94.4	1
湖州市德清县	156	119	76.3	5	衢州市龙游县	186	123	66.1	9
湖州市吴兴区	217	144	66.4	8	绍兴市绍兴县	218	109	50.0	17
嘉兴市桐乡市	219	107	48.9	18	台州市三门县	199	93	46.7	19
金华市东阳市	234	214	91.5	2	台州市仙居县	203	103	50.7	16
金华市义乌市	238	147	61.8	11	台州市玉环县	191	78	40.8	21
丽水市青田县	244	135	55.3	13	舟山市岱山县	197	28	14.2	22
丽水市遂昌县	173	104	60.1	12	舟山市定海区	180	148	82.2	4
宁波市慈溪市	169	78	46.2	20	舟山市普陀区	180	121	67.2	7
衢州市常山县	202	170	84.2	3	舟山市嵊泗县	158	87	55.1	14

2611名医务人员开始使用社区医疗卫生软件的时间为：67人（占2.6%）从1996年开始使用，67人（占2.6%）为1997年，66人（占2.5%）为1998年，69人（占2.6%）为1999，89人（占3.4%）为2000年，114人（占4.4%）为2001年，134人（占5.1%）为2002年，306人（占11.7%）为2003年，173人（占6.6%）为2004年，191人（占7.3%）为2005年，517人（占19.8%）为2006年，424人（占16.2%）为2007年，394人（占15.1%）从2008年开始使用。

（2）社区医疗卫生软件使用的熟练程度：2611名使用过社区医疗卫生软件的医务人员中：344人（占13.2%）能够很熟练地使用社区医疗卫生软件，903人（占34.6%）能够比较熟练地使用，826人（占31.6%）熟练程度一般，275人（占10.5%）不太熟练，133人（占5.1%）很不熟练，130人（占5.0%）还不会使用社区医疗卫生软件。

（3）社区医疗卫生软件使用的种类：2611名使用过社区医疗卫生软件的医务人员中：

1863 人（占 71.4%）使用过社区 HIS（包括收费、药品、物资管理信息系统），1851 人（占 70.9%）使用过居民健康档案管理系统，1400 人（占 53.6%）使用过新农合实时结报系统，1382 人（占 52.9%）使用过计算机化医嘱录入系统，1365 人（占 52.3%）使用过全科诊间系统，1363 人（占 52.2%）使用过体检信息管理系统，1296 人（占 49.6%）使用过“六位一体”社区卫生服务管理软件，1250 人（占 47.9%）使用过检验管理信息系统（LIS），1248 人（占 47.8%）使用过电子病历，1222 人（占 46.8%）使用过医学影像存储与通信系统（PACS），1202 人（占 46.0%）使用过信息统计与决策支持系统，1198 人（占 45.9%）使用过远程会诊及双向转诊管理系统，26 人（占 1.0%）使用过妇幼保健、计划免疫等社区医疗卫生软件。

（4）社区医疗卫生软件使用对工作的影响

1）业务流程时间的变化：2611 名使用过社区医疗卫生软件的医务人员中：549 人（占 21.0%）认为使用社区医疗卫生软件以后，业务流程时间缩短了很多，1018 人（占 39.0%）认为缩短一点，361 人（占 13.8%）认为没有改变，440 人（占 16.9%）认为业务流程时间反而增加了一点，243 人（占 9.3%）认为增加了很多。

2）工作负担的变化：2611 名使用过社区医疗卫生软件的医务人员中：488 人（占 18.7%）认为使用社区医疗卫生软件以后工作负担减少了很多，989 人（占 37.9%）认为减少了一点，364 人（占 13.9%）认为没有改变，512 人（占 19.6%）认为工作负担反而增加了一点，258 人（占 9.9%）认为增加了很多。

（5）社区医疗卫生软件使用的满意情况

1）满意情况：2611 名使用过社区医疗卫生软件的医务人员中有 533 人（占 20.4%）表示对社区医疗卫生软件的使用感到满意。

对不同地区、性别、年龄、工龄、学历、所在机构类型、工作性质、工作内容、工作类型、职业资质、所学专业、职称和计算机应用能力的 533 名使用社区医疗卫生软件满意的医务人员调查结果进行比较，发现地区、年龄、工龄、学历、所在机构类型、工作性质、工作内容、职业资质、所学专业、职称和计算机应用能力不同的医务人员其满意率有统计学差别：20 个地区中衢州市江山市满意率最高，丽水市青田县最低；年龄分布中 46～60岁满意率最高，36～45 岁最低；工龄分布中 30 年以上最高，5 年以下最低；学历分布中初中及以下最高，本科最低；所在机构类别分布中村卫生室最高，城市社区卫生服务中心最低；工作性质分布中借用人员最高，合同工最低；工作内容分布中除从事如财务、管理等工作人员满意率相对较高外，其余工作内容人员满意率无统计学差别（$\chi^2=4.244$，$P>0.05$）且均为 20%以下；职业资质中乡村医生满意率最高，全科医生最低；所学专业分布中其他专业人员满意率最高，检验专业人员最低；职称分布中无职称者满意率最高，中级职称人员最低；计算机应用能力分布中有无计算机应用能力证书（或证明）的医务人员满意率有统计学差别（$\chi^2=5.546$，$P<0.05$），有证书人员的满意率（21.7%）高于无证书人员的满意率（17.7%），有证书的医务人员中拥有办公应用证书的人员满意率最高，有其他证书的人员最低。具体结果见表 4-49～表 4-51。

表 4-49　20 个地区医务人员社区医疗卫生软件使用的满意情况

地区	使用人数	满意人数	满意率（%）	排序	地区	使用人数	满意人数	满意率（%）	排序
杭州市桐庐县	33	5	15.2	12	衢州市江山市	150	64	42.7	1
杭州市下城区	119	20	16.8	11	衢州市开化县	201	27	13.4	16
湖州市德清县	119	24	20.2	6	衢州市龙游县	123	43	35.0	3
湖州市吴兴区	144	25	17.4	10	绍兴市绍兴县	109	15	13.8	14
嘉兴市桐乡市	107	19	17.8	8	台州市三门县	93	24	25.8	5
金华市东阳市	214	57	26.6	4	台州市仙居县	103	15	14.6	13
金华市义乌市	147	26	17.7	9	台州市玉环县	78	33	42.3	2
丽水市青田县	135	13	9.6	21	舟山市岱山县	28	5	17.9	7
丽水市遂昌县	104	44	42.3	2	舟山市定海区	148	16	10.8	20
宁波市慈溪市	78	9	11.5	19	舟山市普陀区	121	16	13.2	17
衢州市常山县	170	21	12.4	18	舟山市嵊泗县	87	12	13.8	15

表 4-50　533 名医务人员社区医疗卫生软件使用的满意率调查结果

项目		满意人数	满意率（%）	项目		满意人数	满意率（%）
性别	男	240	20.7	所在机构类别	一般乡镇卫生院	64	23.9
	女	293	20.2		乡镇卫生院分院	43	24.4
年龄（岁）	≤25	57	18.4		村卫生室	60	28.4
	26～35	214	18.4	工作性质	正式在编	327	19.7
	36～45	106	17.9		合同工	101	16.7
	46～59	141	28.8		临时工	70	30.3
	≥60	15	25.4		退休返聘	15	26.3
工龄（年）	≤5	91	16.9		借用	20	33.3
	6～10	94	19.0	工作内容	基本医疗	420	18.8
	11～20	164	18.4		健康教育	303	19.2
	21～29	75	23.4		健康体检	315	19.8
	≥30	109	30.0		慢性病管理	292	18.9
学历	初中及以下	65	32.5		传染病管理	271	19.3
	中专或高中	218	23.4		孕产妇保健	276	19.9
	大专	196	17.8		规划免疫	256	18.7
	本科	52	14.2		婴幼儿保健	278	20.5
	硕士及以上	2	14.3		康复	273	20.2
所在机构类别	城市社区卫生服务中心	68	18.3		计划生育技术指导	275	20.4
	中心乡镇卫生院	298	18.8		生命事件登记	272	20.2

续表

项目		满意人数	满意率（%）	项目		满意人数	满意率（%）
工作内容	其他	100	42.9	所学专业	药学	44	21.0
工作类型	医生	231	18.9		放射	10	21.3
	护士	106	19.8		口腔	16	23.5
	辅助科室人员	91	22.1		公共卫生	28	20.6
	行政管理人员	15	20.0		其他	71	33.8
	防保人员	50	22.0	职称	初级	344	21.2
	其他	40	28.8		中级	79	13.7
职业资质	执业医师	127	18.6		高级	10	17.2
	乡村医生	63	28.5		无	100	28.0
	执业护士	99	18.4	计算机应用能力	中文基本操作系统	375	22.2
	全科医生	45	16.0		办公应用	275	23.1
	执业助理医师	78	20.2		网络应用	232	21.6
	其他	121	24.2		数据库应用	208	20.4
所学专业	临床医学	219	18.7		图像制作	198	19.9
	护理	98	18.5		其他证书	4	11.1
	检验	18	17.0		无	150	17.7
	中医	29	22.1		—	—	—

表 4-51　533 名医务人员社区医疗卫生软件使用的满意率比较结果

项目	χ^2	*P* 值	项目	χ^2	*P* 值
地区	171.808	<0.001	工作内容	2960.664	<0.001
性别	0.124	0.724	工作类型	8.937	0.112
年龄	27.834	<0.001	职业资质	19.555	0.002
工龄	29.451	<0.001	所学专业	28.070	<0.001
学历	35.136	<0.001	职称	29.785	<0.001
所在机构类型	15.619	0.004	计算机证书	13.457	0.036
工作性质	26.797	<0.001	—	—	—

2）满意率的影响因素：模型变量的设置采取了非条件 Logistic 回归分析技术，建立社区医疗卫生软件不满意影响因素模型，分析各影响因素数量之间的变化关系。根据分析的目的及线性回归分析技术对变量的要求，选取对社区医疗卫生软件的使用是否满意为因变量，自变量包括所在地区、性别、年龄、工龄、学历、所在机构类型、工作性质、工作内容、工作类型、职业资质、所学专业、职称、计算机应用能力等变量，并拟订虚拟变量，变量及赋值见表 4-52。

表 4-52　筛选的变量及其赋值表

变量名称	赋值		变量名称	赋值	
地区			≥30	1=是	0=否
杭州市桐庐县	1=是	0=否	学历		
杭州市下城区	1=是	0=否	初中及以下	1=是	0=否
湖州市德清县	1=是	0=否	中专或高中	1=是	0=否
湖州市吴兴区	1=是	0=否	大专	1=是	0=否
嘉兴市桐乡市	1=是	0=否	本科	1=是	0=否
金华市东阳市	1=是	0=否	硕士及以上	1=是	0=否
金华市义乌市	1=是	0=否	所在机构类别		
丽水市青田县	1=是	0=否	城市社区卫生服务中心	1=是	0=否
丽水市遂昌县	1=是	0=否	中心乡镇卫生院	1=是	0=否
宁波市慈溪市	1=是	0=否	一般乡镇卫生院	1=是	0=否
衢州市常山县	1=是	0=否	乡镇卫生院分院	1=是	0=否
衢州市江山市	1=是	0=否	村卫生室	1=是	0=否
衢州市开化县	1=是	0=否	工作性质		
衢州市龙游县	1=是	0=否	正式在编	1=是	0=否
绍兴市绍兴县	1=是	0=否	合同工	1=是	0=否
台州市三门县	1=是	0=否	临时工	1=是	0=否
台州市仙居县	1=是	0=否	退休返聘	1=是	0=否
台州市玉环县	1=是	0=否	借用	1=是	0=否
舟山市岱山县	1=是	0=否	工作内容		
舟山市定海区	1=是	0=否	基本医疗	1=是	0=否
舟山市普陀区	1=是	0=否	健康教育	1=是	0=否
舟山市嵊泗县	1=是	0=否	健康体检	1=是	0=否
性别	1=男	0=女	慢性病管理	1=是	0=否
年龄（岁）			传染病管理	1=是	0=否
≤25	1=是	0=否	孕产妇保健	1=是	0=否
26～35	1=是	0=否	规划免疫	1=是	0=否
36～45	1=是	0=否	婴幼儿保健	1=是	0=否
46～59	1=是	0=否	康复	1=是	0=否
≥60	1=是	0=否	计划生育技术指导	1=是	0=否
工龄（年）			生命事件登记	1=是	0=否
≤5	1=是	0=否	其他	1=是	0=否
6～10	1=是	0=否	工作类型		
11～20	1=是	0=否	医生	1=是	0=否
21～29	1=是	0=否	护士	1=是	0=否

续表

变量名称	赋值		变量名称	赋值	
辅助科室人员	1=是	0=否	放射	1=是	0=否
行政管理人员	1=是	0=否	口腔	1=是	0=否
防保人员	1=是	0=否	公共卫生	1=是	0=否
其他	1=是	0=否	其他	1=是	0=否
职业			职称		
资质执业医师	1=是	0=否	初级	1=是	0=否
乡村医生	1=是	0=否	中级	1=是	0=否
执业护士	1=是	0=否	高级	1=是	0=否
全科医生	1=是	0=否	无	1=是	0=否
执业助理医师	1=是	0=否	计算机应用能力		
其他	1=是	0=否	中文基本操作系统	1=是	0=否
所学专业			办公应用	1=是	0=否
临床医学	1=是	0=否	网络应用	1=是	0=否
护理	1=是	0=否	数据库应用	1=是	0=否
检验	1=是	0=否	图像制作	1=是	0=否
中医	1=是	0=否	其他证书	1=是	0=否
药学	1=是	0=否	无	1=是	0=否

对进入模型的变量分析与发现：采取非条件 Logistic 逐步回归 Forward：Wald 法，并在纳入标准 SLE=0.1 和排除标准 SLS=0.05 的水准下筛选自变量。最终的模型结果见表 4-53。对该模型进行显著性检验，$\chi^2=423.042$，$P<0.001$，R^2 为 0.150，调整 $R^2=0.24$。

在进入模型变量中，有 12 个变量对社区医疗卫生软件使用的满意率有负向作用，有 10 个变量产生正向影响。

地区变量：杭州市下城区、金华市东阳市、丽水市遂昌县、衢州市江山市、衢州市龙游县、台州市三门县和台州市玉环县进入回归模型，为正向因素，其 OR 值分别为 4.028、4.119、6.223、11.772、3.266、3.043 和 4.591，反映这 7 个地区的社区医务人员对社区医疗卫生软件的利用满意状况相对较好，这可能与地区的软件使用基础如开始使用时间的早晚、工作人员计算机的使用能力等因素有关系。

工龄变量：工龄为 5 年及以下为负向因素，其 OR 值为 0.447，提示工龄较短的工作人员对医疗卫生服务软件的满意度可能与其使用的时间长短和熟练程度有关。

工作性质变量：临时工为负向因素，其 OR 值为 0.476，提示工作性质不同的工作人员对医疗卫生服务软件使用的要求可能有所不同。

工作内容变量：基本医疗和康复为负向因素，其他工作内容为正向因素，其 OR 值分别为 0.608、0.440 和 4.166，提示工作内容不同的工作人员对医疗卫生服务软件使用的要求和使用频度可能有所不同。

所学专业变量：临床医学、中医、药学、放射和口腔专业为负向因素，OR 值分别为

0.458、0.384、0.346、0.376和0.392，5个专业变量提示不同专业的医务人员对医疗卫生服务软件的应用能力有所不同，这可能与其专业素质培训或所从事工作岗位的特殊性要求有关。

职称变量：中级为负向因素，其OR值为0.521，提示中级职称的工作人员对医疗卫生服务软件使用的要求可能与其他人员有所不同。

计算机应用能力变量：有办公应用证书和无任何计算机应用证书或证明OR值变量为正向因素，其OR值分别为2.448和0.235。图像制作和其他计算机应用能力证书为负向因素，其OR值分别为0.221和0.235，这可能与软件使用人群对计算机的基本应用能力、对自身工作水平的期望值和自我要求有关。

没有进入模型的变量是性别、年龄、学历、所在机构类型、工作类型和职业资质等。社区医务人员的医疗卫生服务软件使用的满意情况与所在地区、工龄、工作性质、工作内容、所学专业、职称和计算机应用能力有相关性，提示地区软件应用的推广、专业技能的培训和计算机应用能力的培训与社区信息化卫生服务建设有关，但在横断面调查中难以确定因果关系。因此社区信息化卫生服务的建设需要有一定的人员使用培训，以提高其应用效果和满意度。

表4-53　满意率影响因素的Logistic回归分析结果

变量	β参数估计值	Wald卡方值	P值	OR值	95%可信区间	
					上限	下限
常数项	−1.922	2.661	0.103	0.146		
地区						
杭州市桐庐县	−0.044	0.005	0.946	0.957	0.270	3.386
杭州市下城区	1.393	7.776	0.005	4.028	1.513	10.727
湖州市德清县	0.119	0.072	0.789	1.126	0.471	2.693
湖州市吴兴区	0.321	0.559	0.455	1.378	0.595	3.192
嘉兴市桐乡市	0.737	2.701	0.100	2.089	0.868	5.027
金华市东阳市	1.416	12.852	<0.001	4.119	1.900	8.931
金华市义乌市	0.823	3.676	0.055	2.278	0.982	5.285
丽水市青田县	−0.082	0.030	0.862	0.921	0.363	2.335
丽水市遂昌县	1.828	18.875	<0.001	6.223	2.728	14.199
宁波市慈溪市	0.520	0.917	0.338	1.683	0.580	4.882
衢州市常山县	0.166	0.149	0.699	1.180	0.509	2.738
衢州市江山市	2.466	34.047	<0.001	11.772	5.142	26.949
衢州市开化县	−0.101	0.059	0.808	0.904	0.402	2.034
衢州市龙游县	1.184	8.095	0.004	3.266	1.445	7.381
绍兴市绍兴县	0.267	0.334	0.563	1.306	0.528	3.227
台州市三门县	1.113	6.725	0.010	3.043	1.312	7.056
台州市仙居县	0.414	0.779	0.377	1.513	0.603	3.794
台州市玉环县	1.524	11.791	0.001	4.591	1.924	10.959

续表

变量	β参数估计值	Wald卡方值	P值	OR值	95%可信区间	
					上限	下限
舟山市岱山县	0.340	0.296	0.587	1.405	0.413	4.780
舟山市定海区	−0.013	0.001	0.977	0.987	0.406	2.402
舟山市普陀区	0.025	0.003	0.958	1.026	0.401	2.621
性别	0.123	0.857	0.355	1.131	0.872	1.467
年龄（岁）						
≤25	0.182	0.106	0.744	1.199	0.402	3.576
26～35	0.114	0.050	0.823	1.121	0.412	3.046
36～45	0.035	0.005	0.942	1.036	0.406	2.641
46～60	0.152	0.155	0.694	1.164	0.546	2.481
工龄（年）						
≤5	−0.806	4.424	0.035	0.447	0.211	0.947
6～10	−0.561	2.393	0.122	0.571	0.280	1.162
11～20	−0.537	2.753	0.097	0.584	0.310	1.102
21～30	−0.398	2.811	0.094	0.672	0.422	1.070
学历						
初中及以下	0.784	0.794	0.373	2.190	0.391	12.279
中专或高中	0.769	0.792	0.373	2.157	0.397	11.719
大专	0.548	0.400	0.527	1.730	0.316	9.462
本科	0.485	0.300	0.584	1.624	0.286	9.212
所在机构类别						
城市社区卫生服务中心	−0.039	0.016	0.899	0.962	0.527	1.754
中心乡镇卫生院	0.011	0.002	0.966	1.011	0.613	1.668
一般乡镇卫生院	0.480	2.710	0.100	1.616	0.913	2.862
乡镇卫生院分院	0.430	2.073	0.150	1.538	0.856	2.761
工作性质						
正式在编	−0.497	2.053	0.152	0.608	0.308	1.201
合同工	−0.742	4.483	0.034	0.476	0.240	0.946
临时工	−0.316	0.735	0.391	0.729	0.354	1.501
退休返聘	−0.329	0.440	0.507	0.720	0.273	1.901
工作内容						
基本医疗	−0.497	8.120	0.004	0.608	0.432	0.856
健康教育	−0.382	2.003	0.157	0.683	0.402	1.158

续表

变量	β参数估计值	Wald卡方值	P值	OR值	95%可信区间	
					上限	下限
健康体检	0.608	3.199	0.074	1.837	0.943	3.577
慢性病管理	−0.263	0.902	0.342	0.769	0.447	1.323
传染病管理	−0.195	0.338	0.561	0.823	0.427	1.586
孕产妇保健	0.665	2.861	0.091	1.944	0.900	4.200
规划免疫	−0.568	0.980	0.322	0.567	0.184	1.744
婴幼儿保健	0.929	2.806	0.094	2.532	0.854	7.505
康复	−0.820	6.697	0.010	0.440	0.237	0.820
计划生育技术指导	−0.004	0.001	0.989	0.996	0.557	1.782
生命事件登记	0.348	1.810	0.179	1.416	0.853	2.351
其他	1.427	41.215	<0.001	4.166	2.695	6.441
工作类型						
医生	−0.005	0.001	0.991	0.995	0.458	2.163
护士	0.488	0.987	0.320	1.629	0.622	4.265
辅助科室人员	−0.129	0.086	0.769	0.879	0.373	2.072
行政管理人员	−0.226	0.209	0.647	0.798	0.303	2.099
防保人员	−0.067	0.027	0.869	0.936	0.424	2.065
其他	−0.704	2.188	0.139	0.494	0.195	1.257
职业资质						
执业医师	−0.170	0.413	0.521	0.843	0.501	1.418
乡村医生	0.191	0.464	0.496	1.211	0.698	2.100
执业护士	−0.155	0.435	0.510	0.857	0.541	1.357
全科医生	−0.009	0.002	0.969	0.991	0.619	1.585
执业助理医师	−0.097	0.075	0.784	0.908	0.455	1.812
其他	−0.059	0.048	0.827	0.942	0.553	1.606
所学专业						
临床医学	−0.781	5.699	0.017	0.458	0.241	0.869
护理	−0.564	2.087	0.149	0.569	0.265	1.223
检验	−0.395	0.769	0.381	0.674	0.279	1.628
中医	−0.956	4.676	0.031	0.384	0.162	0.914
药学	−1.062	6.237	0.013	0.346	0.150	0.796
放射	−0.977	6.278	0.012	0.376	0.175	0.808
口腔	−0.936	4.580	0.032	0.392	0.166	0.924
公共卫生	−0.683	1.794	0.180	0.505	0.186	1.372
其他	−0.263	0.514	0.474	0.769	0.375	1.578

续表

变量	β参数估计值	Wald 卡方值	P 值	OR 值	95%可信区间	
					上限	下限
职称						
初级	−0.014	0.006	0.940	0.986	0.693	1.404
中级	−0.651	7.638	0.006	0.521	0.329	0.827
高级	−0.409	0.944	0.331	0.664	0.291	1.517
计算机应用能力						
计算机中文基本操作系统	0.691	2.661	0.103	1.996	0.870	4.582
办公应用	0.895	13.951	<0.001	2.448	1.530	3.916
网络应用	0.300	0.677	0.411	1.350	0.660	2.759
数据库应用	0.755	1.694	0.193	2.128	0.682	6.635
图像制作	−1.512	8.475	0.004	0.221	0.080	0.610
其他证书	−1.446	5.201	0.023	0.235	0.068	0.816
无	0.769	2.980	0.084	2.158	0.901	5.171

3）不满意的原因调查结果：2078 名医务人员感到不满意的主要原因有：1849 人（占 89.0%）认为系统功能设计不完善，1495 人（占 71.9%）认为不能共享互通患者的医疗信息，1493 人（占 71.8%）认为操作不方便，经常死机或无法保存，1485 人（占 71.5%）认为没有智能分析功能，1369 人（占 65.9%）认为疾病、药品种类不全，1341 人（占 64.5%）认为加重工作负担，1302 人（占 62.7%）认为无法保证信息安全，3 人（占 0.1%）认为实用性差、软件过时、页面跳转速度慢等。

（6）社区医疗卫生软件使用中存在的困难：2611 名使用过社区医疗卫生软件的医务人员，在使用过程中 616 人（占 23.6%）表示没有困难。余 1995 名医务人员表示存在的困难主要有：1560 人（占 59.4%）为文字录入速度慢，1552 人（占 59.4%）为录入的信息不会分析，1318 人（占 50.4%）为信息系统不会操作，75 人（占 2.9%）为网速慢、系统不完善、信息安全无法保证、资源不能共享等。

4. 对卫生信息化服务建设的需求

（1）卫生信息化服务培训情况：2008 年底前，4239 名医务人员中有 2364 人（占 55.8%）参加过信息化方面的知识和技能培训，其中，1035 人（占 43.8%）参加过信息化方面的知识和技能培训 1 次，576 人（占 24.4%）参加过 2 次，235 人（占 9.9%）参加过 3 次，97 人（占 4.1%）参加过 4 次，92 人（占 3.9%）参加过 5 次，84 人（占 3.2%）参加过 6 次，80 人（占 3.4%）参加过 7 次，79 人（占 3.3%）参加过 8 次，86 人（占 3.6%）参加过 10 次及以上。

1875 人（占 44.2%）没参加过信息化方面的知识和技能培训。未参加的原因主要是：1243 人（占 66.3%）表示未开展相关培训，284 人（占 15.2%）认为工作不需要，131 人（占 7.0%）为会熟练应用计算机，31 人（占 1.6%）为不感兴趣，21 人（占 1.1%）认为培训对工作没有帮助，38 人（占 2.0%）为未熟练应用计算机、没有时间等原因而没有参加。

（2）卫生信息化服务建设水平对工作要求的满足情况：4239 名医务人员关于所在机构 2008 年底前卫生信息化服务建设水平对工作水平的满足情况调查结果为：314 人（占 7.4%）认为完全能满足，784 人（18.5%）认为大多能满足，1801 人（占 42.5%）认为基本能满足，987 人（占 23.3%）认为不太能满足，353 人（占 8.3%）认为完全不能满足自身的工作要求。

（3）卫生信息化服务建设需要改善的方面：对于所在机构卫生信息化服务工作的建设，4239 名医务人员希望改善的方面主要有：3363 人（占 79.3%）希望使信息系统的操作更为简便，3102 人（占 73.2%）希望信息系统的功能能够更为智能化，2859 人（占 67.4%）希望增加患者医疗信息的共享与互通，2828 人（占 66.7%）希望增加信息系统使用的培训次数，2708 人（占 63.9%）希望能够更换或优化电脑硬件，2615 人（占 61.7%）希望加快信息系统的更新，2592 人（占 61.1%）希望提升网络信息的传递速度，13 人（占 0.5%）希望改善电脑处理速度慢、无纸化操作、增加信息设备等方面。

（4）双向转诊工作需要完善的方面：如果所在机构开展双向转诊工作，109 人（占 2.6%）认为不需要完善，3357 人（占 79.2%）认为应该加强信息交流及医疗协作，3314 人（占 75.8%）认为应该提高社区卫生服务中心（站）的技术水平，3022 人（占 71.3%）认为应该合理调整医疗机构间的经济利益，2902 人（占 68.5%）认为应该完善双向转诊与医疗保险制度，2689 人（占 63.4）认为应该明确双方机构的医疗责任，2959 人（占 69.8%）认为应该加强规范管理，2581 人（占 60.9%）认为应该结合政策强行规定社区首诊制，9 人（占 0.3%）认为应该提高社区卫生服务中心医务人员福利待遇、患者自由选择权等。

第三节　优势与不足

2009 年 4 月 6 日国务院发布的《中共中央国务院关于深化医药卫生体制改革的意见》中明确提出“要建立实用共享的医药卫生信息系统”，要求以建立居民健康档案为重点，构建乡村和社区卫生信息网络平台。浙江省作为全国经济比较发达的地区，在卫生信息化建设方面也是走在全国前列。

在浙江省卫生厅、浙江省科技协会和 20 个地区的大力支持下，“国家数字卫生”项目第七课题“数字卫生综合性示范区应用研究”课题组全体成员以科学的态度、严谨的作风认真完成了基线调查工作。课题组首先通过对 20 个地区卫生局、医院、社区卫生服务中心、医务人员的大量问卷式调查，进行了有效的定量调查。同时，为广泛和深入地了解信息，基线调查还采用了现场调查和访谈等定性研究。现场调研采取了听取县卫生局领导汇报，与卫生局局长、信息办主任或分管人员、医院院长、卫生院院长、信息化工作人员和主要相关业务科长座谈，参观卫生局信息中心、医院、社区卫生服务中心、社区卫生服务站或乡镇卫生院分院，与相关卫生信息技术管理和医务人员沟通交流等方式进行。本次基线调查共调研了20个地区关于数字卫生示范应用的基础条件和实际情况，收集了卫生信息化建设中现有的组织领导、资源配置、技术水平、管理方式等相关信息，掌握了卫生信息化管理及相关卫生服务开展的现状。通过调查，发现浙江省基层卫生信息化建设已具有一定的基础，部分区域基本实现了电子健康档案与社区 HIS、医院 HIS、疾病控制中心、区域卫生信息中心等的信息共享，初步具备了实现区域卫生信息化的基本条件但由于种种原因，各地区信息化建设水平存在着明显的差异。经调查结果分析，主要发现如下。

一、数字卫生研究项目的开展得到了各地区的积极响应

2008年“十一五”国家科技支撑计划重点项目——“国家数字卫生关键技术和区域示范应用研究”（简称“国家数字卫生”项目）获得国家科技部的正式立项。同期，对浙江省卫生厅各属辖地区卫生局信息化工作负责人员召开了项目推介会议。

2009年7月3日，在浙江省卫生厅召开“国家数字卫生项目示范区启动会”，浙江省卫生厅领导和有关方面负责人，20个地区政府主管领导、地区卫生局领导、项目负责人等相关人员出席了会议。课题负责人分别与各示范区负责人签署了合作研发任务书。各示范区纷纷表示，数字卫生研究工作项目意义重大，将会积极参与、配合和推进该研究工作。

“国家数字卫生”项目第七课题“数字卫生综合性示范区应用研究”基线调查工作也得到了20个示范区卫生局、医院、社区卫生服务中心信息化分管领导和工作人员，以及23家预示范医院和284家社区卫生服务机构全体医务人员的支持和配合，得到了真实、有效的数字化卫生服务建设的基础信息。

对于数字卫生项目建设和研究的意义，在访谈中，各示范区信息化管理者、工作人员和医务人员的认识较为统一，主要的共同认识有如下内容：

1. 数字卫生研究项目的开展，对医疗卫生服务的发展意义重大 卫生信息化服务以居民健康档案系统、HIS、LIS等其他常见医疗卫生系统为信息系统平台，为医疗卫生工作提供一个很好的工作与管理平台，实现医疗卫生数据的交换与共享。通过卫生信息化服务，实现医疗卫生工作的无纸化操作，还可以避免和解决以往责任医师相互独立工作、信息不能互通、医疗检查等操作重复、卫生资源严重浪费的现象与问题，使卫生资源得到最有效和最合理的应用。

2. 数字卫生研究项目最终要实现全人全程全方位的健康管理目标 对于政府部门而言，准确掌握全人群的健康状况是至关重要的。对于管理者而言，卫生信息化服务能为其管理决策提供参考依据。同时，对于责任医师而言，卫生信息化服务亦能助其了解辖区内居民的总体健康信息，为区域居民群体制定个性化健康管理方案工作提供了便利条件。

3. 通过卫生信息化服务，还可以实现绩效考核的简易、合理和公平化 2008年杭州市下城区全面推行“收支两条线”的财政制度，绩效考核成为其分配制度公平性的主要手段。为此，杭州市下城区卫生局专门成立了社区卫生服务管理中心从事绩效考核业务。然而由于社区卫生服务内容的多元化，现有的单一、肤浅的考核制度不能满足现实需求。未来的数字卫生将能够帮助考核部门更加明确考核的内容与考核的方式，并形成数量、质

量、满意度的三维绩效考核模式。

4. 卫生信息化服务还可为社区居民提供自我健康管理的机会　通过建立医患互动平台，社区居民能通过被赋予的权限，随时在网络上查阅自己及家人的健康信息，从而调动社区居民关注自我健康的积极性和主动性。

二、数字卫生建设已初具雏形

本次调查的20个地区中有10家卫生局成立了区（县、地级市）级卫生数据中心，最早成立时间为2004年。区（县、地级市）级卫生数据中心已实现的功能主要有：传送服务、交换服务、共享服务和健康信息采集，包含的系统主要有健康档案管理系统和新农合实时结报系统，建设的主要内容有居民健康档案、医保互通、社区服务和网络健康教育与咨询。

20个地区中数字卫生建设典型地区建设情况如下：

（1）杭州市桐庐县卫生局领导高度重视卫生信息化建设和“数字卫生”项目的实施，并作为创建卫生强县的重要内容纳入一把手的一号工程。2003年下半年，桐庐县卫生局以内部网站建设为契机，建设了卫生局机关局域网和卫生系统VPN专网，2004年全部医疗卫生单位通过电信宽带VPN专网方式和卫生局连通。电信和卫生局之间建立光纤专线，获得了一组公网IP地址，各医疗卫生单位连接卫生信息网的计算机可以通过卫生局出口访问互联网。由于网络健全，2005年5月1日，桐庐县在全省率先实现新型农村合作医疗实时刷卡报销。2006年，卫生信息网的覆盖范围向村级医疗单位延伸，目前已有76家村级医疗服务机构实现了新型农村合作医疗刷卡报销。卫生信息网覆盖的用户达到123家。2008年，县卫生局领导班子专门听取相关人员的汇报，专题召开党委会进行研究并下发了《桐庐县区域卫生信息化建设规划》，成立了卫生局信息化建设领导小组，建立了信息化建设领导小组办公室。卫生局专门设立了信息中心，作为局下设科室，并配备两名人员（事业编制）专职从事信息化建设。同时，卫生局及时向政府主要领导和相关领导汇报，向政府申报信息化建设项目，得到了县政府的重视和支持，2008年，县政府将卫生信息化建设列入政府投资项目，并拨款100万元采购了应用服务器、数据库服务器、共享存储、核心交换机、防火墙、入侵防御、不间断电源等设备。网络边缘、核心和服务器群实现全千兆连接，以满足全县数字卫生各个分系统的应用需求，基本达到了系统的高可用性、高可扩展性和高可靠性，完成了县级数据中心的建设。

（2）自2006年起，丽水市青田县开始着手实施卫生信息化，现已经形成医保结算、网络直报、医院门诊结算等卫生信息化系统。卫生局非常重视数字卫生的发展，形成了长期的建设目标，计划建立电子健康档案、建立门诊统一平台和推行就医“一卡通”。

（3）衢州市常山县卫生局自2000年开始进行卫生信息化建设以来，成立了由局长亲自担任组长的卫生信息化建设领导小组，领导小组下设工作小组，负责全系统的卫生信息化建设的规划和实施。通过不断努力，共计投入700余万元，建立了医院HIS管理信息系统、网络直报系统、公文交换系统、卫生信息网、新型农村合作医疗实时结报、城镇职工医保、社区健康档案、妇幼保健管理和计划免疫管理、双向转诊平台等九大信息管理系统。目前，常山县卫生系统拥有计算机 400 余台，计算机周边设备数百件，专（兼）职网络管理人员 20 余名。各个信息管理系统都发挥了筹建时的预期目的，有效地推动了卫生事业的发展。2004 年 2 月，常山县卫生局经过多方调查研究，投入近 50 万元，在全县 14 个乡镇（中心）卫生院建立了突发公共卫生事件网络直报系统以及传染性非典型肺炎网络直报系统；5 月，建设常山县卫生信息网；6 月，依托省卫生厅的公文收发系统，建设了常山县卫生系统电子公文收发系统，实现了最基本的无纸化办公体系。2005 年，芳村、招贤、天马三家中心卫生院进行医院 HIS 管理系统建设，实现医院管理最基本的信息化管理模块建设。同年，县办公室在全县 14 个乡镇（中心）卫生院建设单机版新型农村合作医疗结报系统。常山县政府公文交换系统进一步完善了卫生无纸化办公系统，实现了上连省厅，下连乡镇卫生院的信息化平台。2006 年，县卫生局投入近 120 万元在全县各医疗卫生单位建设了常山县新型农村合作医疗管理系统、实时结报系统和健康档案管理系统。同时与县电信局合作，组建了常山卫生信息网和新农合实时结报专网。实现了卫生信息化建设双网并行的运行模式。2007 年，县属医疗卫生单位与县社保局成功实现网络对接，实现了城镇职工医疗保险实时结报功能。设计完成了妇幼保健管理和计划免疫管理两大系统的建设，各社区卫生服务站与县级业务管理单位联网成功，实行信息化管理。2008 年，对全县的卫生信息网络使用状况进行调研，经过设计和初步论证后，于 5 月初将网络改造方案提交省卫生厅信息中心分析，经过卫生厅信息中心工程师论证，确认网络改造方案适合常山县卫生信息化建设整体布局和今后的发展，方案可行。2008 年 11 月，全县各社区卫生服务站网络改造工程全部到位，网络传输有了质的飞跃。

（4）衢州市江山市现已开通“新农合”信息系统，通过建立市新型农村合作医疗管理中心与乡镇（部分村）和医疗机构的联网系统，实现在医院、乡镇卫生院、社区卫生服务站的实时结报。江山市数字卫生的发展有其自身的特殊性，所有的软件均由祝江忠主任一人开发，现已建立了电子健康档案系统、妇幼保健系统、计划免疫系统、HIS、市级平台等，现所有数据都可以传输到卫生局，而且所有的中心都已安装 HIS，还有几家医院安装了 LIS，目前在人民医院有 2 个病区正在试用电子病历。在远程医疗服务方面，江山市卫生局 2008 年与组织部合作，利用共产党员远程教育平台，开发了远程健康教育平台，覆盖率达 100%。

（5）衢州市开化县卫生信息化起步较早，现已发展得比较完善，形成了县级平台、合作医疗系统、电子健康档案系统、妇幼保健系统、预防免疫系统、除县级医院外的 HIS、双向转诊等，并且数据能够流通共享。2003 年 6 月开化县全面开展新型农村合作医疗试点，与软件公司联合研发开化县新型农村合作医疗管理系统，制定了《开化县新型农村合作医疗信息化建设规划》，确定两期建设目标：一期目标是建立新型农村合作医疗专网（局域网）和实现联网实时结报；二期目标为分解农民健康工程三大类十二项任务指标，实现合作医疗、疾控监督、社区卫生服务、妇幼保健“四网一体”信息平台，实现资源共享。现在开化县已完成预期目标，依托合作医疗专网，充分整合现有的卫生信息资源，扩建成了“四网一体”的信息平台。卫生信息化的主要做法有：摸底论证、细化方案，政府重视、资金到位，人员落实、分层培训，夯实网底、加快建设，科学管理、不断创新。取得的建设成就有：变“死档案”为“活档案”，百姓健康更有了保障；简化医疗流程，群众得到了实惠与方便；提高了社区卫生服务中心的管理水平。

（6）绍兴市绍兴县 2008 年共投入 380 万用于医疗网络的建设，至今，硬件设备已齐全，从卫生局到医院、社区卫生服务中心、社区卫生服务站已全部联网。2 家医院已经使用电子病历。

（7）台州市三门县现已实现了新型农村合作医疗实时结报和 12 家乡镇中心卫生院安装 HIS（医院信息管理系统），并与农医保联网，实现了门诊收费、药品管理、住院等工作信息化管理。2007 年 7 月，三门县卫生局初步建成县卫生数据中心机房，与县内各定点医院联网通信，能够快速地对病人身份审核、办理住院手续、提供住院及门诊费用的实时报销结算等。

（8）自 2006 年以来，台州市仙居县卫生局成立了以局长为组长的信息化建设领导小组，分管局长为副组长，下设办公室，中心卫生院以上医疗卫生单位信息科负责人为办公室成员。并抽调专人从事这项工作，对信息化建设作了初步规划，制定了数字卫生建设方案，并着手逐步实施。经过近 3 年的努力，建成了以仙居卫生网和医院 HIS 为核心的多个信息系统综合应用平台。

（9）宁波市慈溪市卫生系统的新农村医疗保险系统，各医院的 HIS 和疾控的传染病直报系统，为慈溪市卫生系统的信息化建设起到了很好的作用。2008 年慈溪市卫生局计算机数量由刚成立时的几台发展到近 50 台，达到了业务人员每人 1 台的水平。设立了简易机房，购置了服务器 2 台（1 台用于办公自动化系统，1 台用于健康档案电子化工程）、路由器 1 台、交换机 2 台。并且单位内的所有计算机实现了内部局域网并接入党政网光纤，随时可以实现数据的传输和资料的查询。机关内部安装了网络硬盘，可实现局域网内数据实时共享，办公自动化系统正在开发中。购置了企业版杀毒软件一套，用于电脑病毒防护。2008 年建立了慈溪市卫生信息网，在宁波市各县市区网站评测中排名第四，在慈溪市各机关单位的网站评测结果为良好。自 2005 年起建设了新农合网络。目前，电子公文系统和电了健康档案系统均在该网络上运行。慈溪市卫生系统信息化建设目标为：建设市级卫生数据中心和灾备中心；建设和完善“公卫网”、建设药品目录数据库、居民健康档案综合数据库、PACS 影像数据库、LIS 检验数据库、医疗人员数据库、医疗设备等六大基础数据库；利用慈溪市待建的数据交换统一平台实现全市卫生系统与相关部门的数据共享及交换；围绕居民健康档案、药品目录、PACS、区域 HIS、公共卫生、协同办公、卫生监督、应急指挥等应用为主线；提升全市卫生信息化的安全保障体系与机制。

三、信息化管理工作已初步启动

20 个地区中有 2 家卫生局成立了专门的信息化机构，12 家卫生局的卫生信息化工作挂靠或并入局办公室，4 家并入新农合办公室。18 家有分管信息化工作的局领导，其卫生信息化工作主要内容为卫生局信息系统的建设工作、辖区内医疗卫生服务机构信息系统的建设工作、新农合实时结报系统的运行与维护、卫生局网络的运行与维护和区（县、地级市）级数据中心的建设与维护。

23 家地区调查医院中 16 家有专门的信息化管理部门，其余 7 家由医院办公室兼管。

信息化工作主管人员的职务主要是科长、主任或网络管理员（技术员），其专业背景主要为医学相关专业和计算机相关专业。医院信息化工作主要负责的内容为医院信息系统建设工作、医院网络运行和维护。

2008年底前各地区纸质健康档案建档率最高为100.00%，最低为69.87%；电子化健康档案建档率最高为100%，最低为0%，有4家未建立电子化健康档案。已建立的电子健康档案的主要内容有：家庭基本情况、个人基本情况、慢性病资料、个人主要健康问题、慢性病随访记录、个人行为习惯、个人既往史、周期性体检和妇女病普查资料等。

284家社区卫生服务机构中共有169家机构（占59.5%）于2008年底前开始使用居民健康档案信息系统，最早开始使用时间为2001年，主要功能模块包括：家庭档案与个人档案、个人体检记录和慢性病管理。145家机构（占51.1%）已制定统一的信息化管理制度。

四、卫生信息技术工作专业人员未全部配备

卫生信息化建设需要大量的既懂信息技术又具有一定医学知识和管理知识的复合型人才。调查结果显示，20个地区从事卫生信息技术工作的人员如信息化办公室、信息科、数据中心或从事同类工作的人员中全职工作者不足半数，大多都是医务人员或财务人员兼职，工作人员专业水平低，且参差不齐。

2008年，20家卫生局中18家有信息化工作负责人，其职称构成主要为中级和初级，其学历主要为大专和本科，其毕业专业主要为计算机和医学相关专业。8家卫生局有医学相关专业毕业的人员作为信息技术工作人员，11家有本科学历的人员作为信息技术工作人员。29名信息技术工作人员中14人为全职工作，15人为计算机相关专业毕业，8人为医学相关专业毕业，19人为本科学历，无研究生及以上学历人员。目前，由于部分区（县、地级市）卫生局没有设立专门的信息科，也缺乏人员编制，大部分负责信息工作的人员只能兼职、借调或挂靠在其他科室，而县级数据中心的正常维护至少要2人，这对今后卫生信息化的发展十分不利。

23家医院的信息化工作人员共有65人，各医院最多有9人（1家），最少1人（6家）。其中，67.7%为计算机相关专业毕业，医学相关专业毕业占12.3%，大专学历人数占41.5%，本科及以上学历人数占33.8%。

2008年284家社区卫生服务机构中121家机构（占42.6%）有1名卫生信息技术工作人员，120家机构（占42.3%）没有卫生信息技术工作人员，228家机构（占80.3%）没有专职的卫生信息技术工作人员。城市社区卫生服务中心卫生信息技术工作人员的学历主要为本科及以上，中心乡镇卫生院、一般乡镇卫生院和社区卫生服务中心分中心或乡镇/街道卫生院分院主要为大专，职称均主要为员级职称，专业主要为医学和其他专业。各乡镇医疗单位缺乏专业信息技术人员，不能对医疗卫生信息软件进行及时有效的管理和维护。

五、卫生信息建设基础设施状况参差不齐、差异明显

（一）硬件设备配置情况差距较大

各调查县（市、区）卫生局、医院、社区卫生服务机构硬件设备配置情况差距较大。具体表现为：

2008年20家县（市、区）卫生局共有12家拥有数据中心，数据中心机房总面积、服务器总数量与总价值、数据服务器数量与容量、应用服务器数量与容量、网络服务器数量与容量、路由设备数量与总价值、存储硬盘的容量状况在12家数据中心中有多有少，分布不均衡，相差较大。如12家数据中心中机房总面积（不包括楼宇的弱电配线间）最大为50 m^2（1家），最小为10 m^2（2家）；服务器总数量最多为13台（1家）、最少为1台（1家），总价值最高为279万元（1家）、最低为1.5万元（1家）；数据服务器最多为4台（1家）、最少为0台（1家），其容量最多为1168GB（1家），最少为0GB（1家）；应用服务器最多为7台（1家）、最少为1台（3家），其容量最多为2044GB（1家），最少为80GB（1家）；网络服务器最多为2台（2家）、最少为0台（7家），其容量最多为584GB（1家）、最少为0GB（7家）；路由设备最多为5台（1家）、最少为0台（2家），总价值最多为40万元（1家）、最少为0万元（2家）；存储硬盘的容量最多为10 050GB（1家），最少为0GB（2家）。

23家调查医院的硬件设施状况包括台式计算机（PC）、笔记本电脑（Laptop）、网络计算机（终端机）NC和POS设备的拥有状况亦有多有少，分布不均衡，相差较大，且配备不全。如23家医院中4家医院没有台式计算机，3家拥有50台以下的，3家51～100台，3家101～200台，5家201～300台，1家350台，1家医院600台；6家医院没有笔记本电脑Laptop，最多的医院拥有11台。调查医院均无平板电脑和掌上电脑PDA；19家医院没有网络计算机（终端机）NC，最多的为2台；17家医院没有POS设备，最多的为10台。

284家社区卫生服务机构的硬件设施状况包括数据服务器、应用服务器、网络服务器和前置机亦有多有少，分布不均衡，相差较大，且配备不全。78家机构（占27.5%）无任何服务器，107家机构（占37.8%）无数据服务器，144家机构（占50.8%）拥有1台，最多拥有10台（1家，占0.3%），数据服务器的容量最小为1GB，最大为2500GB，平均为160GB±136GB（$M\pm Q$）；215家机构（占75.7%）无应用服务器，54家机构（占19.0%）拥有1台，最多拥有5台（3家，占1.1%）；容量最小为1GB，最大为1000GB，平均为160GB±103GB（$M\pm Q$）；254家机构（占89.5%）无网络服务器，22家机构（占7.8%）最多拥有90台（1家，占0.3%），其容量最小为2GB，最大为1000GB，平均为80GB±99GB（$M\pm Q$）；163家机构（占57.4%）无前置机，78家机构（占27.5%）拥有1台，最多拥有70台（1家，占0.3%）。

（二）网络资源情况多样化

2008年12家数据中心的集中存储模式、网络的接入方式、接入互联网带宽、采用的网络安全措施、与其下属的机构（医院、社区卫生服务中心、社区卫生服务站和公卫机

构）的联网方式等均不完全统一，呈现多样化。

12家数据中心的集中存储模式有SAN或NAS等基于网络连接的集中存储模式（3家）、存于服务器硬盘（4家），DAS等由服务器设备直连的磁盘阵列模式（5家）。局域网结点数最多为150个（1家），最少为0个（2家）；无线网络结点数最多为2个（1家），最少为0个（11家）。网络的接入方式有专线连接专网（11家）、专线连接互联网（5家）、拨号连接专网（1家），无线连接互联网（1家）。接入互联网带宽最多为500Mbit/s（1家），最少为0Mbit/s（1家）；局域网带宽最多为100Mbit/s（6家），最少为0Mbit/s（2家）。采用的网络安全措施有VPN/VLAN划分（9家）、防火墙设备（8家）、防毒墙设备（7家）、入侵检测（IDC/IPC）（4家）、上网行为管理（3家）、域用户管理模式（2家），统一威胁管理UTM（1家），2家未采用任何网络安全措施。10家数据中心与其下属的医院联网方式为专线10Mbit/s，1家为专线2Mbit/s，1家为不联网。8家数据中心与其下属的社区卫生服务中心联网方式为专线10Mbit/s，3家为专线2Mbit/s，1家为不联网。2家数据中心与其下属的社区卫生服务站联网方式为专线10Mbit/s，1家为专线2Mbit/s，4家为拨号2Mbit/s，1家为拨号1Mbit/s，4家为不联网。2家数据中心与其下属的公卫机构联网方式为专线10Mbit/s，2家为拨号2Mbit/s，1家为拨号1Mbit/s，7家为不联网。12家数据中心均未与其下属机构使用无线上网的联网方式。

2008年23家调查医院采用的交换设备、在用的无线接入点（AP）、无线网络在医院的应用、采用的网络安全措施、采用的数据安全措施、使用的集中存储系统、网络终端机设备使用的数量、网络数、网络主干带宽、网络采用的架构和网络节点使用情况等状况均不完全统一，呈现多样化。

23家调查医院中采用的交换设备最多的为30台（2家），最少为2台（1家）。1家医院在用的无线接入点（AP）为3个，18家医院没有无线接入点。5家医院无线网络的应用为试验阶段，1家医院为手术麻醉重症监护系统使用，2家医院为OA系统办公网使用。1家医院有4种网络安全措施，8家有3种，5家有2种，6家有1种，1家医院没有任何网络安全措施，采用的网络安全措施有防火墙设备、防毒墙设备、域用户管理模式、VPN/VLAN划分、上网行为管理、入侵检测（IDC/IPC）和杀毒软件。1家医院有5种数据安全措施，3家有4种，4家有3种，10家有2种，5家有1种，采用的数据安全方式有数据冷备份、数据库镜像备份、数据离线存储、集中存储异地镜像备份、数据灾备、数据加密和公钥密匙框架等。16家医院有3种集中存储系统、1家有2种、6家有1种、4家没有任何集中存储系统，采用的集中存储系统有医院管理信息系统（HMIS）、医学影像存储与通信系统（PACS）、有实验室信息系统（LIS）、电子病历系统（EMR）、临床信息系统（CIS）、放射信息系统。网络终端机使用数量最多的为500台（1家医院），9家医院没有使用。1家医院拥有4个独立并且物理隔离的网络，2家医院拥有3个，16家医院拥有2个，3家医院只拥有1个。医院网络主干带宽最大为2048Mbit/s（1家），最小为8Mbit/s（1家）。网络采用的架构有三层架构（核心＋汇聚＋接入）、两层架构（核心＋接入）（12家医院）、单层（接入层）和普通交换网络。信息系统使用的网络节点总数最多为500个，最少为0个；节点使用率最高为90%。

2008年284家社区卫生服务机构采用的局域网结点数、无线网络结点数、医生计算机工作站、移动计算机工作站、网络设备资产、接入互联网带宽、局域网带宽和网络接入方式等状况均不完全统一，呈现多样化。

284家社区卫生服务机构中108家机构（占38.0%）无局域网，62家机构（占21.8%）局域网结点数为1～5个，最多为201～300个。262家机构（占92.2%）没有无线网络，最多为20～30个。156家机构（占54.9%）无医生计算机工作站，最多有120台。215家机构（占75.8%）无移动计算机（笔记本电脑、配无线网络）工作站，最多有40台。148家机构（占52.1%）无资产，最多为198万元，平均为2.0万元±7.5万元（$M\pm Q$）。82家机构（占28.9%）未接入互联网带宽，87家（占30.6%）为2Mbit/s，最多为1000Mbit/s。129家机构（占45.4%）无局域网带宽，99家（占34.9%）为100Mbit/s，最多为1000Mbit/s。网络接入方式有专线连接专网（113家机构，占39.8%）、拨号连接互联网（107家机构，占37.7%）、拨号连接专网（83家机构，占29.2%）、专线连接互联网（72家机构，占25.4%）、无线连接互联网（11家机构，占3.9%）。

（三）软件资源情况不完全相同

2008年12家数据中心、23家医院和284家社区卫生服务机构的软件使用情况不完全相同。

12家数据中心在用的操作系统软件和数据库产品情况有所不同。12家有Windows系统，2家有Unix系统，1家有DOS系统，1家有Linux系统，1家有AIX系统，10家有Oracle，5家有MSSQL，2家有MySQ，1家有Access。

HIS是指利用计算机软硬件技术、网络通讯技术等，对医院及所属部门进行人、物、财流综合管理，采集、存储、处理、提取、传输、汇总、加工医疗活动中的数据，生成各种信息，为医院整体运行提供全面、自动化管理及各种服务的信息系统。在新医改形势下，HIS发展和完善已成为推进医院信息化成败的关键，也是推动五项重点工作亟需解决的信息技术瓶颈。本次调查的23家医院均已经全院使用门急诊划价收费系统、药库管理系统、门急诊药房管理系统；22家医院已经全院使用门急诊挂号系统、住院药房管理系统、住院护士工作站；使用最少的是静脉药物配置中心PIVAS，仅有1家使用。采用的信息化标准体系状况有ICD9、ICD10、HL7和DICOM3。只有少数医院的内部各系统已经全部采用统一的信息编码体系。23家医院均有统一的信息管理制度，10家医院的分院已于2008年年底前与医院进行了信息系统一体化，1家采用独立系统通过媒介（磁盘、U盘等）进行信息交换。

截止到2008年年底，284家社区卫生服务机构中共有169家机构（占59.5%）于2008年底前开始使用居民健康档案信息系统，使用的主要功能模块为家庭档案与个人档案、个人体检记录和慢性病管理，采集到的数据有存放在社区卫生服务中心、区（县、地级市）卫生局、社区卫生服务站、地市级卫生局和软件开发公司等方式。该系统的维护频率分别有每月6次、每月3次、每月2次、每月1次、每年20次、每年7次、每年4次、每年3次、每年2次和每年1次等。系统的维护有远程协助为主、现场维护为主和远程协助结合现场维护的方式。居民健康档案信息系统升级的费用最少为0元（123家，占

72.8%)，最多为10万元（1家，占0.6%），维护的费用最少为0元（150家，占88.8%），最多为16万元（31家，占0.6%）。284家机构中与区域卫生信息数据中心、新农合结报系统、医院HIS、医院电子病历、疾控中心计划免疫系统、疾控中心妇幼保健系统、本机构社区HIS、本机构医生工作站的信息共享仅有少部分机构实现。17家社区卫生服务机构下设的548家社区卫生服务站/村卫生室在2008年已经应用居民健康档案信息系统，其中389家已实现与其所属机构联网。2008年底前社区卫生服务机构已经开始使用的社区医疗卫生软件主要有社区HIS（包括收费、药品、物资管理信息系统）和新农合实时结报系统。社区卫生服务机构中使用体检信息管理系统、“六位一体”社区卫生服务管理软件、计算机化医嘱系统、全科诊间系统、检验管理信息系统、医学影像存储与通信系统、信息统计与决策支持系统、电子病历、远程会诊及双向转诊管理系统、公共卫生（计划免疫等）的机构数量不到1/3。目前存在的一个较大问题是由于各示范区电子健康档案系统是各自开发和建设的，故在功能模块上多有所差异，无法互通互享，使得建立起来的电子健康档案成为了“死档”，形成了信息孤岛，为数据交换和共享带来了极大的困难，失去了电子健康档案本来应该发挥的作用。

（四）使用的信息技术种类多样

大多数医院使用的信息技术包括高速以太网（≥100Mbit/s）和条码技术，部分医院有数据安全技术，个别医院有数据仓库、VoIP（IP电话）、RFID技术、无线网络应用、XML技术、自动预警与临床提示、平板电脑和中间件服务器技术。医院网站建设采用的方式有自建自管、自建托管和代建。医院网站提供的主要互联网服务主要包括对外宣传与介绍、网上医疗咨询、网上预约挂号、人力资源招聘、员工远程办公服务、为医生门户应用服务和参与区域卫生信息化服务。由此可见，医院信息化已初具基础，不过先进技术普及率尚低。虽然与医院财务、病人账务有关的系统已经普及，而且信息系统使用后对医院医疗服务质量的改善也得到普遍认可，但是电子病历（EMR）系统、临床决策系统、重症监护信息系统、无线网络、掌上电脑、语音识别技术等先进技术在医院的应用程度较低，因此应侧重于实现和发展临床信息系统（CIS），以解决医疗过程中存在的相关问题，同时为教学、科研提供更多的资源和服务。

当前，卫生信息化建设基础设施中存在的主要问题有：

1. 基础设施建设缺乏统一规划 政府网络和新农合及各级医疗机构各自都有网络和硬件的投入。这些都为区域卫生信息化的进一步建设提供了一定的基础。但这些网络、硬件的建设还存在缺乏统一规划、共享和充分利用的问题。一些较偏远的社区卫生服务中心的网络还存在宽带不足，接口尚未统一，性能不够等问题，亟待统一规划。

2. 软件建设低标准重复投入，接口标准急需改造 目前，卫生行业内应用系统众多，新农合、采供血液系统、卫生监督、医院电子病历、HIS、PACS、LIS等每个系统都在各自领域内发挥了重要作用，但由于这些系统隶属于不同的业务管理部门，建设水平参差不齐，投资分散，存在低水平重复建设、各系统间采用的信息标准不统一，使得信息无效冗余度高、共享性差，一些数据相互矛盾，信息交换存在着障碍。

3. 信息采集不便 现有软件的数据处理和分析手段落后，可提供的信息量小、信息实时性差、信息利用率低；现行报表体系可以起到一定的数据分析作用，但还是不能进行数据的深层挖掘和归纳。另外，由于报表一般是按月或按季填报的，数据的及时性也不足。

4. 信息共享程度低，存在“信息孤岛”　医疗卫生各业务系统多数按业务划分，尽管有的业务在纵向联系上已经取得了较好的成绩，但依然是各自为政，没有信息共享和统一的信息交换的接口，例如妇幼保健系统与计划免疫系统对新生儿档案的信息不能共享，这不但造成了系统整体上的数据冗余，而且由于共享数据无法及时更新，将导致信息的滞后和错误，“信息孤岛”的现象严重。

5. 网络及数据安全措施尚不到位，软件标准化程度需要提高　参与本次调查的绝大部分医院都设置有不同类型网络访问安全措施，但仍有 1 家医院没有任何网络安全措施，没有医院使用数据电子签名加密和数据库非法访问监控措施。调查医院标准有采用 ICD9、ICD10、HL7、DICOM3，仅 2 家医院的内部各系统中已经全部采用了统一的信息编码体系。

六、信息化工作经费投入不足

2008 年 20 个地区卫生局中 17 家有信息化工作的固定预算，18 家获得了信息化工作经费，13 家获得的经费与其预算相符，2 家高于预算，1 家没有预算也获得了工作经费。实际获得经费额度最高为 660 万元，最低为 1.1 万元，平均 32.0 万元±66.8 万元（$M\pm Q$）。经费主要来源为财政拨款，部分来自于财政拨款和单位自筹经费。20 家区（县、地级市）卫生局信息化工作的经费支出额度最高为 632.5 万元（1 家），最低为 0.0 万元（1 家），工作经费的用途包括硬件（服务器设备、终端设备与网络设备）采购、软件（系统基础软件和应用信息系统开发或采购）和信息技术服务费用的支出。信息化工作经费支出占其所属县（市、区）卫生事业经费的比例最高为 11.2％，最低为 0.0％。

2008 年 23 家医院中 18 家有信息化工作预算，23 家医院均获得了信息化工作经费，11 家医院获得的经费超过了预算额度，6 家相同，6 家低于预算额度。获得的经费最高为 5432 万元，最低为 3.3 万元，其平均水平为 22.0 万元± 53.29 万元（$M\pm Q$）。经费来源主要为单位自筹经费。23 家医院信息化工作经费总支出最高为 61 599.0 万元，最低为 0.34 万元，经费的用途包括硬件（服务器设备、终端设备与网络设备）采购、软件（系统基础软件和应用信息系统开发或采购）和信息技术服务费用的支出。

2008 年 284 家社区卫生服务机构中 193 家（占 68.0％）有信息化工作预算，178 家（占 63.7％）实际获得经费，44 家（占 22.8％）实际获得经费高于其预算，62 家（占 32.1％）与预算一致，87 家（占 45.1％）低于预算。最多为 210 万元，最少为 1.0 万元。在有信息化工作预算的 193 家机构中，2008 年实际获得经费在该机构该年度各项经费总收入中所占比例最高为 21.2％，最低为 0，平均 2.0％。经费的来源有财政拨款、单位自筹经费和专项资金。卫生信息化工作经费支出最少为 0 元，最多为 210 万元，用于硬件（服务器设备、终端设备与网络设备）采购的支出占其所属机构 2008 年信息化工作实际支出的比例平均为 63.7％，用于软件（系统基础软件和应用信息系统开发或采购）占其所属机构2008年信息化工作实际支出的比例平均为15.4%，用于信息技术服务费用的支出占其所属机构2008年信息化工作实际支出的比例平均为20.6%。2008年信息化工作实际支出经费在该机构2008年度各项经费总支出中所占比例最高为18.2%，最低为0%，平均1.4%。

七、医务人员普遍存在提升当前信息化工作建设水平的需求

（一）医务人员认可当前信息化工作的作用，但使用的满意率偏低

据调查结果显示，大多数调查医院信息化工作负责人都认为2008年底前医院运营的信息系统对“提高临床业务效率”、“提高医疗质量”、“提高医院管理水平”、“降低医院运营成本”、“满足医政部门及相关法规要求”和“提高病人满意度”帮助最大。大多数医院认为使用信息系统后医疗服务质量比原来有所提高。

2008年底前，81.0%的调查医院医务人员在工作中使用过医院信息系统，各类型工作人员的使用率不同，护士的使用率最高，行政管理人员最低；各科室工作人员的使用率无差别。最早开始使用的时间为1996年，2006年起使用人数明显增多。使用的医院信息系统模块主要是住院护士工作站系统、门急诊医生工作站系统、病区医生工作站系统、实验室信息系统和电子病历系统。89.2%的使用者认为使用医院信息系统以后，业务流程时间有所缩短，86.8%认为工作负担有所减少。然而80.3%的使用者表示对医院信息系统的使用感到不满意，不满意的主要原因是：认为系统功能设计不完善，操作不方便，经常死机或无法保存，没有智能分析功能，不能共享互通患者的医疗信息，疾病、药品种类不全等原因。

2008年284家社区卫生服务机构中有189家（占66.6%）使用过社区卫生服务信息系统，其机构的信息技术负责人大多认为使用该系统后，所在机构的医疗服务质量水平和管理水平比原来有所提高。有95家（占33.5%）制定了信息化建设的规划，但有45.4%的信息技术负责人不知道所在机构2008年的信息化建设目标。59.1%的信息技术负责人认为所在机构2008年卫生信息化服务的建设状况一般，大多认为社区HIS（包括收费、药品、物资管理信息系统）、居民健康档案管理系统、新农合实时结报系统和“六位一体”社区卫生服务管理软件在社区卫生信息化服务中是最重要的。半数以上的负责人认为当前卫生信息化服务的建设还应在“领导重视，政策支持”、“硬件更新”、“软件应用的培训”、“软件升级”和“引进信息技术人才”方面继续改进。

2008年底前，61.6%的被调查社区卫生服务机构医务人员在工作中使用过社区医疗卫生软件，各类型工作人员的使用率不同，行政管理人员的使用率最高，护士最低；工作内容为从事健康体检工作人员的使用率最高，规划免疫最低。最早开始使用社区医疗卫生软件的时间为1996年，2006年起使用人数明显增多。主要使用过的社区医疗卫生软件包括社区HIS、居民健康档案管理系统、新农合实时结报系统、计算机化医嘱录入系统、全科诊间系统、体检信息管理系统和“六位一体”社区卫生服务管理软件。60.0%的使用者认为使用社区医疗卫生软件以后，业务流程时间有所缩短，56.6%认为工作负担有所减

少。然而79.6%的使用者表示对社区医疗卫生软件的使用感到不满意，不满意的主要原因是：认为系统功能设计不完善，不能共享互通患者的医疗信息，操作不方便、经常死机或无法保存，没有智能分析功能，疾病、药品种类不全，加重工作负担，无法保证信息安全等原因。

（二）医务人员期望加快改进信息化工作的建设状况

调查显示，大多数医院在2008年底前制定了医院信息化建设的规划。多数医院信息化工作负责人明确知道所在医院信息化建设的目标，认为电子病历系统、临床信息系统、数字化影像存储交换系统、医院业务管理系统和院内临床信息共享在医疗卫生信息化服务中是最重要的，并认为医疗卫生信息化建设还需在"领导重视，政策支持"、"法律法规的明确与支持"、"硬件更新"等方面改进。

73.3%的医务人员认为所在医院2008年底前的信息化服务建设水平能满足自身的工作要求。68.4%的调查社区卫生服务机构认为所在机构2008年底前的信息化服务建设水平能满足自身的工作要求。大多数被调查的医务人员希望信息系统的功能更为智能化，信息系统的操作更为简便，还希望更换或优化电脑硬件，加快信息系统的更新，增加患者医疗信息的共享与互通，提升网络信息的传递速度以及增加信息系统使用的培训次数。

如果所在单位开展双向转诊工作，被调查医院和社区卫生服务机构的医务人员均认为应该加强信息交流及医疗协作、合理调整医疗机构间的经济利益、加强规范管理、制定双向转诊与医疗保险制度、明确双方医疗责任、提高社区卫生服务中心（站）的技术水平和结合政策强行规定社区首诊制。

（三）医务人员卫生信息化服务培训工作有待加强和完善

2008年底前，在工作中使用过医院信息系统的医务人员有67.7%能够熟练地把就诊患者的医疗信息录入电脑，但有0.7%的医务人员还不会把就诊患者的医疗信息录入电脑。在工作中使用过社区医疗卫生软件的医务人员有47.8%的能够熟练地使用，5.0%还不会使用。使用者均表示在使用中存在的主要困难是录入的信息不会分析、评价，文字录入速度慢和信息系统不会使用等。

2008年11个地区卫生局对医务工作人员的信息化培训次数多为2次和1次，有9家未进行过信息化培训。118家社区卫生服务机构（占41.5%，包括7家城市社区卫生服务中心、49家中心乡镇卫生院、49家一般乡镇卫生院、13家社区卫生服务中心分中心或乡镇/街道卫生院分院）未开展过信息化培训。

81.4%的医务人员已取得"计算机中文基本操作系统"证书，55.6%拥有"办公应用"相关证书，50.7%拥有"网络应用"相关证书，46.6%拥有"数据库应用"相关证书，45.3%拥有"图像制作"相关证书，9.2%没有任何计算机应用能力证书（或证明）。没有任何计算机应用能力证书（或证明）的208人中，医生占74.0%，护士占22.1%。56.0%的医务人员没有参加过信息化方面的知识和技能培训，26.4%参加过1次，11.7%参加过2次。没有参加的主要原因是未开展相关培训。

67.9%的社区卫生服务机构医务人员已取得"计算机中文基本操作系统"证书，

51.5%拥有“办公应用”相关证书，48.0%拥有“网络应用”相关证书，46.4%拥有“数据库应用”相关证书，45.6%拥有“图像制作”相关证书，28.5%的医务人员没有任何计算机应用能力证书（或证明）。44.2%的被调查医务人员没有参加过信息化方面的知识和技能培训，24.4%参加过1次，13.6%参加过2次，未参加的主要原因是所在机构未开展相关培训。

第四节　推动浙江省卫生信息化建设工作对策分析

为了确保“国家数字卫生关键技术和区域示范运用研究”项目的顺利开展和推动浙江省区域卫生信息化的建设，结合本次调查研究结果，提出具体工作对策与建议如下：

一、加强卫生信息化工作的领导，提高认识和重视程度

加快信息化建设是深化卫生改革和卫生事业发展的必然要求。数字化建设能利用网络平台，拓展医疗服务领域与功能。“国家数字卫生”项目的实施将推动浙江省医疗体制改革和医疗卫生的信息化建设，可帮助浙江省医疗卫生工作水平获得一个质的飞跃。因此各示范区卫生信息化工作的相关领导应充分认识到项目的重要性和紧迫性，把这项工作作为当前以及今后一段时期内的重要任务来抓。要把数字卫生和医改结合起来，重心下移，关口前移，老百姓的健康问题要以预防为主，要使人人享有快速、便捷、有效的卫生服务，并减少浪费，降低药费，缓解“看病难、看病贵”的问题。当前存在着基层领导对“数字卫生”项目的意义和作用认识不到位的现象，其程度或轻或重，故未将“数字卫生”作为当前的重要任务来抓，致使卫生信息化推进速度过慢。同时，医院和社区卫生服务机构作为基层的操作层面，存在着认识不到位的现象，非但未积极提高自身素质以适应信息化的浪潮，反而产生了畏难和埋怨情绪。

医院信息化改善建议调查结果显示，“领导重视，政策支持”排在首位。故此，建议卫生行政管理部门应当采取一些必要的扶持和干预措施，建立医院信息化补偿机制，从而有利于浙江省整个卫生系统信息化的建设。同时，各示范县（区、市）卫生局应组成以卫生局局长为组长、各部门及医院负责人参加的“数字卫生”领导小组，负责对此项工作的领导和组织协调工作制定相关制度，统筹安排卫生工作，加大卫生信息化的发展力度，并保证区县数据中心电子健康档案交换平台和诊疗平台的顺利搭建。通过区域卫生数据中心的建设，实现卫生数据的区域共建、共享和共生的新模式。

二、加强财政投入，形成稳定的筹资机制

资金不足是制约卫生信息化建设的主要障碍之一。信息化建设投入不足，经费筹措困难，项目建设、运行、维护等费用无固定资金来源渠道，制约了信息化建设的发展。如丽水市青田县曾使用过妇幼保健系统，但由于后期的维护费用庞大，卫生局无力支付，最后

导致系统瘫痪。卫生信息作为公共产品，在很大程度上需要政府的大量投入。发达国家卫生信息化建设的经验已表明：卫生信息化建设需要大量的经费投入，经费来源应以政府购买为主，政府应当大力支持基层卫生信息化的建设。因此，充足的资金是“数字卫生”迅速发展的保障。但丽水市青田县、丽水市遂昌县和台州市仙居县属于浙江省的经济欠发达县，经济条件相对落后，地方政府对信息化建设投入资金较少，若不能建立有效的资金保障机制，数字卫生示范应用项目可能难以实施。衢州江山市和常山县原先一直使用由当地医务人员自行研发的电子病历等软件，使用效果理想，但存在信息孤岛，由于地方政府一直未对卫生信息化有所投入，所以数字卫生项目也难以争取经费。部分地区（遂昌县、仙居县、青田县、三门县、江山市、常山县、龙游县）希望政府相关部门如浙江省卫生厅能够建立后续的经费补助机制。

卫生信息化的实施和推广是系统工程，只有在政府的领导下，配备必要的人力物力，并以行政手段推动信息化的建设，建立一个长期稳定的资金通道，充分调动和协调各个部门的力量，才能确保信息化建设的持久和稳定，保证卫生信息化建设的成功。

建议全省形成稳定配套的“数字卫生”资金补助制度。同时各示范县（区、市）财政局及各医疗机构每年需要留出足够的专项资金给予保障，卫生局也要有配套资金，支持项目建设。鼓励多种方式筹集资金发展“数字卫生”，建立灵活多样的建设模式，建立一个长期稳定的资金通道，以行政手段推动信息化的建设，充分调动和协调各个部门的力量，以确保信息化建设的持久和稳定，保证卫生信息化建设的成功。

三、积极改造卫生信息化工作的基础设施，推进数字卫生工作

医院信息化建设具有优化医疗服务流程、规范服务行为、加强医疗服务监管与评价、减少医疗不良事件等优点，在数字化医院建设乃至卫生信息化建设中起着举足轻重的作用。HIS作为医院信息化发展的初始阶段，其功能模块开发合理程度，覆盖医院信息完整程度及人机交互一体化程度决定了医院管理水平、质量、运行效率和效益，是数字化医院建设必不可少的基础设施与支撑环境。社区卫生服务机构不仅承担着医疗业务，还承担着预防、保健、康复、健康教育与促进、计划生育技术服务等方面的工作任务，同时还担当着“守门人”的角色，负责向上级医院转诊疑难杂症病人。标准化电子健康档案的建立与使用对提高、加强社区卫生机构的服务水平、内涵和居民使用满意度起着很大的作用。通过使用标准化的电子健康档案，社区卫生服务可以准确地掌握社区居民的健康状况及健康危险因素，更好地进行健康管理，减少疾病的发生，此外，标准化电子健康档案的共享性和快捷性还可以避免重复检查和治疗现象的发生，提高工作效率，减少疾病费用负担。因此，标准化电子健康档案的建立，在整个社区卫生信息化建设中起着十分关键的作用。

调查发现，部分示范区从最初开展信息化工作到现在有近十年的时间，投入了大量的人力、物力与财力，但是到目前为止还没有形成区级的卫生信息平台，信息化工作成效不明显。目前，各示范区所设计的信息化工作目标与现有的财政投入存在一定差距，各部门的系统建设和运行经费不足，设备配置落后，必需的安全机制没有完全建立起来，技术人员匮乏，缺乏明确、可靠、稳定的资金来源和人员引进机制。

可喜的是，卫生部于 2009 年 5 月相继出台了《健康档案基本架构与数据标准（试行)》和《基于健康档案的区域卫生信息平台建设技术解决方案》文件，为区域化信息平台的标准健康档案的建立提供了依据。各示范区应根据浙江省卫生厅的统一部署和要求，对服务器进行扩容，对网络进行升级，同时添置一些必要的软硬件设施，达到浙江省卫生厅规定的标准，为“国家数字卫生”项目的顺利实施打好基础。同时，全力配合浙江省卫生厅将现有软件升级到“国家数字卫生”项目组研发的电子健康档案软件和电子病历软件，做好软件的安装、调试及维护等工作，确保软件能顺利完成升级。并及时反馈使用过程中遇到的问题，协助项目开发人员对软件逐步完善。

尽快实现电子健康档案，完善或更新 HIS，建立卫生信息化资源共享服务平台，将各种信息资源进行无缝衔接，可实现医疗卫生信息的传递流畅和资源共享，为医疗卫生活动提供及时、准确、快捷的卫生服务信息。

软件开发中要关注智能化的体现。根据本次基线调查的结果提示，现有医务人员在很大程度上还不能独立完成区域信息决策判断，单一的统计图表提供的信息相对有限。例如，对于一定的个人的体检信息不能做出危险因素的评估结论；对于人群的疾病健康信息不能做出整群风险评估结论。医务人员在访谈中也多次提到系统的操作简易性问题。建议系统应该注重“傻瓜式”操作系统的研制工作，配备适当的诊断、提示功能，以协助社区医师，特别是那些条件比较落后地区的医务人员更好地完成医疗卫生工作。此外，还应继续完善电子健康档案和 HIS 的性能设计，增强其智能化、网络化、标准化和集成化，加大软件建设的投资力度，选择性能优异、扩展性强、稳定、适当超前的卫生信息系统，避免资金重复投资，以满足卫生服务信息化需求。

四、建立人才培训机制，提高医务人员卫生信息化服务能力

对于卫生行政部门来说，数字卫生工程是一项全新的、系统的、长期的工作，需要一支具有计算机专业背景的工作团队来具体实施，卫生局内也需要成立信息中心进行网络维护和管理。卫生信息化建设需要大量的既懂信息技术又具有一定医学知识和管理知识的复合型人才。但现在各示范区普遍反映卫生行政部门编制十分有限，无法腾出人手专职负责卫生信息化工作。大部分示范区都没有专门的信息技术人才，大多都是由医务人员兼职。在调查的 284 家基层医疗单位中，有 131（46.1%）家社区卫生服务机构没有卫生信息技术人员，在已有的卫生信息技术人员中还存在学历水平比较低的问题（大多在本科以下)。作为专业性较强的系统工程，如果缺少相应的专业人才来协调和帮助，卫生信息化的建设将很难取得有效进展。而且信息管理也需要包括信息技术管理者、卫生机构管理者和高层管理者等多方面人员的协助与合作。卫生信息技术专业人才的缺乏在很大程度上阻碍了区域卫生信息化的实现，各基层地区应当大力发展和培养相关专业技术人员。数字卫生工程是一项全新的、系统的、长期的工作，需要医疗卫生信息专职工作人员集计算机专业背景，集信息技术、医学和管理知识于一体，建议发展以中青年为主的复合型人才队伍。因此，希望政府主管部门能充分考虑基层的实际困难，为基层争取全额事业编制以利于开展信息化工作。卫生行政主管部门及基层医疗机构应给予全额或部分经费资助，探索自行培

训、主管部门培训或社会教育机构合作培训等多种形式，普及信息化知识培训尤其是计算机使用能力、HIS操作熟练程度、信息的分析和评价、录入速度等重点方面，加大培训周期和次数，并提高培训质量，以提高HIS使用熟练程度，缩短业务时间和工作负担。在现阶段，建议通过招聘、借调医院或卫生院信息科的专业技术人员，充实各医疗卫生服务机构，充分整合示范区卫生信息人力资源，以点带面，以内部培训交流方式加强医务人员继续教育，探索积极有效培训奖惩措施，在培训工作中调动医务人员积极性，提高培训质量，逐步提高信息化服务水平，做好数字卫生工作。

加快卫生服务信息化步伐，建立居民健康档案，并实现网络化管理，将有效地提高社区卫生服务的工作效率，优化资源配置，从整体上提高社区卫生服务中心的运营效率和管理水平，促进医疗卫生事业的发展，为逐步解决群众“看病难、看病贵”的问题铺平道路。建立规范化的居民健康档案，形成一套完整的健康信息系统，实现档案的网络化管理，是优化资源配置、提高卫生服务效率的有效途径。居民健康档案的采集重心在社区卫生服务机构。采集居民从出生、发育、结婚、生育、患病、老年直至死亡的全过程中所有的健康活动数据。通过数字化、信息化、网络化技术，以个人健康档案为基础、家庭档案为单位、社区档案为范畴，建立连续、完整、动态的个人健康信息数据库。通过社区卫生服务网络建立地县健康档案数据中心，存放全县群众从生到死，原始的、完整的、连续性健康信息，实现居民人人拥有个人电子健康档案的初级目标。

社区责任医生是健康档案输入、采集至关重要的人，要做好电子健康档案，必须要抓好基层。为了使居民电子健康档案建档工作达到规范化、标准化，数字卫生项目要求人人都能正确操作使用软件。但目前总的来说，医务人员的计算机操作能力普遍比较低，缺乏培训，参差不齐，水平有待提高，需要对医务人员进行“全员培训”。个别县医务人员年龄结构老化，如龙游县医务人员50岁以上的占了70%，掌握信息技术有难度，如何进行培训也成为难题。

建议招聘专业技术人员实现分片管理，充实县卫生系统的信息技术人员和力量。通过建立行之有效的人才引进机制和对优秀人才的奖励机制，引进和保留高层次信息化人才。同时，要加大信息化人才培养的投入，建立人才培训机制，制定切实可行的培养发展计划，建立多层次、分类别、多形式、重实效的信息化人力资源培养制度，通过自行培训、信息化主管部门培训、与社会教育机构合作培训等多种途径，加强医务人员的继续教育，逐步培养出一批精通信息技术和卫生业务的复合型人才，争取达到人人都能正确操作使用软件的目标，真正利用好数字卫生系统，以保证卫生信息系统建设稳定发展。

培训前，应对医务人员的计算机操作能力进行大摸底，掌握医务人员基本情况后，强化培训，消除盲点。可以通过采取多种形式指导与培训、激励机制与惩罚机制并存、加强工作考核机制等措施，促使医务人员尽快掌握信息化操作技能和规范。此外，由于基层医疗单位中老龄医生占有一定的比例，信息化培训还需要探索适合老龄医生的操作方法。

良好的工作环境不仅可以使人身心愉悦，提高工作效率，而且也是保证医务人员健康必不可少的因素。为医务人员提供一个良好的信息化工作环境是数字化医院信息系统建设的基本内容之一，也是重点之一。医疗卫生服务机构的领导者，特别是农村基层医疗单位“一把手”要率先学习、掌握电子政务的有关知识与技能，带头使用计算机，不断提升自身素质，跟上信息技术发展的脚步，形成重视卫生信息化建设、熟练应用信息技术的良好风气。

综上所述，卫生信息化工作的开展需要发挥政府的权威性，加大经费的投入，通过对地区各系统内部数据进行统一规划，制定统一标准，建设统一的数据共享与交换平台，制定各部门间的数据接口等标准；此外，还应积极引进和采用国际信息标准，同时结合国内实情建立国家标准代码体系；通过完善各机构信息化的建设，解决采集信息源头问题，将数据的上报和采集形成体系；通过数据中心的建设，形成设计合理，信息通畅的信息路由，使有效的数据能在全区范围内高速流通。通过全体医务工作者的努力，做好卫生信息化建设工作，实现“统一平台、统一标准、互联互通、资源共享”的数字化区域卫生平台，实现区域内医疗卫生信息的高度共享与交换，促进电子病历和个人健康档案的社会化，从而形成一个统一的健康服务信息平台，切实从“便民、利民”角度提升信息化服务的能力，为人民健康服务。

（刘婷婕）

第五章　数字卫生示范应用基本保障

信息技术的发展突飞猛进、日新月异，正在改变着世界、改变着生活。信息技术与医疗卫生服务的整合已经摆在了医疗卫生改革发展的重要地位。卫生部制定的《全国卫生信息化发展规划纲要 2003～2010 年》中，就明确提出过区域卫生信息化的工作目标：围绕国家卫生信息化建设目标选择信息化基础较好的地区，开展以地（市）县（区）范围为单元的区域卫生信息化建设试点和研究工作，建立区域卫生信息化示范区。区域化卫生信息系统包括电子政务、医保互通、社区服务、双向转诊、居民健康档案、远程医疗、网络健康教育与咨询，实现预防保健、医疗服务和卫生管理一体化的信息化应用系统。2009 年 4 月 7 日，万众瞩目的新医改方案《中共中央国务院关于深化医药卫生体制改革的意见》正式发布，新一轮医改方案被形象地比喻为四梁八柱。其中“四梁”为医疗服务体系，公共卫生服务体系，医疗保障体系和药品供应保障体系。而“四梁”中每一个体系都涉及了“八柱”，包括管理体制、运行机制、投入机制、价格形成机制、人才保障、信息系统、监管体制机制和法制建设八个方面。信息系统建设作为其中的一柱，对保障整个医疗卫生体制改革起着巨大的作用。信息化技术是一种重要手段，可以使卫生部门向社会提供更好的医疗卫生服务，进一步提高卫生管理水平。

近年来，浙江省基层卫生信息化建设取得了可喜的成绩，各地广泛开展了医院信息化建设工作，许多县及县以上医院建立了挂号收费、药品器材、医疗管理等内容的医院管理信息系统；部分医院建立了以病人为中心，以电子病例为基础的信息化管理，提高了工作效率，方便了患者的就医。但在卫生信息化建设过程中，仍存在一系列难题，如在各业务系统、不同地区、医疗服务信息化建设还不全面，社会保障系统、医院信息系统、社区卫生服务信息系统、妇幼保健系统、免疫接种管理系统和疫情直报系统等还没有实现互通，医药服务、卫生管理方面都存在着一些较为严重的信息孤岛现象；信息不标准，缺乏统一的标准体系和规范，无法实现系统间信息的互通互达，各信息资源的综合利用程度低，造成区域内信息价值流失；百姓缺乏健康服务信息；同时，信息化建设工作中，还存在资金投入不足、卫生信息技术专职人员缺乏等一系列问题。这些问题不仅会造成资源的浪费，而且也会阻碍卫生信息化建设健康发展，因此，医疗卫生改革迫切需要卫生信息化的提升，卫生信息化工作亟待研究、开拓、发展。

“建立实用共享的医药卫生信息系统”不仅是社会发展的必然趋势，也是医疗卫生信息化建设向纵深发展的必然趋势。在卫生部、科技部和浙江省委、省政府的大力支持下，“十一五”国家科技支撑计划重点项目——“国家数字卫生关键技术和区域示范应用研究”（以下简称“国家数字卫生”项目）于 2008 年经国家科技部正式立项。“国家数字卫生”研究与“新医改”政策高度契合，本项目欲将构建的全民全程电子健康档案（EHR）、数据标准和规范、交互式数据中心、城乡社区与医院双向转诊、远程诊疗、远程教育和健康咨询、疾病数据库、主要疾病临床路径等关键技术进行现场区域示范应用，验证其设计的科学性、合理性和可操作性，并观察、探讨；数字化医疗卫生资源共享、数字化医疗服务、数字化城乡社区卫生服务、数字化公共卫生服务区域示范，提升疾病预防控制、快速公共卫生应急处置能力，提高医疗服务质量、改善服务可及性，推进卫生改革发展，达到标准规范、资源整合、互联互通、信息共享、优化流程、提高效率、实时监管、降低费用、和谐医患、保障健康目标所需要的基本保障条件。数字卫生关键技术与其他技术在临床上验证和推广有一定的区别，数字卫生关键技术在区域现场和临床的应用，需要一定环境和条件的配合，因此，国家数字卫生关键技术示范应用所需要的政策支持、组织管理构架；技术水平支持、资金投入、技术人员配备、设备完善标准、有关法规等基本保障的研究，对保障数字卫生关键技术的应用和推广，具有十分重大的现实意义。

国家数字卫生关键技术示范应用基本条件的建设，应该坚持“政府主导、多方共建、统筹规划、分步实施”的原则，按照“优化配置、开放共享、强化管理”的要求逐步开展示范应用。另外，示范区要结合本区域特点，以提高区域医疗卫生服务能力和增强区域居民健康为目标，因此建立数字卫生应用基本保障应遵循下列原则：

（1）建立有效的数字卫生应用的组织协作机制；

（2）统一规划区域数字卫生应用基础条件；

（3）使用高水平数字卫生关键技术；

（4）建立卫生资源共享制度体系；

（5）建立多元化数字卫生技术应用平台的投入体系；

（6）建设一支稳定和高水平的数字卫生技术应用平台管理与运行的技术支撑人才队伍；

（7）建立数字卫生关键技术应用的管理体制。

第一节　数字卫生应用组织管理保障

数字卫生信息系统是以建立居民电子健康档案、医院管理和电子病历为重点，并覆盖各级卫生行政部门、疾病预防控制机构、卫生监督机构、各级各类医疗卫生机构的高效、快速、通畅的信息网络系统，通过这个系统可以规范和完善卫生信息的收集、整理、分析工作，提高信息质量，从而提高区域公共卫生管理、科学决策以及突发公共卫生事件和医疗救治的应急指挥能力。该系统是社会经济发展的必然产物，是卫生事业发展的技术支撑。同时也应该意识到数字卫生早期建设不仅是一项耗资、耗物、耗人、耗时的庞大工程还是一个系统而又复杂的工程，它所涉及的卫生行政管理、医疗服务、公共卫生等各个领域和信息软件公司，既相对独立，又相互交织，各种因素既相互推动，又相互制约，牵扯较多。因此，要顺利进行国家数字卫生关键技术示范的应用，领导的重视、科学的管理是根本保障。

一、加强领导，健全组织

区域数字卫生信息化的顺利推进，需要多部门、多领域的协同合作，在建设过程中有大量的组织协调工作，需要把各方面的力量组织调动起来，不断解决信息化过程中遇到的各种矛盾和困难，减少盲目性，增强自觉性，这是数字卫生能够顺利发展的重要保障。实施区域数字卫生信息化项目建设的牵涉面较大，不仅涉及很多不同利益取向的部门，如各级卫生部门、医疗机构、财务部门软硬件设备提供部门等，而且卫生服务工作的多头管理体制也常常会阻碍区域数字卫生信息化的建设。如何有效平衡不同部门和不同领域各相关方的利益，处理好卫生行政机关管理需求与基层医疗卫生机构应用需求之间的矛盾是较为严峻的考验。为了保证数字卫生建设工作顺利进行，在工作开展初期、建设过程、后期完善等阶段，都需要领导的高度重视。因为领导是处于特殊位置的人员，具有特殊的职责，所以在确定组织机构、职能分配，决定资源配置和资源管理，在落实配套资金和筹资能力方面具有较强的优势和力度。同时，为了调动区域内各级卫生行政部门、医疗卫生机构、相关单位高度的积极性，引起他们的重视和主动性，最好成立数字卫生工作领导小组，有行政管理、医疗服务机构、公共卫生服务机构等各个领域的主要负责人参加，以保证国家数字卫生关键技术顺利的示范应用。

浙江省在“国家数字卫生关键技术和区域示范应用研究”项目批准后，省委省政府领导高度关注国家数字卫生项目，认为此项目对于医疗卫生体制的改革影响重大，并作出批示：浙江作为示范区，一定要保证各部门的相互配合、全力以赴！浙江省卫生厅领导也高度重视数字卫生项目，在示范区负责人会议上，卫生厅厅长明确指出：“国家数字卫生示范区的建设要加强组织领导，切实抓紧成立政府牵头、各部门联合参与的领导小组，要把参加这个项目的研究，作为是我们本职工作，而不是额外工作”，“各地、各部门要将项目的实施推动与医药卫生改革的整体工作相结合，不断提高推进项目实施的基础条件水平”。课题组每次召开国家数字卫生关键技术示范应用会议时，分管副厅长都坚持出席会议并对项目进展情况提出了合理化的建议。省政府领导、卫生行政部门领导的重视对国家数字卫生课题顺利的开展起到了根本的保证。

浙江省示范区在数字卫生关键技术示范应用期间，全部建立了卫生信息化工作领导小组，积极贯彻落实了“一把手”总负责的原则，以全力抓好信息化建设工作。区县卫生行政部门多年来一直没有信息部门和人员专门编制，绝大部分区县卫生部门没有安排专门部门和人员分管该工作。国家数字卫生关键技术示范应用后，所有示范区建立了信息化工作小组，确定信息化专人负责，最多的示范区安排 4 人专人负责数字卫生信息化建设工作，对保证数字卫生技术的示范应用起到了保障作用。

二、制定区域数字卫生信息化发展规划，出台相关政策

区域卫生信息化是指在一定区域范围内，为医疗服务提供者、卫生管理机构、患者、医疗支付方以及医药产品供应商等机构提供以数字化形式搜集、传递、存储、处理的卫生行业数据的业务和技术平台，以支持医疗服务、公共卫生以及卫生行政管理的工作过程。区域卫生信息化是一个地区整体信息化建设的重要内容之一，应有其明确的发展思路、发展规划和促进措施。

规划是组织为实现一发展目标而制定的一定时期内发展的预期框架和优化的行动方

案。加强统筹规划，是推进卫生信息化有序发展的前提。为保证区域数字卫生信息化科学的发展，遵循系统整体性、综合性和科学性的要求，制定包括推进数字卫生综合性示范应用内容在内的相关区域卫生信息化发展规划和三年工作计划，以更好地协调各地区、医院与社区卫生服务机构之间、医院与公共卫生机构之间的信息化资源统筹，避免重复和盲目建设是十分必要的。建立区域数字卫生信息化发展规划，一般可以包括指导思想、实现的目标、采取的行动、具体保障措施。其是该地区一段时间内，数字卫生信息化建设的依据。

为了国家数字卫生项目顺利开展，保证各个示范区卫生信息化可持续发展，在数字卫生关键技术示范应用过程中，浙江省卫生信息中心有关人员对区域数字卫生信息化规划设计分四部分展开。第一步，摸清家底，准确定位。在经过现场预调研、专家咨询的基础上，设计了 5 套基线调查表格，对示范区卫生信息化情况进行了全面的调研，收集整理示范区数据 3 万余个，详细分析了浙江省卫生信息化发展现状，形成浙江省示范区卫生信息化基线评估报告，为国家数字卫生关键技术示范应用和浙江省卫生信息化规划的制定打好基础。第二步，制定了《浙江省区域卫生信息资源规划》，针对信息化存在的问题提出了统筹规划、协调发展；立足应用、务求实效；规范标准、强化管理；资源共享、安全可靠等一系列对策。并制定了区域卫生信息化的建设方案，为区域信息化的建设、数字卫生关键技术的示范应用奠定了基础。第三步，设计数字卫生管理技术及应用条件，规范管理。根据调研所得实情，以卫生部相关要求和规定为指导，召集医学专家和信息专家科学的设计数字卫生关键技术，为地方示范应用提供技术保证。第四步，统筹规划，分步实施。信息化是一个发展过程，信息化建设目标绝不可能一蹴而就，也不可能通过一个工程一次完成，特别由于各个示范区的经济水平和管理构架有所不同，卫生信息化参与者、涉及面等也有所不一样，为此，浙江省卫生信息中心指导各个示范区制定区域数字卫生信息化规划，逐步开展数字卫生关键技术现场示范应用、信息化建设工作。

各示范区在区域信息化发展规划的引导下，指导所属各部门、医疗卫生机构按照顶层设计要求，遵循“统一规划，统一标准，统一建设，统一管理”的原则，开展本部门、机构的信息化建设工作，同时明确本单位的职责和任务，安排好经费、人员、时间。

三、多部门合作

数字卫生关键技术示范应用需要涉及多部门人员，从规划制定、资金协调、设备采购、软硬件的安装和完善，不仅需要卫生行政管理部门积极支持，也需要卫生信息管理人员与软硬件技术人员沟通、协商，不断调试仪器和软件，使软硬件到达最佳状态。单纯 IT 人员不熟悉卫生系统业务，不理解业务之间的联系；卫生部门的人员既不了解 IT 技术的发展，也不熟悉区域信息资源规划，两者之间信息不对称。因此，有必要把 IT 与卫生系统业务人员结合起来，研究信息共享的内在联系，从示范区顶层设计、系统整合、流程再造、业务规范等角度，共同商量完成。在示范区示范应用初期，基层医务人员在软件使用过程中，根据需要提出修改或增加某些模块，软件设计者不断完善软件功能，保证数字卫生关键技术的合理性和可操作性。

第二节　数字卫生应用技术保障

我国医疗卫生信息化虽然经过几年的建设，但基本都是在一个单位内部开展信息化工作，如医院电子病历应用、社区建立居民健康档案；或在一个业务领域内开展信息化建设工作，如计划免疫系统、传染病上报系统、卫生应急指挥决策信息系统、食品污染物和食源性疾病监测体系的信息系统等。这些信息系统由不同的公司承担设计、负责升级，不同的医疗机构使用。整个卫生系统信息横向不连通、标准不统一、数据不共享，区域没有信息平台。对此，集中部署、统一平台、标准化流程和接口、统一数据格式，走集中、统一、融合、标准的信息化的道路，成为新形势下卫生信息化建设的主要任务。因此，国家数字卫生项目召集 30 家单位、1206 名不同专业的技术人员，分工合作，进行关键技术创新，为示范区应用做技术保障。

国家数字卫生项目组十分注重项目开展的科学性和规范性等，先后成立了“卫生信息学会信息标准专业委员会”、“电子病历研究委员会”和“浙江省卫生信息标准专业委员会”等组织，研究卫生信息标准内容和方法；邀请了卫生部统计信息中心饶克勤主任、中国标准化研究院副所长詹俊峰、第四军医大学徐勇勇教授、国家疾病预防控制中心信息中心金水高教授、北京协和医院董景五教授等国内知名专家作为课题特邀专家，指导课题开展研究；成立项目秘书组以保证项目技术的开发的科学性，关键技术示范应用的规范性。

一、建立基于标准化的居民电子健康档案

电子健康档案是居民健康管理（疾病防治、健康保护、健康促进等）过程的规范、科学记录，是以居民个人健康为核心、贯穿整个生命过程、涵盖各种健康相关因素、实现信息多渠道动态收集、满足居民自身需要和健康管理的信息资源。完整的电子健康档案应该包括：居民健康档案子系统、孕产妇保健子系统、婴幼儿保健子系统、规划免疫子系统、基本医疗子系统、康复子系统、非传染性疾病专项子系统、传染病管理子系统、健康教育子系统、计划生育技术指导子系统、生命事件登记子系统共十一个子系统。

建立基于标准化、可交换的全人全程电子健康档案的使用，可以实现各类医疗信息系统、公共卫生信息的整合，“实时、动态”更新电子健康档案，可以自动生成个人主要健康信息总结，便于诊疗过程的信息共享，满足医务工作者诊疗的居民健康信息需求，同时可提高各级卫生行政部门管理和绩效评估水平，保障各级政府部门决策的卫生信息的利用。

二、建立数字卫生信息数据标准

2002 年，卫生部制定了《医院信息系统基本功能规范》，作为全国医院信息化建设的统一技术标准出。2004 年 3 月，我国成立了卫生信息标准化专业委员会。2009 年 9 月，

卫生部出台了《健康档案基本构架与数据标准试行》，使电子健康档案标准化的实施有了一定依据。以电子病历为核心的医院信息化，以健康档案为核心的社区卫生服务机构信息化，能促进医疗质量管理专业化、精细化、科学化，这已经得到了许多专业人士的认可。但是一些地方和单位采用不同公司开发的软件，各医疗机构都在独立地进行信息化建设，仅能在各单位内部利用信息技术逐步提升其工作效率和服务能力。由于还没有可供使用的统一的规范和标准，再加上各地区的医疗的个性化服务，形成了信息孤岛，为信息交换和共享带来很大的困难，并且缺乏可持续发展的环境和机制。以往，国家在卫生信息标准建设方面少有实质性的投入，支持区域数字卫生信息共享所必需的卫生信息标准几乎是空白。所以，这一现状严重制约了区域数字卫生信息系统的发展，使得数字卫生信息标准成了我国区域卫生信息化发展的主要瓶颈之一。

实现卫生信息的整合和标准化，让医疗设备、医疗资源真正合理使用，要实现跨机构、跨区域的卫生信息共享，数据标准化的工作就显得尤为重要。建立数字卫生信息标准化是真正实现网络化数字医疗最有效的途径。只有建立了统一的规范和标准，才可能确保各种信息流在不同层级、不同部门间的顺利流动，并在此基础上整合提升目前各地分散的信息系统，真正实现信息资源的共享，避免重复投资，减少浪费，加快推进卫生信息资源的整合进程。

卫生信息标准化内容涵盖数字化信息采集标准、数字化信息组织与存储标准、信息检索标准、网络与网络资源标准（如传输控制及互联协议、信息资源网站评价、网络信息资源组织标准等）、信息的权限管理、安全标准、业务流程以及卫生管理等各个方面。这些标准的实施有效地促进卫生信息在医院内外之间、医院与社区医疗机构之间、城乡之间及公共卫生信息系统等不同机构之间的交流，是在示范区建立全人健康服务流程的前提条件。只有完善数据标准和通讯标准体系，才能促进信息互认、信息共享。标准研究和信息标准体系建设是卫生信息化发展的基础。

“国家数字卫生”项目研制组及时成立标准化工作专项团队，进行标准的收集、整理、分析，研究医疗卫生数据的分类和编码规范，形成了医疗业务流程类、信息系统功能类、管理类、新型农村合作医疗类和全人全程健康服务流程类等 11 类 66 种新行业技术标准、规范及流程，形成了医疗卫生信息标准体系，为数字卫生关键技术研制开发、示范应用提供了保障。

三、建立基于电子健康档案的区域健康数据中心，突破医疗信息孤岛，实现医疗卫生资源、信息和服务共享

原有的卫生信息系统建设，以卫生系统各业务应用系统为主，强调纵向到底，形成了传染病疫情网络直报系统、应急指挥系统、计划免疫信息系统、新型农村合作医疗信息系统、妇幼保健信息系统、医院临床信息系统等一个个垂直信息系统，类似一个一个的“信息烟囱”。这样的建设能及时准确反映疾病发病时间、空间、人群的分布或传染病的流行情况，满足各业务系统管理和应用的需要，提高医疗卫生机构自身的业务管理和服务效率。但是，各个系统没有横向连点成面，信息无法共享，同一个居民的健康体检、就诊治

疗、预防保健等信息无法在一个系统中体现。因此，数字卫生要将卫生信息化从“垂直业务系统”转化到“区域卫生信息平台”。区域健康数据中心是连接区域医疗卫生机构基本业务信息系统的数据交换和共享平台，是不同系统间进行信息整合的基础和载体，从业务角度看，平台可支撑多种业务，而非仅服务于特定应用层面。

基于电子健康档案的区域卫生信息平台是以健康档案信息的采集、存储为基础，能够自动产生、分发、推送工作任务清单，支持区域范围内不同医疗卫生机构以及相关部门业务应用系统间实现互联互通、数据共享和业务整合的信息平台，平台主要以服务居民为中心，同时进行医疗卫生数据的挖掘和分析，为卫生政策制定提供依据，推进政府决策的规范化、民主化、科学化。

“国家数字卫生”项目研制组开发了异构数据自动采集、整合和交换等技术，建立了涵盖居民个人健康档案、电子病例、公共卫生信息等十余类卫生资源的区域卫生信息平台，实现了省、市、区（县）居民电子健康档案集中存储，突破医疗信息孤岛，实现医疗卫生资源、医疗卫生信息、医疗卫生服务共享。

四、建立宽带网络远程诊疗和健康咨询服务

“远程诊疗”是指单个医生或医疗专家团队通过在线视频为患者进行疾病诊断与治疗的过程。现代远程诊疗是医疗服务信息化的重要方向，是医疗改革发展的新模式。

由于城乡医疗卫生资源分配不均衡，近80%的医疗卫生资源和优质医疗卫生资源集中在城市和大医院，对外地患者诊疗带来一定困难。为了使城乡居民共享城市综合医院、专科医院、专家面对面的健康服务，解决城乡居民就诊难、程序烦、费用贵等问题，“国家数字卫生”项目研制组开发了用于远程诊疗、在线健康咨询、健康知识搜索等新型医疗服务模式的关键技术，建立以多功能电子病历交换为基础，结合各种生化、电子电磁影像检查结果的电子信息化诊断和治疗方法的远程诊疗平台，实现医疗资源在城乡不同医疗机构、不同人群之间的共享和交互。

远程会诊和健康咨询服务的开展不仅能为病人节省不少花费，省去患者舟车劳顿到大医院排队找专家的苦恼。同时，对于基层医院来说，也可以提高医院的就诊量，更新医务人员的知识、开阔视野。

五、建立临床路径和主要疾病知识系统

有研究已经证明，临床路径的施行将规范诊疗行为，减少重复劳动，提高医疗质量和工作效率；缩短住院日期，减少医疗成本，减少病人住院费用，提高医疗资源利用率；同时提高医疗透明度，并有效改善医患关系。按平均减少20%医疗费用，缩短20%住院日计，至少可以为国家节约10%医疗费用，将临床资源利用率提高10%。符合我国当前的医疗卫生体制改革提倡高效率、高品质和低经费的精神。

依据对临床医生、护士、信息技术专家和其他人员的咨询，国家数字卫生关键技术研制组共同研究、制定针对某种疾病诊断或治疗所做的比较适当的、有顺序和时间性的整体

服务计划，将该计划的临床路径、数据库和知识库结合而形成的常见疾病知识库系统与临床辅助、合理用药、健康教育、公共卫生应急等医学知识应用系统相结合，供基层医疗机构应用，从而规范医生的诊疗行为，实现智能化的人机交互，方便而准确的查找相关疾病知识和临床诊疗信息，使患者得到最佳的医疗服务和最有效的治疗效果，减少了不合理的检查和治疗，同时还添加、完善了必须的诊疗环节，以确保医疗质量，提高诊疗的卫生经济学效果，减少康复的延迟和医疗资源的浪费，最终使患者受益。

在区域示范应用过程中，各级医疗机构医务人员对数字卫生关键技术提出了一系列修改建议，使数字卫生关键技术除了统一标准、格式规范、信息共享，也考虑了临床实践应用的方便性，尽量做到易学易用、操作简便，以点选输入为主有智能提醒、重点归纳，让有效信息一目了然。

为了进一步发挥参与项目各相关机构的技术、人才优势，汇集了众多相关领域的资深院士、专家学者和国内外著名企业的依托“十一五”国家科技支撑计划重点项目——“国家数字卫生关键技术和区域示范应用研究”项目，成立了“浙江数字医疗卫生技术研究院”，落户于良渚文化村。

浙江数字医疗卫生技术研究院（数研院）是中国首家致力于数字与信息化技术在医疗卫生健康服务领域研发与应用的专业性非营利研究机构，院长为中国工程院医药卫生学部主任杨胜利院士。数研院下设全人全程健康服务流程研究与应用开发、数字卫生规范标准和运行机制研究、新一代医疗卫生应用软件研发与应用、区域数据中心和资源共享系统研究、新型医疗服务模式关键技术研究与应用、临床路径和主要疾病知识系统研究等七个研究所。从事数字与信息化技术研究开发、成果转化应用等工作，并将信息领域关键技术应用于电子病历与电子健康档案、网络诊疗和咨询服务、远程健康管理、健康服务流程、医疗安全与质量管理等领域。

浙江大学医学院附属第一医院（简称浙医一院）在良渚文化村成立了浙一良渚门诊部，结合数研院数字技术优势和浙医一院优质医疗技术资源，共建中国首个数字化健康服务示范社区并率先应用了国内外最新数字与信息化技术成果，成为浙江省数字化医疗卫生研究应用基地和示范窗口，为促进国家医疗卫生改革、创新健康服务模式做出了积极尝试。浙医一院将逐步为居民提供多项数字化健康服务，如建立电子病历和电子健康档案；为高血压、糖尿病等慢性病患者提供上门服务、定时提醒服务；开展网络远程诊疗服务，使良渚文化村居民不出社区，就能享受到浙医一院高水平的技术和服务；开展双向转诊服务，将疑难重病患者及时转入浙医一院治疗；开展网络健康专家咨询服务，社区居民可在家中安装相关终端设备，通过远程可视服务实现社区医生与病人的交流，接受在线健康教育。

第三节　数字卫生应用人员保障

数字卫生信息系统是以建立居民电子健康档案为重点，以医院管理和电子病历为重点，覆盖各级卫生行政部门、疾病预防控制机构、卫生监督机构、各级各类医疗卫生机构的高效、快速、通畅的信息网络系统，这个系统的建立将规范和完善卫生信息的收集、整理、分析工作，提高信息质量，为提高区域公共卫生管理、科学决策以及突发公共卫生事件和医疗救治的应急指挥能力。要达到该目标，不仅仅需要数字卫生技术和软硬件设备等的物质资源，也需要数字卫生示范应用的人力资源，二者相辅相成。医疗卫生信息和电子健康数据的采集和记录，需要一支强大的医疗卫生信息化专业队伍；卫生信息系统各数据库的数据维护、管理、监护；数据的分析、统计及报告，以及同各医疗卫生机构数据上传的协调等，需要有专门机构、专门人员来负责。因此，建立卫生信息化专业管理机构网络和卫生人才队伍是开展卫生信息化工作的重要基础。

但是，以往绝大部分基层卫生局没有单独设置信息科，甚至没有专职信息工作人员，卫生系统专业人员基本以卫技人员为主，对于计算机专业人才基本没有储备，造成在卫生信息化过程中有热情却无从下手。其次，卫生技术人员对卫生信息化应用知识还有一定的欠缺，特别是基层卫生机构，一些年龄较大的卫技人员，对计算机知识还是相当缺乏，存在着使用困难的现象，在某种程度上阻碍了卫生信息化的应用。

为了保证数字卫生信息系统的建立，国家数字卫生关键技术在示范区应用过程中加强卫生信息化人力资源建设，采用引进与培养相结合的方法，招聘一定的专业人才参与与负责，并通过培训，培养一支精通信息技术和卫生业务的复合型人才；同时建立和制定切实可行的政策措施，稳定卫生信息化人才队伍，保证卫生信息系统建设稳定发展。卫生信息化人力资源建设要达到的理想状态需要建立一个独立的卫生信息化建设、协调和管理的专门机构，卫生信息化管理人员要精通医学、信息学和管理学理论，整个队伍要有合理的知识结构，相互配合，知识互补，并能对医疗卫生事业发展提出一定的见解。

数字卫生区域示范应用以后，绝大部分示范区均引进了专业人士，引进人员的专业主要包括医学、计算机、经济、公共卫生、机械设计等相关专业。每个示范区一般安排2～3名专职工作人员，个别示范区安排4位专职人员负责数字卫生信息化建设工作，以保证日常工作正常开展。但部分区县卫生局至今还没有信息科、没有信息化人员的专用编制，以借用的名义或人在卫生局工作，将编制放在疾病预防控制中心或其他医疗机构中，这对开展工作正常、稳定卫生信息化队伍较不利。因此建议政府有关管理部门尽快设置一定比例的卫生信息管理人员编制，在卫生行政机构建立和健全相应的组织机构，使卫生信息化工作从上至下有人抓，确保卫生信息化工作的良性循环。

对基层医疗机构的卫生技术人员的培训以岗位培训和继续教育为重点，普及数字卫生信息化知识、提高认识水平、掌握信息技术操作技能，建立持证上岗、业务考核和职称考核制度；使每1000～1500人便拥有一名责任医生，以建立居民个人健康档案为基础，通过体检、慢性病管理，结合公共卫生信息要求，逐步完善健康档案。浙江省在数字卫生示范应用过程中，各示范区不仅卫生局组织整个示范区的医务人员进行数字卫生关键技术使用培训，而且各个医院、社区卫生服务机构也能积极参与医务人数字卫生信息化的培训。如三门县数字卫生关键技术应用的医院组织培训班达12次，医务人员100%全部参与培训班学习；普陀区社区卫生服务机构培训次数达10次，社区卫生服务工作人员100%参与学习。

第四节 数字卫生应用资金保障

数字卫生信息建设属于公共产品，因此，建设初期的资金主要需要政府来投入。发达国家卫生信息化建设的经验表明：卫生信息化建设大量经费的投入，来源基本均为政府专项投入。

资金最初主要应用在网络建设、设备添置、软件购置、人员培训等方面。如区县数据中心基础模块的建设（包括区县级诊疗信息交换平台、区县级电子健康档案交换平台）需要投资25万元、数据交换平台工程的实施需要15万元；50万人口以下县（区）电子健康档案平台建设需要各类软硬件（包括网络交换设备、路由器、服务器、存储器、Weblogic / Tomcat、电子健康档案系统、工程实施费等），最初需要有100万左右资金的投入；医院电子病历软硬件系统的建立需60万～80万元；“一卡通”建立所需软硬件系统配置投入的费用大约为60万元；电子健康档案及数据中心的建立约需50万元。在确保新建项目的投入之外，每年需按比例提取用于系统软硬件维护的相关费用。

数字卫生信息化的资金保证是系统建设的基本条件，数字卫生信息化建设事业是一项投资高、科技含量高的产业，必须加大投资力度，所需资金应纳入每年的预算，并且每年适当提高投入比例，以支持卫生信息化发展所需的各类基础性、公益性和可复用性工作项目的支出。资金来源可以采取多元化的筹资渠道，争取财政在卫生事业经费中列入预算并给予补助，医疗服务领域信息化建设资金来源可以医院自筹为主。浙江省在数字卫生关键技术示范应用时期，有的示范区一年投入高达700多万元信息化建设专项经费，经费主要来源为区县财政拨款，其次为单位自筹经费。为保障数字卫生信息化建设的启动和持续发展，建议各级卫生行政部门有专门的数字卫生信息化预算、各医疗机构有专门的数字卫生信息化预算。在建设过程中，为确保资金使用效益，可依照基本建设和大型设备采购管理办法，建立审批制度，避免重复投资和浪费。在数字卫生信息化系统建设相对完善后，要详细分析区域数字卫生信息网运营所带来的社会效益和经济效益，通过信息化手段提高效率、降低成本和提高服务质量的现状；同时，利用搜集的数据可以适当衍生一些增值服务，引入社会资本参与市场化经营和管理。也可以通过整合其他有兴趣的组织，比如医院集团、社会、商业医疗保险、商业健康管理组织等解决长期投入和运营问题。

第五节 数字卫生关键技术应用设备保障

数字卫生关键技术应用应该具备比较完善的设备支持。对设备的一般要求是应具备数据服务器、应用服务器和网络服务器，各医疗机构数据中心构架建立及各医疗机构信息化设备配备应完善。网络平台建设主要包括省、市两级数据中心建设。为保证系统正常运行，建议县区卫生局中心有大于100Mbit/s光纤、各社区卫生服务中心机构有大于4Mbit/s光纤、社区卫生服务站有大于1～2Mbit/s ADSL拨号。浙江省示范区在示范应用国家数字卫生关键技术过程中，根据分别购置了一系列硬件设备，详见表5-1～表5-6。

表 5-1　地市级数据中心硬件配置建议表

	名称	参数	数量
网络设备	路由器	插槽数≥4，双引擎、双电源、含光口，1 块千兆电口模块	1 台
	防火墙	4 个 10/100/1000BASE-T 端口、备用扩展 SFP 扩展接口	2 台
	核心交换机	插槽数≥8，转发速率≥400Mbit/s，背板宽带≥720Gbit/s，双引擎，双电源支持各类路由，ACL 可管理	2 台
	负载均衡交换机	16 个 10/100/1000BASE-T 端口、4 个千兆 SFP 扩展接口；并发连接数大于 2000 000；网络吞吐量 10240Mbit/s	2 台
	入侵防护设备	4×10/100/1000Mbit/s 以太网电口、4×10/100Mbit/s 以太网	2 台
	数据库安全审计系统	抵御和审计各类对数据库数据窃取，个人隐私泄密的风险	2 台
	VPN 中心端设备	SSL VPN 加密速度（RC4 128bits）可达 600Mbit/s，支持并发 8000 个 SSL 用户数	1 台
服务器设备	数据交换 DB 服务器	4 路主频 1.5GHz 以上 CPU/8GB 内存/4 块 300GB 硬盘 15K/2 个光纤网卡/2 块 4Gbit/s 光纤通道卡/AIX 5L	1 台
	数据目录索引服务器	4 路主频 1.5GHz 以上 CPU/8GB 内存/4 块 300GB 硬盘 15K/2 个光纤网卡/2 块 4Gbit/s 光纤通道卡/AIX 5L	1 台
	健康流程服务管理 DB 服务器	4 路主频 1.5GHz 以上 CPU/8GB 内存/4 块 300GB 硬盘 15K/2 个光纤网卡/2 块 4Gbit/s 光纤通道卡/AIX 5L	1 台
	数据交换应用服务器	4CPU/8GB 内存/2×250GB 硬盘	2 台
	WEB/采集管理服务器	4CPU/8GB 内存/2×250GB 硬盘	2 台
存储备份设备	磁盘阵列	双控，4TB 存储	4 台
	SAN 存储交换机	24 口 4Gbit/s 光纤存储接口	2 台
	磁带库	配置 2 个 LTO-3 驱动器/30TB 容量	1 台

表 5-2　区县级数据中心硬件配置建议表

	名称	参数	数量
网络设备	3 层交换机	24 口 10/100/1000Base-T，4 口千兆 SFP（Combo）接口，1 个扩展槽位（最大支持 4 个 10G SFP+）	2 台
	防火墙	千兆端口，支持 500000 用户并发	1 台
	入侵检测系统	千兆端口和防火墙能联动	1 台
	VPN 路由器设备	LAN 口：100BASE-T（RJ-45）×2，WAN 口：100BASE-T（RJ-45）×1，RS232×1	1 台
服务器设备	全人健康流程管理 DB 应用服务器	4CPU/8GB 内存/4×300GB 硬盘	2 台
	数据共享交换 DB 服务器	4CPU/8GB 内存/4×300GB 硬盘	1 台
	采集管理服务器	2CPU/4GB/2×250GB	2 台
	WEB 服务器	2CPU/4GB/2×250GB	2 台
存储设备	SAN 存储交换器	8 个 4Gbit/s 光纤存储口	2 台
	磁盘阵列	双光纤主机通道、4TB	1 台

表 5-3 50 万以下人口区县的数据中心软硬件基本配置表

序号	内容	技术参数	数量
1	网络交换设备	千兆自适应端口，1 个扩展槽位（最大支持 4 个 10G SFP+）	1
2	路由设备	最大包转发率≥150Mpps 广域网端口≥2 口 局域网端口≥2 个千兆端口 内建硬件防火墙和硬件 VPN	1
3	数据库服务器（PC 服务器）	≥4×Intel Xeon 4 核 E5500 系列，主频≥2.4GHz；内存≥32GB，硬盘 4×300GB10K，HBA	2
4	应用服务器（PC 服务器）	≥2×Intel Xeon 4 核 E5500 系列，主频≥3.0GHz；内存≥8GB，硬盘 2×146GB 10K	6
5	存储	磁盘阵列柜：裸容量≥3TB	1

表 5-4 社区卫生服务中心（站）健康档案系统基本配置表

内容	备注/技术参数	数量
路由器	每个中心或站各 1 台，站点也可以利用 ADSL 拨入中心 VPN	1
普通工作站	CPU≥1.6GB 内存≥2GB 自适应网卡 分辨率 1024×768 像素	1

表 5-5 社区服务中心新型远程医疗服务平台基本配置表

序号	内容	技术参数
1	处理器	P4 2.0GHz
2	内存	至少 1GB 内存
3	硬盘	至少 146GB
4	显示器	17 寸液晶显示器
5	网卡	自适应网卡
序号	网络	
1	市县级医院提供 4Mbit/s 以上独立带宽的互联网线路	
2	社区卫生服务中心提供 2Mbit/s 以上独立带宽的互联网线路	

表 5-6 县（市）/区数字卫生软件基本配置表

类型	序号	内容	数量
电子健康档案及数据中心	1	电子健康档案业务系统	1
	2	数据中心电子健康档案交换平台	1
	3	客户及终端设备认证系统	1
	4	电子健康档案工程实施费	1
	5	健康档案查询服务网站	1

续表

类型	序号	内容	数量
电子病历	1	电子病历基础模块	1
医疗安全及质量监控管理	1	医院感染质量监控系统	2
	2	移动门诊输液系统、临床路径	
远程诊疗	1	远程医疗、远程心电、区域 LIS	1
	2	双向转诊	1

第六节　数字卫生应用法律等管理制度保障

现代民法理论强调对人的尊重及权利的充分享有与行使。而对隐私权的切实保护，是现代民法人文精神得到充分张扬的体现之一。《执业医师法》第 37 条规定：医师在执业活动中，泄露患者隐私，造成严重后果的，由县级以上人民政府卫生行政部门给予警告或者责令暂停 6 个月以上 1 年以下执业活动；情节严重的，吊销其执业证书；构成犯罪的，依法追究刑事责任。医疗患者隐私权，是患者享有的、与公共利益无关的个人信息，任何人都没有权利任意外泄。

电子病历和健康档案的建立与数字卫生关键技术的应用是为了进一步完善卫生医疗系统服务和卫生管理。然而随着个人档案不断完善，居民既往病史、个人信息等隐私都会记录在系统中，但某些电子病历和健康档案修改后却无任何痕迹，也无法得知操作者的确切身份，所以各类安全性问题可能会不断涌现。另外患者医疗信息共享引起个人隐私保护权利的争论；患者是否有权禁止医生查看既往病史；患者医疗信息的所有权、信息使用权等等，均对法律制定和技术支持提出了新的要求。为保障电子健康档案、电子病历建设的健康、可持续发展，除了制定宏观的与电子健康档案相关的法律外，基层还亟需有关信息安全性、个人隐私、医疗责任等方面的法律保障，以确保电子病历、健康档案建设有章可循，有法可依。各级部门要确立电子病历和健康档案的法律地位和卫生领域电子签名法等相关法律法规的实施细则，从而保障医疗信息的安全，保护患者的隐私。

在提高信息安全意识，加强计算机和网络安全培训，防范、打击计算机与网络犯罪的同时，要加大投入，进行信息安全的总体设计和信息系统安全工程建设，在系统验收时必须对信息系统安全进行测评认证。网络安全可以采取的措施包括域用户管理模式、防火墙设备、防毒墙设备、VLAN 划分、上网行为管理等；数据安全措施包括数据离线存储、数据灾备、数据库镜像备份、数据加密、公钥密匙框架等。各区域需要至少拥有网络安全设备、数据安全设备与备份并拥有某一种安全措施。

为保障医疗机构网络信息系统安全稳定地运行，加强计算机信息网络的管理，促进卫生信息化建设，确保各医疗机构（医院和社区卫生服务中心）正常开展医疗卫生服务，需要建立数字卫生资料信息管理制度。

1. 网络信息安全管理组织　明确第一责任人、责任部门；成立信息安全应急响应小组；确定信息安全专管人员，明确责任，并定期检查、督促落实。

2. 计算机机房安全管理规定 做好中心机房安全保卫工作，机房无人时应及时上锁；机房不经允许不得转让他人。进入机房所有人员；严禁在机房内计算机上擅自运行外来的光盘、软盘；无关人员不得擅自操作机房设备。

3. 所有设备要制定严格的符合安全要求的口令 口令要严格管理，定期更换。未经允许，机房内部设备情况、机器性能、网络地址、使用的程序及业务处理范围，一律不准对外传播、解答。

4. 机房内所有设备应严格管理 各种设备、材料要登记在账，并由机房管理员负责。路由器、交换机等网络设备应固定在机房、分机房或设备间，应放置于一般人不易触及的地方；机房设备由专人操作、管理，专机专用，设定用途的设备一般不得用作其他用途。网络安全设备由专人负责其参数的设置和管理，定期升级。

浙江省20个示范区在数字卫生信息化建设使用过程中，分别建立了一系列规章制度，如《××县卫生系统信息化工作管理制度》、《××县卫生局数据中心工作制度》、《××县卫生局涉密计算机及其网络保密制度》、《××县卫生局网络系统安全管理制度》、《××县卫生局数据中心机房应急预案》、《××县卫生系统信息化应急方案》、《××县卫生信息化专网管理暂行办法的通知》、《××县机房突发事件处理规范》、《××县卫生系统计算机网络事故应急预案》等。

综上所述，医疗卫生信息化的基础条件是数字卫生关键技术不断创新与示范应用平台的不断完善。区域数字卫生关键技术示范应用基础条件是区域医疗卫生改革的重要组成部分，对提高我国的区域医疗卫生信息化、加快医疗改革具有重要意义，必须充分认识区域数字卫生关键技术示范应用基础条件的建设的重要性并下大力气加以解决，才能从整体上提高我国医疗卫生信息化的能力，加快提高居民健康水平。

（许亮文）

第六章　数字卫生区域管理模式研究

信息全球化是当今世界的发展趋势，而医疗卫生的信息化更是行业发展的方向。2009年《中共中央国务院关于深化医药卫生体改革的意见》国家新医改方案中提出“建立实用共享的医药卫生信息系统”的工作目标，进一步突出了卫生信息化的重要作用，加强卫生信息化建设已成为推动我国医药卫生体制改革发展的重要措施之一。卫生信息化建设是支撑医疗卫生事业的改革发展的基础性工程，加快信息化建设不仅是提高医疗卫生服务水平、加快卫生事业发展的客观要求，而且是深化以“重基层、强基础、保基本”为内涵的医疗卫生体制改革的必然选择。

近年来，浙江省按照《全国卫生信息化发展规划纲要（2003～2010年）》要求，围绕浙江省政府提出“数字浙江”建设目标，把推进卫生信息化作为“卫生强省”建设和推进深化医疗卫生体系改革的重要内容。特别2008年在“十一五”国家科技支撑计划重点项目“国家数字卫生关键技术和区域示范应用研究”（以下简称“国家数字卫生”项目）及课题七“数字卫生综合性示范区应用研究”有效促进和带动下，示范应用区域由项目申报时的12个县（市、区）扩展至1个市（地）、19个县（市、区）共20个示范区域及相关医疗卫生机构。2011年初，根据20个示范区域的具体实施进展、示范应用管理经验及成果，项目组再次研究确定了舟山市、绍兴县、玉环县、龙游县、桐乡市，即1个市（地）、4个县（市）共5个区域为“样板示范区”，以进一步助推当前医药卫生体制改革“重基层、强基础、保基本”的重点内容、“人人享有基本医疗卫生服务”的目标实现。通过数字卫生综合性示范区域积极推广国家数字卫生项目研发的关键技术，及时总结与指导交流示范应用的管理经验，加快推进了以城乡居民电子健康档案、电子病历、双向转诊、临床路径、远程医疗、一卡通等关键技术应用的区域数字卫生信息化建设步伐，对提高医疗卫生管理效率和医疗卫生服务的有效性，推进构建新型医疗卫生服务及管理模式起到了重要的理论指导和技术支撑作用。

本研究的主要任务和方法：

（1）通过项目实施、持续观察和研究追踪20个示范区示范应用的管理过程，通过多层次访谈、专题调研、专家咨询等方法，全面梳理分析了当前卫生信息化及数字卫生关键技术示范应用及实施过程中的相关政策制定、组织架构、管理和技术资源配置、组织管理制度建设、协调工作机制和组织文化构建等政策性宏观和微观的管理问题。

（2）在示范应用过程中，通过定期召开区域示范应用工作宣传书、工作任务布置会、经验交流会、学术研讨会、现场观摩会、管理技术培训会、专家咨询会等多种形式，针对有效促进数字卫生关键技术示范应用的相关政策制定、组织架构、管理和技术资源配置、组织管理制度建设、协调工作机制和组织文化构建等相关管理问题，进行深入的主要影响因素及成因剖析。

（3）通过对包括自上而下的数字卫生改革领导小组的架构、示范应用的组织管理、综合协调机制、配套政策，以及成立并建设“浙江省数字医疗卫生技术研究院”职责及角色任务、定期示范应用工作报告分析等，总结并探索构建了数字卫生关键技术示范应用的有效运行管理模式，即政府主导，规划先行，法制规范，配套政策、人才、信息、技术支撑，构建并依托“数字医疗卫生技术研究院”发挥“政、产、学、研、用、资”六位一体的运行机制和管理模式。

本研究及成果从现代管理学的视角，对有效促进“国家数字卫生”项目一至七课题组间管理信息的互通、共享与及时协调，有效提高数字卫生关键技术研发进展及区域示范应用的效率，保障总项目及各课题目标、任务完成，以及各示范区域探索适宜的数字卫生关键技术示范应用的组织构架、制度建设、资源配置、协调工作机制及组织文化建设等起到了重要的理论指导和技术支撑作用，对促进数字卫生信息化相关技术研发、区域示范应用乃至全面推广具有重要的学术指导和实践借鉴意义，对推进卫生管理学学科建设和发展有重要的科学价值。

第一节　数字卫生区域示范运行管理经验总结

“国家数字卫生”项目课题七“数字卫生综合性示范区应用研究”自项目申报、准备和启动之初，课题组就联合浙江省政府及相关主管行政部门，多次组织国内学者和全省卫生系统技术和管理专家对项目及示范应用进行了总体规划和细化论证设计。根据课题目标、任务和浙江省前期卫生信息化建设进展，从政府重视、区域卫生事业发展水平、卫生信息化规划、组织保障、配套政策以及基础条件等方面，论证、筛选并确定了浙江省不同经济类型20个示范应用区域。在课题推进及实施三年的过程中，在国家、省、市政府主管部门行政支持，项目组技术研究指导以及各示范区积极配合、参与和努力下，以深化医疗卫生体制改革为契机，“国家数字卫生”项目工程为载体，以示范应用数字卫生关键技术、突破医疗卫生信息孤岛，加强医疗卫生资源、医疗卫生信息、医疗卫生服务共享为内容，提升医疗卫生管理效率和医疗卫生服务有效性为手段，推进新型医疗卫生服务和管理模式转变、构建覆盖城乡居民基本医疗卫生制度、提高全民健康素质为战略，因地制宜，探索创新，形成了具有示范区特色的数字卫生关键技术示范应用工作及管理经验。下文从示范应用的组织体系、创新工作机制、规范管理制度和取得成效等方面加以总结。

1. 创新组织结构体系，强化组织管理与保障　按照国家科技支撑计划项目管理要求，在“国家数字卫生”项目和课题一至七负责人制度管理基础上，为推进和强化项目及各课题的行政组织与协调管理，卫生部和浙江省政府专门成立了以卫生部主管副部长和浙江省主管副省长为组长，卫生部科教司及浙江省政府办公厅、省卫生厅、省科技厅、省发改委、省经信委、省财政厅、省质监局主要领导为副组长和成员的项目领导小组，统一领导和组织协调项目工作。在卫生部相关主管部门、浙江省政府、浙江省科技厅、浙江省卫生厅的支持下，在“国家数字卫生”项目总负责人李兰娟院士的统一组织、指挥、协调领导下，创新性地设计并实施了由浙江省卫生厅主管领导分别担任“国家数字卫生”项目课题一至七的牵头人机制。在浙江省卫生厅及各课题牵头人的组织领导下，课题负责人负责制定课题设计和实施方案、明确各课题小组、成员的分工，制定具体的考核指标，研究现场的衔接与协调，按照课题预算和课题实施进度统筹安排经费使用。各课题牵头人与课题负责人双重管理制度保证了与该课题的其他相关第一个至第六个课题组及各研究现场及时协调与沟通，便于做好示范应用研究过程、阶段成果的有效衔接。

为加强本课题的行政组织、协调管理及具体实施工作，课题组建立了以卫生、科技等行政部门及当地政府为主导、以大专院校为技术支撑、以城市和农村医疗卫生服务机构为主体的科研及应用组织。浙江省卫生厅和各示范区设立了专门的组织协调机构，成立了以浙江省卫生行政管理部门为主、卫生厅长和各处室处长和各示范区卫生局一把手“负责人”制度，负责参与实施并协调部门之间、机构之间、系统内部、示范区（单位）之间、示范区（单位）与非示范区（单位）之间的组织关系和示范应用的各项行政组织管理工作。浙江省卫生信息中心作为本课题的承担单位，主要负责国家数字卫生关键技术研究成果在示范区应用的组织发动、组织联络、协调沟通、技术指导、示范区定期工作进展资料收集及监督管理等工作。杭州师范大学研究团队承担示范区基线调查、基本条件、绩效评价研究、总结研究示范应用经验和管理模式职能。浙江省卫生财会管理中心负责定期进行财务审计检查。课题承担单位及负责人通过与各示范区及示范单位通过签订年度目标责任书、定期组织监导、提交进展报告与绩效评价工作等机制，以确保落实数字卫生综合性示范应用的各项任务。由七个课题组秘书组成的项目秘书组，常设在浙江省卫生信息中心办公，隶属于总项目、课题负责人和浙江省卫生信息中心双重领导。

各示范区及示范单位作为课题参与实施单位，具体承担制定相关数字卫生关键技术在本区域、系统、单位应用的具体计划并组织实施；及时反馈问题，总结运行管理经验，定期上报示范应用的工作报告；抽调人员，配合组织好课题的基线调查、技术的示范应用、效果评价、管理模式等相关专题调研任务。各示范区均成立以卫生局长或副局长为组长的数字卫生综合性示范应用或卫生信息化的领导小组，部分示范区卫生行政部门还设置了专门的卫生信息中心（科）或将卫生信息化工作职能归入卫生局办公室以便于组织协调，并专兼职配备1～3名专业的卫生信息化技术人员，负责日常运行管理工作。领导小组负责示范区域整个数字卫生关键技术示范应用及卫生信息化的领导、规划、组织实施、指挥协调与监督控制等管理工作。一方面贯彻落实国家、省、市相关深化医疗卫生体制改革的卫生信息化政策和措施；另一方面因地制宜地制定适合本地区的数字卫生示范应用乃至卫生信息化发展目标、规划并组织实施与管理，并向示范区域政府及课题组及时汇报工作进展情况。

项目推进及实施采用综合园区型组织产学研结合模式，主要以区（县、市）为单位设置数字卫生的雏形，按每个地区选择一个区（县、市）作为核心区试点，以社区卫生服务中心为最小运行单位、以省级卫生信息中心为技术支撑单位，示范功能由少到多、应用单位由小到大，基础信息收集（如建立电子健康档案、电子病历）与集中技术攻关相结合，技术开发与应用相结合，做到“边开发、边应用、边示范”，两阶段研究出标准统一、上下联动、左右配合的数字卫生关键技术和示范应用区，实现人人拥有电子健康档案；促进实现医疗卫生资源、医疗卫生信息、医疗卫生服务共享，农村居民共享城市综合医院、专科专家面对面的健康服务，上下级医院医生之间双向转诊的商定、大医院医生对社区医生工作的培训等工作。上述组织设置、结构职责及组织保障模式，充分发挥激活了学术研发团队、行政管理和技术队伍职责相融合的组织保障作用，有效保证了课题实施和在示范应用过程中的项目决策和行政指令的统一、畅通，提高了项目管理的执行力。

2. 创新工作机制，规范管理制度

（1）以规划为先导，配套政策引导，因地制宜探索创新工作与发展模式。各示范区域在《中共中央国务院关于深化医药卫生体制改革的意见》、国家近年来相关卫生信息化发展规划、浙江省卫生信息化建设规划意见指导下，根据“数字卫生综合性示范应用研究”课题预期目标及任务指引，紧密结合本区域经济、社会、人口、资源等实际情况及区域卫生信息化前期规划，依据课题组与各示范区签署的示范应用研发任务书，及时制定并调整了包括推进数字卫生综合性示范应用内容在内的相关区域卫生信息化发展规划和三年工作计划，以确保国家数字卫生项目研发关键技术成果有计划、分步骤地应用实施。如东阳市制定了《区域数字卫生项目规划书》，龙游县调整了《卫生信息化建设三年规划（试行）（2009～2012年）》并按照“统一规划，统一标准，统一建设，统一管理”的原则，制订了不同类型医疗卫生机构数字卫生信息化建设规划和具体方案；台州市玉环县在制定《卫生信息化建设规划与实施方案》的基础上，细化设计了《区域卫生数据中心项目建设方案》、《社区数字化医疗卫生服务工作建设方案》；桐庐县、青田县、开化县等其他示范区均因地制宜及时制定了数字卫生信息化相关规划。

在“国家数字卫生”项目研究带动及成果在国家层面转化应用下，卫生部制定出台了《医院信息系统基本功能规范》、《健康档案基本架构与数据标准》、《电子病历基本架构与数据标准》、《电子病历基本规范》等，财政部制定了逐年加大安排中央转移支付地方专项资金用于支持卫生信息化建设的政策措施。浙江省制定《浙江省信息化促进条例》以及“十二五”卫生事业发展规划、“十二五”卫生信息化发展分规划及相关政策引导措施，从宏观战略和微观运行层面对示范区推进数字卫生综合性示范应用给予政策引导、财政投入支持和基础设施建设投资等。各示范区域及医疗卫生机构在年度预算中均增加了专项安排了适当比例的资金投入以支持数字医疗卫生服务与管理信息化建设与发展。

各示范区因地制宜积极探索，形成了一些具有区域特色的数字卫生综合性示范应用的发展模式。如东阳市的“一个核心，三个平台”，即以“东阳区域数字卫生数据中心”为核心，构建面向区域卫生行政管理部门的“数字卫生行政决策支持平台”、面对各医疗卫生服务机构的“区域数字卫生数据交换与共享平台”、面向公众的“数字卫生增值医疗卫生服务平台”三位一体的数字卫生网络平台体系；开化县以建立新型农村合作医疗专网（局域网）并实现联网实时结报为数字卫生综合性示范应用的关键环节，经分解农民健康工程三大类十二项任务指标，实现了新型农村合作医疗、疾病预防控制与监督、医疗卫生服务、妇幼保健“四网一体”的数字卫生综合性示范应用信息平台；台州市玉环县针对数字社区卫生项目工程，具体制定《全数字化社区卫生服务中心项目推进计划表》，并创新性提出“工作项目化，项目标准化，以项目出项目”的数字卫生综合性示范应用工作推进与管理机制；龙游县以“抓数字卫生综合性应用为出发点、着力点，力促深化卫生事业发展与改革”为工作主线，通过数字卫生综合性信息平台的初步应用，推进了区域卫生信息系统建设与发展；绍兴县确定了以强化数字卫生综合性示范应用项目管理为抓手，配套相应政策与管理措施，保证了数字卫生信息化工作快速发展。

（2）建立工作协调机制，确保及时研讨问题与沟通交流。“数字卫生综合性示范应用研究”建设项目是一个系统工程，涉及范围广泛：就部门而言，涉及政府主要领导、卫生等相关部门、各地政府及相关部门；就医疗卫生系统而言，又有卫生管理机构、医院、社区、疾病预防控制中心、卫生监督所等；就专业而言，又涉及管理学、信息技术、医疗卫生技术等；就参研单位任务分工和示范区域而言，需要课题组与各示范区之间、示范区与示范区之间以及示范区内部机构之间，定期进行示范应用过程及进展诊断、研讨并分析解决问题、及时交流工作经验等。为此，各示范区均建立了以区域政府分管领导或卫生局领导为组长、卫生局领导或分管领导为副组长、各相关行政部门、城乡医院和社区卫生服务机构负责人参加的数字卫生示范应用工作领导与协调管理小组，并定期主动加强与区域政府信息产业主管部门、电子政务领导小组办公室等相关部门和机构的联络与协调工作，以促进数字卫生综合性示范应用建设项目的有序推进。

在数字卫生综合性示范应用过程中，日常工作协调机制的主要途径与方式为：浙江省卫生信息中心和课题组通过定期组织示范区主管领导、日常管理工作人员及数字卫生关键技术研发团队负责人，召开数字卫生综合性示范应用、运行管理实践工作总结会、问题分析会、经验交流会、学术研讨会，促进了课题组和各示范区之间的充分交流、经验与信息共享，并及时协调、研讨和沟通解决课题组和示范区内部相关问题。课题组定期邀请浙江省卫生厅主要领导、相关处室负责人和各示范区卫生局分管领导，召开数字卫生综合性示范应用工作研讨会议，及时协调、研讨和沟通解决了在省级卫生系统内部层面的相关问题，促进了全省数字卫生综合性示范应用的工作进展。课题组主要成员定期陪同省级卫生行政部门、省卫生信息中心领导深入各示范区进行考察调研与现场协调指导工作，及时了解和梳理掌握了数字卫生关键技术示范应用的进展、主要共性问题与障碍并讨论思考解决方案和策略。

（3）探索并完善规范相关管理制度。在示范区政府及卫生行政部门领导重视及相关政策要求下，示范区域及示范应用医疗卫生机构根据工作和管理流程，探索建立了比较完善的卫生信息管理的制度，规范了数字卫生信息化主管领导、相关卫生信息技术人员和医务人员的行为，确保了数字卫生综合性示范应用工作的顺利开展。

如青田县政府将“数字卫生综合性示范应用”建设项目作为2010年政府民生工程建设项目之一予以重视，并配套专款建设资金，建立系统操作管理制度、安全管理规定、学习培训制度等相应的管理制度；台州市仙居县建立多层次、多形式、重实效的信息化人力资源开发培养制度以及社区卫生服务机构统一的信息化管理制度；龙游县制定信息化管理制度、计算机网络事故应急预案等规范性文件；绍兴市建立健全项目立项审批、招标采购、建设验收、数据采集更新、应用系统运行维护等制度，并按照“谁主管谁负责、谁运行谁负责、谁使用谁负责”和属地化管理的原则，建立健全网络信息安全责任制度、值班制度、信息发布审核制度，以及备份策略和应急预案等，实现项目建设全过程管理，确保项目建设质量，保障信息化成果的应用；玉环县配合县社保中心统一全县“医联一卡通”

编码标准，制定相关管理制度；普陀区制定了卫生信息安全制度，包括区域 HIS 安全运行制度、电子健康档案运行制度等。

安全管理是数字卫生信息化管理工作的重要组成部分。只有数字卫生信息确保安全保障，才有可能体现和发挥新型数字医疗卫生服务体系，实现全人全程健康管理的综合功效。示范区已采用的网络安全措施有：域用户管理模式、防火墙设备、防毒墙设备、VLAN 划分、上网行为管理等，采用的数据安全措施有：数据离线存储、数据灾备、数据库镜像备份、数据加密、公钥密匙框架等。各示范区均拥有网络安全设备、数据安全设备与备份以及至少一种安全措施。玉环县已建立了通过身份证号验证来确保城乡居民健康信息的安全。除此之外，各示范区及示范应用医疗卫生服务机构主要通过为卫生管理、医务人员进行定期的安全防护培训与演练，来提高全员数字卫生信息安全管理意识及应对技能。

（4）构建绩效考核与监督机制，提高管理质量。数字卫生信息化考核监督机制有助于提高运行和管理的效率和质量。一些示范区对数字卫生信息化绩效考核与监督督机制进行了积极的探索。特别值得总结有代表性的，如台州市玉环县通过数字卫生信息系统实时监控各医疗卫生机构或医务卫生人员的医疗卫生服务行为，及时采集医疗卫生机构的运行信息和反馈监督意见，通过查询集中平台 HIS 汇总的信息，按时间对全县医疗卫生机构进行绩效查询并进行统计分析，“日清月结”进行医疗卫生服务与管理的绩效公示，每月由信息中心主任在局务会议上汇报当月工作小结和下月计划，年初与下属单位签订数字卫生信息化建设责任状，年底对责任单位进行考核，通过数字卫生信息化绩效考核制度，实现了医疗卫生服务与监督实时、动态的高效管理，确保了医疗卫生服务的效率和卫生管理的效率。除了数字卫生信息网络监督，根据工作进度，卫生局长、局纪检书记定期不定期地开展数字卫生信息化实地工作督查，局卫生信息中心每周、每月对各下属数字卫生信息化建设项目实施情况在网上公示，这种网络与实际相结合的监督机制提高了监督的效率和质量。

（5）强化示范应用及管理培训，提升人才队伍素质及管理水平。为了加强和提升示范区领导和相关医疗卫生技术人员对数字卫生信息化作用的认识和理解，提高数字卫生信息化建设的管理与决策水平，省市级卫生行政部门多次组织课题组专家，通过座谈会、经验交流、文件学习等方式对各示范区领导及卫生管理人员进行培训。各示范区定期组织对本区域城乡医疗卫生服务机构、疾病预防监督机构、妇保机构等卫生管理人员、信息技术人员和医务人员进行培训，培训方式包括岗位培训、学术交流、经验座谈、实践演练、继续教育等，培训内容涵盖电子健康档案、电子病历、HIS、双向转诊、临床路径等应用，示范区医疗卫生人员培训人数占总数的 90％以上。如台州市仙居县以数字卫生“全员培训”为发展理念，定期举办数字卫生示范应用岗位培训、学术性研讨、学习与交流活动；龙游县制定制定并实施了《龙游县卫生系统 2009～2010 年信息化人员培训方案》，有计划、有针对性地对示范区卫生系统卫生信息化工作人员进行全员培训；玉环县邀请兄弟示范区数字卫生综合性应用的专家前来交流与指导，传授数字卫生应用有效运行和管理的经验；丽水市遂昌县规定每周一晚由县级两家医院以及妇保所、疾控中心的专家对基层卫技人员进行数字卫生信息技术的继续教育，基层医务人员的学习情况与年度考核成绩挂钩，这种激励培训措施能够有效的促进培训的效果，提高医疗卫生管理与医务人员的数字卫生信息化水平和技能，人才队伍素质明显增强。

3. 创立“数研院”，探索国家数字卫生关键技术示范应用“政、产、学、研、用、资”六位一体、相互促进的运行和管理机制　结合“国家数字卫生项目”研究需求，以及国家层面持续推进数字卫生关键技术研发及示范应用的需要，在卫生部、浙江省等政府及相关部门支持下，在项目负责人李兰娟院士引领及广泛召集下，依托项目及课题一至七研发团队，并广泛组织、整合了国内相关数字卫生技术权威、行政管理、医疗卫生机构及数字卫生产业等领域人才资源，创建了中国首家致力于医疗卫生信息领域研发与应用的专业性、非营利的研究机构——浙江数字医疗卫生技术研究院（以下简称“数研院”）。该机构在国家数字卫生关键技术区域示范应用过程中，有效发挥了“政、产、学、研、用、资”六位一体、相互促进的运行机制和管理职能，学术研发团队、行政管理和技术队伍职责使命相融合、角色互补的人才资源组织优势作用。

“数研院”作为中国首家致力于数字与信息化技术在医疗卫生健康服务领域研发与应用的专业性非营利研究机构，现任院长为中国工程院医药卫生学部主任杨胜利院士，汇集了国内外医疗卫生领域、信息领域和标准领域的众多资深院士、专家学者、全球著名的医疗保健设备厂商、国内外领先的行业软件企业，组成了一支院士领衔、中高级专家学者为骨干的千余人的研究团队。“数研院”依托“十一五”国家科技支撑计划重点项目——“国家数字卫生”项目，发挥参与项目、共同从事提供数字卫生公益事业公共服务支撑平台，将信息领域关键技术应用于电子病历与电子健康档案、网络诊疗和咨询服务、远程健康管理、健康服务流程、医疗安全与质量管理等领域，以提供数字卫生与信息化技术研究开发、顾问咨询、标准制定、认证评估、国际合作、成果转化应用等服务，共同营造数字医疗卫生产业链生态环境。

在“国家数字卫生”项目综合示范应用过程中，“数研院”充分发挥和利用其社会组织的特质及多方技术、人才组合优势，通过相关数字卫生技术研发与应用模拟、学术交流与论坛平台、技术综合咨询与论证等形式、活动和途径，促进了各级政府及领导运用数字卫生技术推动医疗卫生体制改革的认识转变、相关部门及单位扩大视野与共识、数字卫生新技术新理念新信息共享、加快数字卫生技术产业化和示范应用进程。其作用及优势主要体现在以下5个方面：

（1）政府决策及政策指导：“数研院”聚集了众多业内资深院士和专家学者，这些智囊人士往往具有学者与行政权威的双重身份，其人才职责使命与信息共享优势，在当前以卫生信息化推进医疗卫生体制改革形势下，对各级政府提高认识，影响并推动以数字卫生关键技术示范应用，突破医疗卫生信息孤岛，加强医疗卫生资源、信息和服务整合与共享，实现新型医疗卫生服务和管理模式转变等方面的政府决策及相关政策制定提供了咨询、指导和帮助，包括国家及区域数字卫生综合信息化的发展战略、规划、技术标准、配套引导和扶持政策以及医疗卫生机构建设标准、服务内涵与管理模式等，有利于政府决策及政策制定的科学性、预见性和准确性。

在“国家数字卫生”项目研究的推动和促进下，“数研院”联合浙江省标准化研究院2010年4月成立了国内首个数字卫生技术领域省级专业技术委员会——浙江省数字卫生标准化技术委员会。首届委员会由中国工程院院士李兰娟等卫生信息化和标准化领域 16 位知名专家组成，主要负责数字卫生领域地方标准的制定、修订工作，建立基本功能、业务流程、数据模型、数据编码等一整套适合中国国情、匹配我国医药卫生体制改革的一体化数字卫生标准化体系。该技术委员会由浙江省质量技术监督局领导，浙江省卫生厅提供业务指导，浙江省卫生信息中心负责日常工作。委员会下设数字卫生标准化起草委员会和数字卫生标准评审委员会，分别处理数字卫生标准化技术的起草和审定工作。已研究起草了疾病分类代码、医学实验室类标准、医学装备分类代码、化学药品和生物制剂编码等 11 大类 56 个数字卫生新标准和规范，并向国家标准化管理委员会和浙江省标准委提交了 5 个国家标准及 18 个省级地方标准的起草申请，预期成果必将为政策决策及相关标准、法规制定提供重要依据。

（2）生产与开发："数研院"除聚集了众多业内资深院士和专家学者，还吸引和汇集了全球著名的医疗保健设备厂商、国内外领先的行业软件企业共同从事该领域相关技术的研究开发与交流共享，确保了数字卫生信息技术研发的先进性，这些产业集团或单位具有针对新医改条件下我国新型医疗卫生服务与医疗卫生管理的敏锐的洞察力、开拓的市场意识与市场细分能力，易生产并开发出符合医疗卫生发展趋势与市场需求，具实用性、经济性、智能性以及安全性的数字卫生软硬件产品，便于医疗卫生服务与管理者操作、使用和推广，以满足人民群众多样化、个性化的医疗卫生服务需求，提高医疗卫生服务和管理的效率。

（3）交流与学习："数研究"作为"国家数字卫生"项目技术研发与应用模拟的学术交流与论坛平台，自成立以来，先后举办了不同规格、不同层次、不同内容范围的数字医疗卫生技术前沿、技术示范应用及新型医疗卫生服务与医疗卫生管理创新等学术论坛，以及医疗卫生技术人员、卫生信息技术与管理人员的培训工作。其中"中国工程院第 112 场工程科技论坛——数字医疗的应用趋势暨 2010imit 医院院长论坛"在国内外获得了较广泛的社会影响，与会人员除取得转化医学和数字医学、数字化医院建设、我国医疗信息化发展等研讨学术与交流成果外，在医疗卫生信息领域还营造并形成卫生行政主管部门及领导、医疗卫生机构管理者和院士、专家学者间的有效交流与沟通氛围，不仅扩大了与会人员的学术研究及相关技术应用的国际视野，而且增强了行业间、部门间、机构间、人员间对数字卫生信息服务与管理新技术、新理念、新信息的共享。

"数研院"积极发挥作为本项目示范区及相关单位广泛相互交流的平台基地作用，促进了在数字医疗卫生领域国内外的相关合作。多次组织各示范区卫生行政部门及医疗卫生机构进行参观考察与学习访问，介绍国内外数字卫生应用学术动态与最新进展，对示范应用过程中的技术问题进行业务培训，提升了各示范区基层卫生信息技术与管理人员应用新数字卫生关键技术的应用水平和能力。提供交流学习与分享各地典型的示范应用经验，以及解决数字卫生综合性示范应用的关键问题，并不断将示范应用的因地制宜的探索性创新成果及时进行交流与分享学习。

（4）分析与研究："数研院"作为社会性研究性科研机构，自成立以来，为推动国家数字卫生相关技术研发与应用、实现卫生信息互联互通共享以及覆盖城乡居民的全人全程健康管理的战略目标，确定了把深入分析与研究全人健康服务信息库、数字卫生标准和规范等基础性研究工作作为主攻方面，通过数字卫生标准化、规范化的示范应用分析与研究，取得了一批使医院内外之间、医院与社区医疗机构之间、城乡之间及公共卫生信息系统等不同机构之间形成并应用统一的数字卫生新标准和新规范。组织专家参与了相关数字卫生标准化委员会对数字卫生领域标准制定和修订工作，内容包括拟定卫生信息化相关标准体系、标准化运行管理规范体系、认证评估反馈体系等方面，为促进卫生信息化规范化建设和深化我国医疗卫生体制改革提供了科学依据。

（5）应用与推广："数研院"在"国家数字卫生"项目研究过程中，积极推动了数字卫生相关技术及综合性的成果转化。政、产、学、研、资的最终目的要归于实践应用，研究成果只有转化为现实的生产力才能满足人民群众的需求，推动社会卫生事业发展的进步。在数字卫生信息技术应用中，"数研院"及时组织专家针对数字卫生关键技术服务与管理流程、技术设备功能和操作规程进行指导介绍或现场示范，对相关领导及技术操作者进行业务培训；另一方面定期开展各示范区域现场考察，遵循理论、技术指导实践应用，在实践应用中检验和修订理论和技术，及时针对性提出和完善数字卫生关键技术及软件改进的建议，发挥了数字卫生"边开发、边运用、边示范、边推广"的综合性作用。

随着"数研院"的及时设立与快速成长，在人类健康服务流程、卫生信息标准、电子病历与电子健康档案、医疗安全与质量管理、区域医疗卫生数据集成与交换、远程医疗、知识库与辅助诊疗等研发领域，已设立相关的研究院、工程研究中心和博士后流动站，预期将建设成为我国在数字医疗卫生领域一流的科技创新、人才培训和高新技术产业化基地。逐步建立和完善的相关专利保护机制和继续教育与咨询平台，将持续为我国数字医疗卫生服务与管理水平，乃至推动整个卫生信息化发展提供更多更强的技术支撑与服务。

4. 示范应用的成效分析　项目以科学发展观为指导，通过"数字卫生综合性示范应用研究"近三年项目建设及持续推进的实践，各示范区及示范单位不同程度地利用和整合了相关卫生信息资源，实现了医疗卫生信息孤岛现象的突破，初步建成并逐步完善了基于区域城乡居民电子健康档案和电子病例的数字卫生综合性信息系统，基本实现了数字卫生信息互联共通的疾病有效预防控制、公共卫生应急快速处置、城乡居民基本医疗保险实时结报、远程诊疗和双向转诊等新型医疗卫生服务模式，提高了区域医疗卫生服务质量和管理效率、改善了服务可及性，助推了卫生改革与发展。达到了整合共享、优化流程、提高效率、降低费用、和谐医患、保障健康的项目研究建设目标，体现了卫生信息化助推医改、服务健康的技术支撑作用，为今后浙江省乃至全国的卫生信息化建设起到了良好的示范作用。

（1）以数字卫生标准体系统一规范卫生信息化行业发展。结合我国医疗卫生信息标准化的实际需求，项目组在国内首次研制并建立了一套适合中国特色、顺应医改需求的数字卫生标准体系，包括疾病控制、卫生监督、新型农村合作医疗、急救与血液、电子健康记录、医疗业务流程、医疗影像、医学实验室、远程医疗、健康档案、分类与术语编码、IT通讯、区域信息系统规范共13类66个标准，这些标准于2010年11月21日通过中国卫生信息学会组织的国家级评审。成立了国内首个致力于数字卫生领域省级专业标准化技术委员会——浙江省数字卫生标准化技术委员会，负责数字卫生领域地方标准的制修订工作。目前，已有1个标准被国家标准采纳，2个标准已经由卫生部颁发行业标准，4个标准通过浙江省地方标准评审，18个标准通过地方标准立项。这些标准促进了示范应用的信息资源整合共享，达到优化流程、提高效率的目的，将广泛指导和统一协调浙江省乃至全国医疗卫生领域信息化及相关业发展，助推医药卫生体制改革。

（2）不同程度地实现了示范区域卫生信息资源的有效交换和整合共享。“数字卫生综合性示范应用”基于上述数字卫生新标准和新规范，其内容涵盖数据编码、数据交换、医疗卫生服务业务流程以及卫生行政管理与决策等各个方面。以全生命周期涵盖的生命节点为时间轴，基于新标准、新规范研制的联接全人全程健康服务流程的11个子系统，动态记录每个居民一生的健康信息。在20个示范区已经建立了900余万份标准统一、信息共享的城乡居民个人电子健康档案，有助于实现对居民健康信息的无缝式有效交换和共享管理。基于新标准、新规范的信息系统应用实施有效促进卫生信息在医院内外之间、医院与社区卫生服务机构之间、城乡之间及公共卫生信息系统等不同机构之间的有效转换与及时交流。示范应用医院HIS及接口系统、电子病历为核心的临床诊疗信息系统、医院综合管理系统和公共卫生系统等新一代医疗卫生应用软件系统，实现医疗机构内部数据的多部门共享和交换。以标准化的居民电子健康档案及结构化的电子病历为核心，建立省、市、县三级卫生信息平台及区域卫生数据信息中心和资源共享系统，实现各类医疗卫生机构卫生信息资源整合与共享，突破信息孤岛现象，并在一定程度上体现了示范区相对个性化的需求。已建立的省市县三级全省卫生虚拟专网信息平台体系，在省级平台探索基于虚拟化技术的云计算平台，实现了居民个人电子健康档案和电子病历的集中存储；汇集了医疗、疾控、卫生监督、血液、新农合、健康保健等多个系统的信息；提供健康信息跨单位、跨区域调阅，以医联一卡通为纽带，实现了信息共享；整合了统计分析和数据挖掘子系统，全面分析区域范围居民健康信息；建立个人健康门户，实现居民在线管理自己健康。数字卫生综合性示范应用，不同程度地实现医疗资源在城市和农村，不同医疗机构，不同人群之间的共享和交互，减轻医疗资源严重分配不均的现象；实现现有的有限医疗资源的充分合理利用，降低医疗资源和费用的不合理性浪费。

（3）为城乡居民提供便利的公共医疗卫生运行信息和医疗卫生服务。区域数字卫生政务信息网络便于城乡居民快速获得健康知识和卫生系统的日常运行信息，及时了解医疗卫生服务和城乡基本医疗保险筹资、补偿、运行及管理等政策，掌握各医疗卫生机构的医疗发生费用、门诊和住院服务工作的核心绩效状况，引导患者合理分流就医。基于居民电子健康档案、互联网健康知识搜索与健康咨询服务系统投入并应用，推动并实现了城乡居民通过数字卫生信息网络获得更加方便、快捷、全面的自身连续动态的健康信息、健康知识与技能、医疗卫生保健咨询与技术专家指导等高效、普惠的医疗卫生服务，为促进并提高全民健康素养和水平提供了平台。新型农村合作医疗信息系统全面实施实时报销和监控管理，避免了原繁琐报销的程序和较低的管理效率，缓解了参合农民多次往返的时间浪费。各级医院HIS预约挂号、缴费、取药服务系统减少了群众看病等待时间，五个样本示范区90%以上的调查患者认为服务时间有明显缩短。建立的以省级大医院为核心，市县级医院为骨干，城乡社区卫生服务中心（站）为终端的远程医疗及双向转诊的数字网络医疗服务平台方便及时；构建的以危重症为核心的远程医疗服务模式，实现了24小时不间断的远程监护和治疗服务，出院病人自动下转、基层医生远程预约以及基于临床案例的远程教学服务；真正实现了城市卫生资源和优质医疗服务的基层共享，促进了医疗卫生服务的重心下移和关口前移，推进了城乡医疗卫生服务均等化。

（4）创建了新型医疗服务模式，提高了服务质量和效率。基于电子健康档案与标准化、结构化电子病历，建立整合多种医疗信息平台的 HIS 和远程诊疗系统，基于全科医学跨媒体课件的远程示教系统，基于互联网的健康知识搜索和咨询服务系统等数字卫生综合性信息系统的应用，实现最新的信息搜索技术与医疗标准、医疗资源的融合，医疗健康信息的垂直搜索系统可供不同人群的不同需要选择利用，全面促进提高了医疗服务的质量和效率。利用网络化教育方式将继续医学教育工作推向农村，满足基层卫生技术人员学习和业务上的多样化、个性化需求，提升了基层卫生技术队伍的整体素质和服务水平。结合我国临床医疗现状的业务流程和相关标准，研制完成的与电子病历相整合的 92 个疾病临床路径，首次提出了三维立体化临床路径流程和“筛选路径”、“分层评估”、“疗效评估节点”的方法；建立了时间主线与关键节点相结合的临床路径管理模式，突破了以时间为主线的传统路径模式的局限性，降低了非特异性变异的发生率；构建了多层次审核及权限管理制度，实现了临床路径的规范化与诊疗个体化的统一和临床路径路网化管理，为未来集成智能化临床路径管理奠定了基础。研制的 168 种疾病的主要疾病知识系统，通过与临床路径和电子病历系统的整合应用，有助于提高临床医务人员临床决策水平、减少医疗差错、提高医疗质量、降低医疗成本，保证卫生服务品质的规范性和一致性，提升了临床服务处方的合格率。据 2011 年的抽样调查，五个样本示范区社区卫生服务机构处方合格率均达 97%以上。还有远程医保征缴、参保查询、结报公示、政策宣传、健康管理、就医论坛等服务内容在内的网络系统，使卫生技术和管理人员大大提高了工作效率，降低了工作成本。

以三级大医院为核心，市县级医院为骨干，城乡社区卫生服务中心（站）为终端的网络医疗服务平台示范系统，构建了以远程会诊和双向转诊为特色的“大院带县院”、“县院带乡镇”的城乡统筹、三级双向转诊的新型医疗服务模式，通过信息共享提高了医疗服务质量，控制了医疗成本增长，优化了资源配置及利用的效率。已联通了浙江省内全部省级医院、143 家市县医院、365 家社区卫生服务机构，并在江西、贵州、四川、湖北、新疆、辽宁、青海等省以及美国、印尼得到应用，反应良好，在支援青川地震灾区、甲流防控等事件中发挥了积极作用。至今共在示范区开展 14 000 多例远程专家会诊，600 余次临床案例的远程教学和查房，3500 多例的远程重症监护，使平均住院费用下降 12.5%，危重患者转院率下降 38.3%，医疗纠纷减少 28.57%，还省去往返交通、住宿和陪护等间接医疗费用，真正实现优质医疗资源共享，提高基层医疗服务质量，提升公众健康意识，引导病人合理流向，提高了区域医疗资源整体使用效率。

建立的远程医学教育平台，在全科医师岗位培训和公共卫生事件的应急培训中发挥了重大作用。通过远程医学教育平台，对示范区的社区责任医生进行全科医学培训，根据社区医生工作实际，更好地解决了工学矛盾，降低了教育综合成本。在手足口病、问题奶粉和甲流防治等突发公共卫生事件中基于互联网的远程医学教育平台共培训 2 万多人次，培训教学质量高、传播速度快，受训范围广，提高了示范应用区域的整体疾病预防、治疗和应急救治服务能力和水平。

（5）规范了医疗卫生工作流程，提高了管理决策的科学性。“数字卫生综合性示范应用”项目应用的关键技术和卫生信息系统，均基于城乡一体化的全人全程健康服务、标准化管理工作流程、数字卫生新标准和运行管理新规范而研发的，其在卫生系统广泛的示范应用，如通过电子健康档案查询、电子病历、临床路径和疾病知识库等现代化信息技术及辅助各项医疗业务工作的互联互通，有效引导、规范和提高了医疗卫生机构和医务人员为城乡居民或患者提供标准化的医疗卫生服务，改进和规范了医疗卫生综合服务工作和管理流程，从而规范了医疗卫生服务和卫生管理行为，确保了服务的质量和效率。政府主管领导、卫生行政部门和医疗机构管理者可通过数字性综合性卫生信息系统平台，可随时、及时、动态地根据不同管理权限查询和实时掌握疫情和重大突发事件报告、公共卫生服务、医疗服务、卫生资源配置及日常运行与管理状况，为政府及医疗卫生机构科学管理决策提供了全面、准确、及时以及共享的数字卫生信息数据资料，其应用辅助菜单式、标准化的卫生统计分析与科学管理决策的系统功能，不仅提高了管理决策的科学性，而且有效帮助提升了不同层次、不同单位、不同岗位医疗卫生技术人员和卫生管理者的分析和决策能力。

（6）为政医民搭建广阔的卫生信息沟通平台，提高信息共享程度。“数字卫生综合性示范应用”项目的推进实施，逐步建立了政府与相关部门、卫生行政单位、医疗卫生服务机构、卫生技术人员及城乡居民之间新型卫生信息沟通渠道与网络，实现了相关数字卫生信息的“开放、透明、高效、互通”。如确保在保障城乡居民隐私权益的前提下，医院HIS与城乡居民电子健康档案信息的实时共享可以加强医务人员与居民自身全面、及时、动态地了解患者的相关持续性既往疾病史和健康信息，有助于医务人员采取针对性的诊疗和健康管理措施；数字医疗服务远程诊疗、双向转诊系统，促进省、市、县（区）级医院和社区卫生服务机构之间形成资源共享、业务联动、优势互补、疾病管理连续化的管理机制，实现小病在社区，大病进医院，康复回社区的就医新格局，缓解“看病难、看病贵”的问题；卫生电子政务和移动办公系统极大方便了居民、医疗卫生机构与卫生行政机构及时地进行意见交流与反馈，实现多方共享与互动。数字卫生综合性示范应用平台的构建畅通了卫生信息采集、传输、接受与反馈的渠道，提高了数字卫生信息综合使用的功效，为实现城乡居民全人全程全方位的医疗卫生服务和健康管理提供了基础和保障。

第二节　数字卫生区域示范主要运行管理问题及成因分析

“数字卫生综合性示范应用研究”项目在近三年的推进实施过程中，在创新示范应用的组织结构体系、因地制宜探索工作机制、逐步建立并规范管理制度、推动示范区域卫生信息化快速建设方面取得了显著成效。在示范应用实践过程中经梳理研究发现，当前还在领导认识、法律法规、配套政策、组织管理、制度规范、资源投入和数字卫生价值文化等方面还存在诸多问题和制约性影响因素，主要表现在以下几个方面：

一、认识差异问题

在“十一五”国家科技支撑计划重点项目——“国家数字卫生”项目研究论证、立项、推进及实施过程中，国务院及卫生部、科技部和相关司局领导十分关注项目研究进展，多次深入项目组和浙江省示范区域了解、指导和调研数字卫生综合性示范应用情况。从国家及相关政府部门层面及主要领导的认识看，在坚持大力推进医药卫生信息化建设方面，认识统一、信心坚定。

浙江省级卫生行政、相关部门及职能处室领导，多数能深刻认识到当前加强数字卫生关键技术研发和示范应用的重大意义，特别是结合浙江省卫生信息化起步早、发展快已形成信息孤岛现象的实际，表现出从战略高度对尽快建立省市县三级卫生信息平台及区域卫生数据信息中心和数字卫生资源共享系统，实现各类医疗卫生机构卫生信息资源整合与共享，突破信息孤岛现象表现出积极强烈的紧迫感和责任感。市（地）级政府及卫生行政部门对卫生信息化发展起着关键性的承上启下的指导和推动作用，尽管能认识到当前推进卫生信息化的重要性，但对配套政策制定、财政资金投入、人才配备等方面予以引导支持的认识仍不够，主观上受到对“国家数字卫生”项目的认识高度、理解水平以及地方已用相关系统或利益保护的限制，在突破信息孤岛现象、协调同级各部门及县级政府或卫生行政部门的工作力度上良莠不齐，使数字卫生综合性示范应用工作整体推进步履缓慢。

县区级政府、卫生行政部门及城乡医疗卫生服务机构领导作为数字卫生综合性示范应用工作的直接推动者，受战略思维、宏观把握和认识能力与水平的制约，还有部分领导和管理者对卫生信息化未来价值和发展趋势的重要性、紧迫性思维认识滞后及不够深刻。认为数字卫生综合性示范应用工作仅是一项“十一五”国家科技支撑计划科学研究项目，并未把示范应用实践工作与本区域在新医改条件下深化推进医疗卫生体制改革，创新医疗卫生服务模式，解决群众看病难、看病贵实际问题结合起来。甚至认为数字卫生信息化建设不赚钱，是一种烧钱的行为，并存在推行中遇到或预期可能遇到的困难的畏难情绪，如数字卫生信息改革与管理所涉及的组织结构变革、管理体制机制创新、新型医疗服务模式形成和绩效考核管理制等一系列问题的根本性变革有畏难情绪，直接影响着数字卫生信息化建设的广度和深度。

二、法律法规滞后问题

数字卫生关键技术的示范应用及卫生信息化的持续健康发展离不开相关法律法规的保障规范。数字卫生关键技术和新一代医疗卫生系统软件开发基于的信息标准及规范需要相关法律和法规的明确，包括不同类型不同内容不同权限的医疗卫生信息的界定、分类、权保、责任以及发布、查阅、审核、监管等均需要遵照具体的法律法规的条文规定。如电子健康档案和医院电子病历的查阅权限与范围就需要法律的明确条文来保证相关健康信息的安全性，从法律层面保障城乡居民的健康隐私权；远程医疗会诊责任的界定、电子病历签名的效力也需要法律法规给予明确规定；还有数字卫生信息安全管理的风险分析、评估、监督、检查问责等政策法规的保障。由于上述具体的相关法律法规的滞后和缺失，数字卫生新技术及示范应用的推进必将受到很大程度地约束限制和影响发展。

信息技术发展日新月异，数字卫生关键技术及即时的示范应用极大地推进了创新医疗卫生服务组织体系、医疗卫生服务和卫生管理模式的进程，其建设和持续发展需要即时并与之相适应和配套的法律法规予以保障和规范。然而，法律法规的权威性、稳定性与强制性决定了其制定程序的严格与复杂，有关促进卫生信息化持续发展的法律法规制定必然要经过相关部门和组织的深入调研、议案提出、草案拟定、草案讨论、修改审议、正式通过和公布等规范和严格的程序控制，因此需要较长时间的周期，与卫生信息化发展进程呈现明显的滞后性。

三、政策引导不力问题

“数字卫生综合性示范应用研究”项目在推进过程的实践发现提示，探索建立和尽快完善促进数字卫生“产、学、研”和卫生信息化发展的相关政策具有重要性和现实紧迫性。配套政策应包括卫生信息技术人才政策，财政投入补偿政策，信息设备采购政策，行业信息应用软件开发、技术服务和数字卫生产业化发展等方面的内容。

卫生信息技术及管理人才队伍储备和建设是当前数字卫生信息化发展进程的关键要素及问题，各示范区及城乡医疗卫生服务机构，急需既懂医学知识与医疗卫生服务流程、又熟悉信息技术和掌握卫生管理基本知识与技能的学科交叉、复合型的卫生信息技术与管理人才。政府教育和卫生行政管理部门尚缺乏制定该类人才学校学历教育、在职学历教育、继续教育，以及针对卫生行政领导、医院管理者、医疗卫生服务人员和计算机应用等不同类型、不同层次、不同内容的数字卫生息技术与管理教育和培训的政策支持和引导。

数字卫生信息化不仅是医疗卫生机构提高工作效率及持续健康发展的保证，更是卫生事业发展和政府保障公众健康服务能力的需要。数字卫生关键技术示范应用的实践显示，其在促进区域整合和有效利用资源、高效优质提供基本医疗卫生服务、及时应对突发公共卫生事件和提高城乡卫生公平性方面作用显著。因此，数字卫生信息建设需要政府公共财政投入补偿政策的大力扶持，以规范和引导各级政府、卫生行政部门和医疗卫生机构制定并实施具体的人力、物力、财力等资源的保障政策、措施和明确各方责任，省、市（地）级财政补偿及转移支付扶持政策应向经济欠发达地区倾斜，以提高区域利益和资源的均衡性发展。

在卫生信息化发展过程中，数字卫生综合性示范应用信息系统所需的软、硬件技术设备以及相关配套设施，在资源配置、操作系统、规格型号、技术参数、兼容匹配等环境条件上有一定的基本要求，哪些需要政府统一采购，哪些可灵活采购，采购的条件、主体、资金来源等尚未有明确的信息设备采购政策规定，在很大程度上造成部分区域信息化部门系统不能较好对接、数据不能统一、信息不能共享。

尽管国家已出台有关工农业信息技术研发、技术服务和信息产业的有关调控和扶持政策，但由于数字卫生信息技术研发、技术服务和产业化对推动国家保障公众健康服务以及医疗卫生事业本身的特殊性要求，国家应从数字卫生关键技术研发、技术服务准入、融资政策、市场培育等方面，制定并实施数字卫生信息化相关的鼓励性引导和建设政策，以推动数字卫生“政、产、学、研、用、资”相互促进、相互协调的持续健康发展。

四、组织管理缺位问题

数字卫生综合性应用工作内容繁杂且涉及面广，涉及的部门、单位及人员利益复杂，涉及的工作人员学科、专业技术及岗位广泛，再加之其对创新构建新型医疗卫生服务和卫生管理模式以及加快深化医疗卫生体制改革的重要战略和现实意义，因此需要各级政府领导给予高度认识和重视，同时加强有效的组织管理工作也更为重要。

各示范区在数字卫生综合性示范应用过程中，尽管均成立了以区域政府或卫生行政部门主要领导为组长的示范应用或卫生信息化专门的领导小组，但多数示范区尚未成立专门的卫生信息化管理机构，缺乏卫生信息管理部门的职能定位、工作目标、专门人才编制以及具体规范的职能与责任说明。由于示范区卫生行政部门内的具体信息管理科室及卫生信息管理专门人才配备的缺失，致使涉及多部门、多机构、多人员的区域数字卫生综合性示范应用工作的具体组织协调、绩效管理能力以及执行力下降，其上传下达、沟通不畅、协调滞后缺位、管理不力等情况均影响了示范应用过程中医疗卫生服务、卫生信息技术和卫生管理工作的融合协同推进的进程和综合功效的发挥。

在示范应用工作中，还存在重信息技术轻卫生管理的倾向。众所周知，卫生信息化过程中信息技术其实是手段和支撑，实现信息共享、有效管理才是最终目标和核心。管理是一门科学，只能通过有效的计划、组织、领导、协调和控制等科学管理方法才能最大限度地发挥和激活信息技术功能的实际。只有通过加强有效的组织与管理，充分发挥卫生管理与卫生服务和信息技术相融合的功能，才能使数字卫生综合性示范应用工程乃至卫生信息化建设实现预期目标。

五、制度建设规范问题

探索建立和完善数字卫生关键技术综合性示范应用的规范化制度是强化管理决策及执行力的有效手段。为推动数字卫生示范应用项目工程，尽管多数示范区及应用单位在因地制宜积极探索建立相关管理规范与工作制度方面积累了经验，但就整体数字卫生示范应用工作而言，值得全面总结和推广的系统规范性制度并不多。

个别示范区及应用单位把相关部门和领导的重视、决策仅停留在口头或纸张上，未认真研究本示范区数字卫生技术应用过程中的运行和管理工作流程及现实问题，未及时建立和发挥数字卫生相关信息采集、信息更新、信息交换、信息共享、信息备份、信息权限、信息监控、信息公示、信息安全以及信息系统的技术要求、技术操作、技术流程、技术指南等信息和技术管理制度，工作推进的定期计划、组织、检查、督导、总结及人才培训等工作管理制度，示范应用过程中相关医疗卫生服务与卫生管理全过程的组织保障、绩效衡量、考核评价、奖惩责任等制度的有效激励和约束作用，未能较好地规范数字卫生信息化涉及的相关部门与机构以及卫生管理、医疗卫生服务、信息技术等人员的行为，影响了示范应用的进程和预期效果的实现。

数字卫生综合性示范应用项目推进及实施过程，需要强有力的各级政府行政管理力量的支撑。尽管示范应用工作通过创新建立课题牵头人（由省卫生厅主管领导担任）和课题负责人（由大专院校技术专家担任）、课题承担和实施单位（省卫生信息中心）等组织结构体系，形成了以卫生、科技等行政部门及当地政府为主导、以大专院校为技术支撑、以城市和农村医疗卫生服务机构为主体的科研及应用组织，以强化示范应用工作的行政管理和组织协调，但在推进与实施过程中，由于科研项目边研发、边应用、边示范的特性和政府相对成熟的科学决策程序冲突，省、市（地）、县（市、区）级卫生行政部门及卫生信息管理单位并未及时建立规范的相关工作促进及管理制度，造成从上到下的工作执行力层层折扣，致使数字卫生信息化推进缓慢，未能全面保证预期的数字卫生综合性示范应用工作的顺利开展。

六、资源投入不足问题

卫生信息化技术与管理人才缺乏或能力不足是目前整个医疗卫生系统普遍存在的主要问题之一，也是目前数字卫生信息化建设滞障及影响可持续发展的最重要原因，这种现象在示范区域城乡基层社区卫生服务机构、乡镇卫生院尤为突出。部分暂挂靠在示范区卫生局综合办公室或医疗卫生服务机构的人员，多为兼职的计算机技术专业毕业的卫生信息专门技术人员，缺乏信息管理和卫生管理人员的知识、素质和经验，普遍缺少懂医学知识与医疗卫生服务流程、熟悉信息技术和掌握公共管理知识与技能的学科交叉、复合性的卫生信息技术管理专门人才。部分城市社区或农村乡镇社区卫生机构未设置相应信息管理科室与配备专业人员管理，导致先进的软硬件系统和设备资源，几乎成为摆设，严重地浪费资源。

卫生信息技术与管理人才资源缺乏及能力不足的主要原因：①我国高等院校向社会培养的既懂医疗卫生知识又懂计算机技术和信息管理技术的复合型人才数量严重不足；②目前卫生信息化管理人员多为卫生行政部门或医疗卫生机构从事非本专业领域或业务的人员转岗或兼职工作，普遍存在工作能力不足或未全身心投入工作；③目前开展的培训内容多注重计算机技术忽视信息管理技术的知识和技能的培训；④医疗卫生机构相当数量的医务人员年龄偏大并受知识背景和结构的制约，进一步学习和掌握计算机与信息管理新技术的接受能力有限；⑤部分人员由于无编制或兼职工作，影响了持续从事卫生信息技术与管理工作的积极性和创新性。

除卫生信息技术与管理人力资源外，合理配备与更新适应于新型医疗卫生服务模式发展和管理体制机制创新的数字卫生技术应用所需的硬软件系统、基本设施设备等资源以及所需的资金筹集，也是卫生信息化建设的重要保障内容。在“国家数字卫生”项目财政投入和省级财政配套经费投入的启动和引导下，各示范区域卫生行政部门业务经费预算及应用单位均有不同程度的资金配套建设或专项投入建设资金，但从示范应用的实践来看，存在着总体资金投入不足，部分示范区域及应用单位各自为政、组织协调不力或重复建设导致资金浪费和使用不合理，经济欠发达示范区域及应用单位数字卫生技术及应用所需的基本设施、设备等硬软件资源的资金缺口严重，各示范区域或城乡基层应用单位的资源配备和资金投入极不均衡，这些直接影响了数字卫生关键技术综合性应用的基础性信息平台的搭建，限制和延缓了卫生信息化推动实现更大区域范围内建立覆盖城乡居民并提供均等化的基本医疗卫生服务需求的作用。

七、信息风险管理问题

信息安全隐患是信息共享无法回避的重要问题，也是信息管理中需要多加关注的现实问题。信息风险管理已经是信息安全保障工作的一个主流范式。在数字卫生综合性示范应用项目过程中，数字卫生信息的网络操作系统、开发平台、数据库系统都存在不同程度的安全隐患。有些医院在数据备份管理上既无严格的操作规程与记录，又无备份数据保存的安全措施；缺乏网上授权机制和认证机制；未建立操作者查看、修改记录的追踪机制；相关权限控制、认证、加密等信息安全手段还有待完善，确保个人健康信息的隐私安全；多数医疗卫生机构还未开展对医疗卫生信息系统进行实践的风险评估与管理。

由于基于城乡居民电子健康档案和电子病历的数字卫生信息互联互通共享的网络平台涉及每一个国民的个人健康或疾病隐私，平台系统内全面、持续、动态、记录客观发生的医疗卫生信息是提高医务人员临床及卫生服务和卫生管理科学决策支持，促进医疗卫生机构与居民或患者双方共同制定并实施健康管理的基础信息来源及医疗卫生服务工作平台，因此数字卫生信息风险管理的缺乏或滞后必将对医疗卫生信息的安全、服务及安全保障带来威胁和挑战。

由于“国家数字卫生”项目计划和实施工作只有三年时间，根据项目及各课题原定计划任务，课题组及卫生行政部门更多关注的是数字卫生信息的相关标准、规范、技术开发及示范应用实践研究，还未深入关注或探索研究数字卫生信息风险及管理问题。数字卫生信息风险管理，具体来讲包括制定针对医疗卫生服务领域的数字卫生信息风险管理政策和指南；构建政、产、学、研、用的多部门分工协作的风险管理体系；建立一套完整的数字卫生信息风险监测、风险分析、风险评估、风险监督、风险控制、风险报告和风险问责的工作机制；研发信息风险文档、风险管理过程、完整的风险管理和开发过程以及基于数字卫生信息综合的工具集平台等。

八、价值文化认同问题

数字卫生信息化是医疗卫生服务和信息技术与管理应用相结合、促进新型医疗卫生服务模式和医疗卫生管理组织创新的一场变革，这场变革所具备的使命价值及对医疗卫生工作者产生广泛的影响都体现在物质形态、社会规范、行为方式和精神形态等方面，对数字卫生信息化的认同度直接影响了医疗卫生服务和卫生管理者自觉自愿自发参与的程度。

在数字卫生关键技术示范应用过程中发现，已经习惯于传统医疗卫生服务提供方式的医务人员，尽管在卫生行政主管部门和医疗卫生服务机构管理及制度要求下，各示范区及应用单位通过制度规范强制展开数字化医疗卫生新技术应用工作，如电子健康档案、电子病历、电子处方、远程医疗、临床路径规范、网络双向转诊等数字卫生技术应用所体现的数字化、交互性、开放性、自治性、自律性、共享性，以及由此带来的自觉服务信息被公开、透明、高效的监管方式，多数医疗卫生工作者在认同其价值作用的同时，还明显存在着不同程度、不同方式的阻挠信息价值文化的情绪和行为。

数字卫生新技术应用及信息化带来的医疗卫生管理的组织体系、管理程序及科学决策等流程的再造和管理变革，对已经习惯于书面、口头、经验管理模式的部分医疗卫生管理者变来不同程度的冲击和挑战，由于部分领导和管理者对数字卫生信息化的主观价值文化认识、认同的不足和差异，对数字卫生关键技术示范应用工作带来了一些负面影响。这要求管理者应尽快转变管理思维方式，以管理思想变革引发行动变革，接受数字化卫生管理的新思想、新方法和新手段。

因此，在数字卫生关键技术示范应用过程中，应该同时挖掘数字卫生信息化过程中的价值文化。数字卫生信息文化对医疗卫生工作者在物质形态、社会规范、行为方式和精神形态等方面的凝练和深入宣传、渗透和弘扬，不仅可以提高各级领导和医疗卫生管理者信息价值文化认识水平，还可以统一思想和广泛营造积极健康的信息价值文化氛围，真正将数字卫生信息价值及文化，渗透到每一个参与者的内心及自觉行动上。

第三节　数字卫生区域示范运行管理模式及建议

从现代管理学研究的视角，通过对实施了“国家数字卫生”项目的20个示范区域、5个样板示范区的运行管理过程持续观察、追踪研究，在探索总结数字卫生综合性示范应用实践中的有效管理经验，梳理分析示范应用及数字卫生信息化实践过程的管理组织体系架构、相关政策制定、管理资源配置、制度规范、工作机制和价值文化构建等方面存在的宏观和微观的主要管理问题及原因分析的基础上，总结、梳理并研究提出了基于政府主导，规划先行，法制规范，配套政策、人才、信息、技术支撑，构建并依托“数字医疗卫生技术研究院”发挥“政、产、学、研、用、资”六位一体的数字卫生关键示范应用运行管理框架逻辑模型，如图 6-1 所示。该运行管理框架逻辑模型及政策建议，对指导各地开展数字卫生关键技术的示范应用及推广工作有针对性，对深入推进我国数字卫生信息化建设步伐，并对基于数字卫生信息化的我国新型医疗卫生服务及管理模式创建等政府决策及相关政策制定提供依据。

一、加强政府主导

（一）领导重视

数字卫生关键技术示范及推广应用作为深化医疗卫生体制改革的重要内容和手段，涉及面广、情况复杂、政策性强，只有得到从中央至地方各级政府及相关部门决策层的统一认识、高度重视、行政支持和广泛参与，医疗卫生信息化建设才可能顺利推进。各级政府

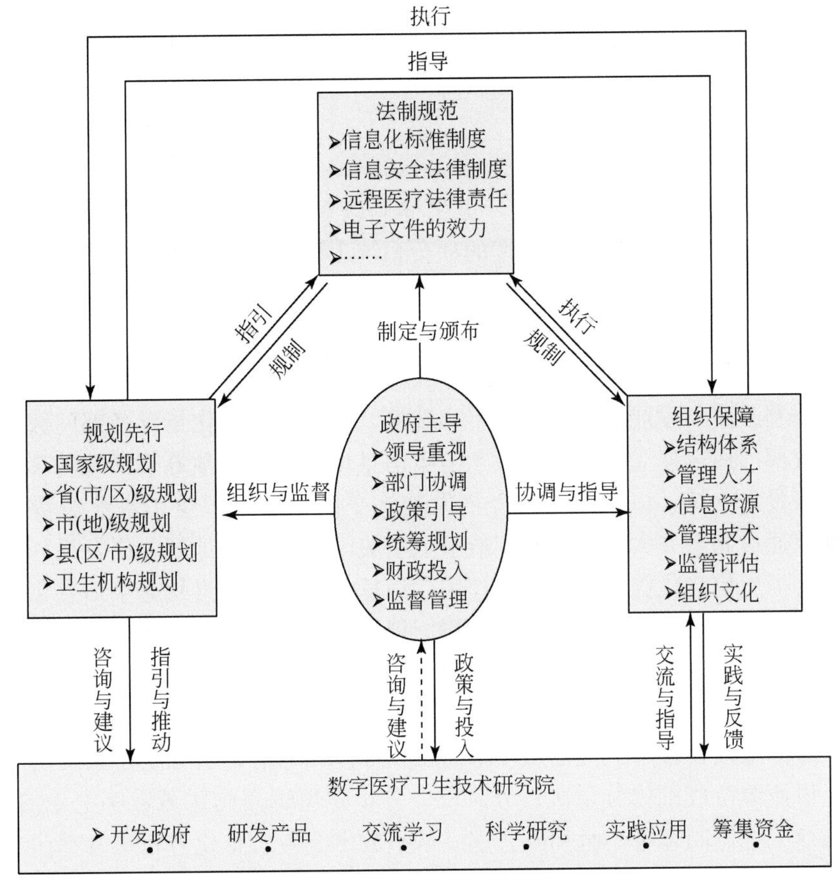

图 6-1　数字卫生关键技术示范应用运行管理模型图

及主要领导从宏观思想认识到行动上，应以当前深化医疗卫生体制改革为契机，以“国家数字卫生关键技术研发及示范应用”工程及推进卫生信息化为载体和抓手，以突破医疗卫生信息孤岛、加强医疗卫生资源、医疗卫生信息、医疗卫生服务共享为内容，提升医疗卫生管理效率和医疗卫生服务有效性为手段，推进新型医疗卫生服务和管理模式转变、构建覆盖城乡居民基本医疗卫生制度、提高全民健康素质为发展战略的高度来充分认识和把握。

在认知和行动上，应以有效推进公共卫生、医疗、医保、药品、财务监管信息化建设为着力点，整合卫生资源，加强数字卫生信息标准化和公共服务信息平台建设；完善以疾病控制网络为主体的公共卫生信息系统，提高预测预警和分析报告能力；以建立居民电子健康档案为重点，构建乡村和社区卫生信息网络平台；以医院管理和电子病历为重点，推进医院信息化建设；利用网络信息技术，促进城市医院与社区卫生服务机构的合作；积极发展面向农村及边远地区的远程医疗；逐步实现数字卫生综合系统统一、高效、互联互通，充分发挥数字卫生信息系统解决群众看病就医问题的技术和服务支撑的作用。

各级政府应在统筹制定数字卫生信息化发展规划的基础上，结合当前落实新医改目标责任及年度工作任务，加强并细化目标考核及任务分解，实行卫生信息化建设“一把手”

领导工程，并纳入对政府及相关部门工作的目标责任制考核，通过签订目标任务书、目标责任书、年度及绩效考核等方式强化政府的主导作用，以有效推动数字卫生信息化过程中必须具备的观念、认识及实际工作行动转变。

（二）部门配合

数字卫生信息化作为当前深化医疗卫生体制改革的组成部分，同样是涉及社会各领域、各行业、各部门的一项重大、持续的社会系统工程，要保证其可持续健康发展，除政府主导和领导重视外，在落实推进过程中，更需要发展与改革、财政、科技、信息、医保、卫生等相关政府部门的有效配合与协作。各级发展与改革部门通过协调各部门利益及职责分析，把数字卫生信息化改革发展，纳入深化医疗卫生体制改革的总体规划，科学制定医疗卫生体制改革与发展规划及相关引导政策，以统领和强化指导各部门数字卫生信息化工作；财政部门通过建立政府财政数字卫生信息化建设专项预算及财政转移支付机制提供必要的经费投入支持，以保障不同经济发展水平区域数字卫生信息化经费投入的均衡性；科技部门通过制定并大力实施国家数字卫生关键技术攻关计划、研发系列规划及重大项目，为数字卫生信息化提供技术支撑作用；信息化部门统筹组织起草信息化法律法规草案和规章，通过拟订信息化及产业发展战略、规划、相关政策，指导并协调数字卫生信息化建设中的重大问题，指导协调卫生电子政务发展，推动跨行业、跨部门的数字卫生信息的互联互通和重要卫生信息资源的开发利用和共享。卫生部门通过制定卫生信息化发展规划、政策保障措施以及数字卫生信息技术的相关规范和标准，引导卫生系统内不同的部门和医疗卫生事业单位或机构分层次、分阶段、分步骤组织实施区域数字卫生信息化工作。各级政府医疗卫生体制领导小组和办公室应承担数字卫生信息化过程中各部门、各系统及各单位之间的关系、问题及利益的协调职能，以整合资源减少浪费为原则，提升数字卫生信息化决策的效率和质量。

（三）政策引导

数字卫生关键技术研发及应用发展，需要制定与国家民主政治、市场经济、社会环境相适应的卫生信息化建设配套政策体系。主要内容包括数字卫生信息技术人才政策、财政投入补偿政策、信息设备采购政策、信息应用软件开发、技术服务及产业化发展等方面。政府教育和卫生行政主管部门应统筹规划并建立数字卫生信息技术与管理人才的学校学历教育、在职学历教育、继续教育等项目，以及制定针对卫生行政领导、医院管理者、医疗卫生服务人员和计算机应用等不同类型、不同层次、不同内容的数字卫生息技术与管理教育和培训政策。数字卫生信息建设还需要政府公共财政投入补偿政策的大力扶持，以规范和引导各级政府、卫生行政部门和医疗卫生机构制定并实施具体的人力、物力、财力等资源的保障政策、措施和明确各方责任，省、市（地）级财政补偿及转移支付扶持政策应向经济欠发达地区倾斜，以提高区域利益和资源的均衡性发展。政府及相关部门应从数字卫生关键技术研发、技术服务准入、融资政策、市场培育等方面入手，制定并实施数字卫生信息化相关的鼓励、引导和建设政策，以推动数字卫生“政、产、学、研、用、资”相互促进、相互协调的持续健康发展。

（四）统筹规划

随着在我国不同经济发展水平区域的卫生信息化的逐步推进，针对目前医疗卫生服务领域已形成的“信息孤岛”、“信息烟囱”现实，加之由于医疗卫生服务体系和系统的多样性、交叉性和复杂性，数字卫生信息化建设必须坚持从上到下的统筹发展和规划，缺乏统一发展规划必然导致重复建设和浪费资源。各级政府强化统筹规划职能，是推进数字卫生信息化工作持续健康发展的前提。国家层面应以当前深化医疗卫生体制改革“重基层、强基础、保基本”的工作内涵出发，要制定中长期的顶层设计的数字卫生信息化发展规划，并要把数字卫生信息化建设纳入各级政府卫生事业发展和信息发展的总体规划，上升为国民健康事业发展和提高国民健康素质的国家战略，注重引导不同经济发展区域规划的统一性、连续性、渐进性。地方各级政府应在国家卫生信息化发展规划的基础上，根据区域经济、社会、文化、卫生事业发展状况制定适宜的数字卫生信息化发展规划，确保国家与不同经济发展的区域地方发展规划、城乡区域发展规划、医疗卫生管理与服务系统间发展规划的统筹设计。对卫生信息化基础比较薄弱的地区，要根据区域数字卫生信息发展规划并结合当地的实际需求，应本着统筹规划发展、由低水平广覆盖起步的发展理念，开展最需要、最适宜的数字卫生信息相关技术及项目，有重点、分层次、分步骤地渐进发展，以确保各地信息化发展的均衡性。

（五）财政投入

数字卫生信息化建设不仅是一项解决医疗卫生行业面临诸多问题的民生工程，也是事关卫生事业长远发展的一项系统工程，应该纳入中央深化医疗卫生体制改革预算内专项资金项目。信息技术和信息化是技术和资金密集的产业，加之数字卫生信息化建设项目具有明显公共产品特性，因此各级政府通过财政专项预算和转移支付机制等形式，及时保障合理规划的数字卫生技术应用所需的硬软件系统、基本设施设备等资源配置、更新升级及维护所需的经费筹集，是政府公共财政对国民基本医疗卫生服务与实施卫生信息管理的职责。发达国家卫生信息化建设的经验表明，卫生信息化建设需要大量的经费投入，经费来源基本均为政府专项投入。各级地方政府应将数字卫生信息化投入纳入政府年度卫生工作预算或信息化专项预算，确定各级政府的固定年投入比例与根据实际情况变动的浮动比率，建立数字卫生信息化持续稳定的筹资机制。通过各级政府对数字卫生信息化发展的公共财政补偿政策的支持与引导，对部分地方财政能力和信息化基础薄弱的地区和信息化重点领域采取倾斜政策，有利于促进不同经济发展区域数字卫生信息化均衡协调发展。也利于引导和促进医疗卫生服务机构积极筹措并增加数字卫生信息化工作经费，以信息化促进提升医疗卫生服务和卫生管理效率，降低工作成本和提高服务质量。

（六）监督管理

探索建立和完善数字卫生关键技术综合性示范应用乃至数字卫生信息化运行的规范化监督管理机制是强化管理决策、提高执行力及有效实现发展目标的有效手段和制度保障。在加大数字卫生信息化政府财政投入的同时，应不断完善公共财政资金监管体制和绩效考核体系，确保财政投入的有效利用，通过加大政府财政投入的“开源”与强化监管的“节流”并举，确保数字卫生信息化发展的经费保障。卫生行政管理部门要把数字卫生信息化应用及建设水平列入各级医疗卫生机构建设的考核目标，可通过数字卫生信息系统实时监控各医疗卫生机构或医务卫生人员的医疗卫生服务行为，及时采集医疗卫生机构的运行信息和反馈监督意见，通过查询集中平台 HIS 汇总的信息，按时间对医疗卫生机构进行绩效查询并进行统计分析，定期进行数字医疗卫生服务与信息管理的监督管理信息结果公示。通过对数字卫生信息化服务与管理活动全过程的绩效衡量、考核评价、监督奖惩责任等方面的定期工作检查、重点督导、监督处罚等环节，以规范数字卫生信息化所涉及的相关部门、机构以及卫生管理、医疗卫生服务、信息技术等人员的行为及工作流程，实现数字医疗卫生服务与监督实时、动态的高效管理，确保数字卫生服务的效率和数字卫生管理的效率。

二、注重规划先导

各级政府强化统筹规划职能，是推进数字卫生信息化工作持续健康发展的前提。国家层面必须把工业化和卫生信息化有机结合，制定中长期的信息发展规划，且注重规划的统一性、连续性、渐进性，并要把数字卫生信息化建设纳入各级政府卫生事业发展和信息发展的总体规划，上升为国民健康事业发展和提高国民健康素质的国家战略。省级层面应根据省域经济、社会、文化、卫生事业发展状况制定适宜的区域卫生发展规划和数字卫生信息化平台，统一组织对本省数字卫生信息化建设项目的规划进行调研论证和监督实施，并指导市县级政府制定规划。市县层面应根据国家、省级政府卫生事业发展规划、卫生信息化发展规划及相关政策指导意见，调研、论证并制定具体的适合本地条件的区域数字卫生信息化规划方案，并纳入市县级的卫生事业发展规划乃至社会经济发展规划，并负责具体的组织管理与实施。各级医疗卫生服务机构在卫生行政部门对数字卫生信息化发展规划及数字卫生关键技术应用项目的要求指引下，结合本机构的服务功能、职责及社会发展和居民服务需求，制定数字卫生技术应用项目及信息化发展规划并组织实施。

卫生系统内部要严格遵循数字卫生信息技术及应用按照“统一规划、统一标准、统一平台”的原则，统筹医院与医院之间，医院与社区卫生服务机构之间、医疗卫生机构与疾控监督机构之间的信息化协调建设，注重上与下、城与乡、整体与部分、部分与部分之间的统筹协调规划，以整合提高资源使用效率，避免系统内部的重复和盲目建设。上一级卫生行政部门和卫生信息主管单位要结合当地的实际对下一级卫生行政部门及医疗卫生机构开展有针对性的规划技术指导。对卫生信息化基础比较薄弱的地区，要根据区域数字卫生信息发展规划并结合当地的实际需求，应本着统筹规划发展，低水平广覆盖起步的发展理念，开展最需要、最适宜的数字卫生信息相关技术及项目，有重点、分层次、分步骤地渐进发展，以确保各地信息化发展的均衡性。

从上到下统筹制定数字卫生信息化发展规划及实施的过程，也是各级政府、部门及医疗卫生服务机构统一思想和认识，明确数字卫生信息化长远发展方向和重点、思路及工作行动的过程。特别强调的是，各级政府及医疗卫生机构统筹制定的数字卫生信息化发展规划，需严格遵循制定规划的形势分析→问题诊断→确定发展目标与指标→选择发展策略与措施→编制规划方案与论证评价→规划送审与社会公示→规划实施、监督与评价的科学程序，以确保各层次数字卫生信息化统筹规划的科学性和可操作性。

三、完善组织管理

（一）建立健全组织结构体系

数字卫生信息化对新型医疗卫生服务和管理模式促进转变带来的深刻影响，迫切需要卫生组织结构体系创新与再造来支持和适应。数字卫生信息技术及应用工作繁杂且涉及面广，涉及的部门、单位及人员利益复杂，所涉及参与的工作人员学科、专业技术及岗位广泛，只能通过建立健全的相关组织及工作人员职、责、权结构体系和规范，才能有效激励和约束相关组织及成员的职责和行为。从上到下的卫生信息管理组织结构体系来看，国家-省-市（地）级卫生行政部门一般都设立了日常卫生信息技术指导与组织管理的专门机构，多数成立了以区域卫生行政部门主要领导为组长的卫生信息化领导小组或办公室。县（市、区）级卫生行政部门与县以上医疗卫生机构需尽快建立和完善专门的卫生信息化管理机构，成立卫生信息中心、信息科，配备具有事业编制的卫生信息管理专门人才，定编定岗分析和明确组织管理机构和人员职责。对于卫生信息化刚刚启动或条件落后的地区可以将卫生信息管理职能暂挂靠卫生行政综合或相关科室。从综合协调、统一指挥的职能上看，应建立和完善卫生行政组织、卫生信息技术组织和卫生服务组织三位一体的支撑体系。卫生行政组织支撑体系，应以区域内的行政管理部门、卫生厅（局）长和各处（科）室处长、医疗卫生机构一把手为负责人，负责协调区域之间、部门之间、机构之间及系统内部的职责、组织协调与工作行动关系，以保证数字卫生信息化卫生行政指令畅通、各部门职责明晰的组织结构。卫生信息技术支撑体系的构建应尽快建立国家级数字卫生关键技术研究院（所），以发挥其对各地数字卫生信息技术的指导咨询、生产开发、学习交流、实践应用等方面的智力保障作用，国家应出台特别政策引导鼓励数字卫生信息技术及产业化发展，以满足数字卫生服务和管理工作的社会需求。只有通过加强有效的组织与管理，充分发挥卫生管理与卫生服务和信息技术相融合的功能，才能使数字卫生综合性示范应用工程及卫生信息化建设实现预期目标。

（二）加强卫生信息管理复合型人才的培养与培训

根据本项目各示范区卫生信息化人力资源基线调查及示范应用过程中存在的主要问题的分析，当前既懂基本医学知识与医疗卫生服务流程又熟悉基本信息技术，同时还掌握公共管理知识与技能的学科交叉、复合性的卫生信息技术与管理人才的缺乏或能力不足是目前整个医疗卫生系统普遍存在的重要问题，也是目前数字卫生信息化建设滞障及影响可持续发展的最重要原因，在示范区域城乡基层社区卫生服务机构、乡镇卫生院尤为突出，无论配置再先进的数字卫生信息软硬件系统和设备资源，如果缺少相应的专业人才都只能是摆设和浪费资源。国家教育行政部门和卫生行政部门应根据卫生信息化发展需要和长远趋势逐步建立、改革和完善与数字卫生信息化市场及卫生信息管理相适应的本专科高等教育人才培养方案及政策机制。省市县级各级地方卫生行政部门和医疗卫生服务机构应加快制定并实施对不同层次不同对象开展不同内容的数字卫生信息技术与管理的在职培训和继续教育项目，并探索建立区域卫生行政部门和不同层次医疗卫生服务机构，将建立培养和选拔既懂得医疗卫生业务知识又熟悉计算机技术的卫生信息技术与管理人才制度作为当务之急。同时，结合卫生事业单位的人事聘任机制改革的契机，尽快建立卫生信息化管理工作人员定编定岗及物质、环境、精神等各方面的激励机制，稳定已有卫生信息技术与管理人员，激活、开发新型卫生信息管理人才。

（三）强化有效卫生信息和管理技术的开发和利用

在数字卫生信息化工作的全面推进和发展中，必然会形成并为卫生管理者决策提供了众多、纷繁复杂的相关信息流。应针对卫生系统不同层次、不同部门、不同机构、不同职责的卫生管理工作的实际需要，对数字卫生信息化过程中的诸多信息流进行有效筛选、监测、甄别与分析，开发利用可以为卫生管理决策服务的信息流，以提高管理决策的科学性、准确性、预见性以及质量与效率。现代信息管理技术的开发和及时利用，可全面加强和提升卫生行政部门的决策水平、管理能力并扩大公共管理职责的范围，实施医疗卫生服务过程中质量预警、控制、追踪及安全应急与危机管理，优化医疗卫生服务与管理流程，创新运行机制与管理模式，促进医疗卫生服务质量和卫生管理水平的持续改进。因此数字卫生信息系统的建立和应用完善，必须有效融合现代医疗卫生服务信息和卫生管理信息的共同需要，如基于数字卫生有效信息与管理技术研发的电子健康档案查询、电子病历、临床路径和疾病知识库等现代化信息技术及辅助管理各项医疗业务工作的互联互通，有效引导、规范和提供标准化的医疗卫生服务流程和卫生管理行为，确保了数字卫生信息服务的质量和效率；基于互联网的行政公文、通知上传下达，公共服务信息及监测信息发布、视频网络工作会议、公众健康教育、居民投诉与问询等区域电子卫生政务网络或区域政府卫生信息网的开发建立和利用完善，对各级政府、卫生行政部门和医疗机构管理者行政办公，随时、及时、动态地根据不同管理权限查询和实时掌握疫情和重大突发事件报告、公共卫生服务、医疗服务、卫生资源配置及日常运行与管理状况，为科学管理决策提供了全面、准确、及时以及共享的数字卫生信息资源。

（四）塑造卫生信息价值及组织文化

组织文化代表了组织成员共同的价值标准、整体精神和追求发展的文化素质。数字卫生信息价值化渗透于卫生系统医疗卫生服务活动组织的一切活动之中，不仅表现为一种医疗卫生信息化现象，更体现为一种卫生管理发展理念。由于数字卫生信息化不仅仅是改变了卫生服务和管理的效率和质量，还是促进新型医疗卫生服务模式和医疗卫生管理组织创新的一场变革。这场变革的价值标准对广大医疗卫生工作者必然产生广泛的物质形态、社会规范、行为方式和精神形态等方面的信息价值及文化认同程度。因此，在数字卫生关键技术应用及卫生信息化进程中，同时将数字卫生信息化过程中的价值文化发掘，数字卫生信息文化对医疗卫生工作者在物质形态、社会规范、行为方式和精神形态等方面的凝练和深入宣传、渗透和弘扬，这场变革可以提高各级领导和医疗卫生服务与管理者的信息价值文化认识水平，统一思想和广泛营造积极健康的信息价值文化氛围，潜移默化地改变组织及人员既有的观念，态度和思维模式，真正将数字卫生信息价值及文化，渗透到每一个参与者的内心及自觉行动上，以提高卫生组织的整体综合绩效。

四、严格法制规范

（一）建立和完善数字卫生信息化标准制度

为避免在医疗卫生领域的各地卫生信息化低水平重复开发和浪费，克服“信息孤岛”、“信息烟囱”现象，国家层面必须以先进性和开放性为原则，建立和完善数字卫生信息化的相关统一规范和标准，只有基于国家统一规范和标准建立的数字卫生信息化系统，才能真正实现数字卫生信息资源的共享。在新医改形势下，国家信息化部、卫生部等部门尽管已制定了《中华人民共和国政府信息公开条例》、《医疗卫生服务单位信息公开管理办法（试行）》、《电子病历基本架构与数据标准（试行）》、《电子病历系统功能规范（试行）》等数字卫生信息化工作的相关法规标准体系，但在包括数字卫生信息化软硬件开发商的资格审查标准，软硬件件开发的性能标准，电子健康档案规范化标准以及电子病历，HIS 相对接的相关标准以及卫生信息化的基本功能、业务流程、数据模型和数据编码等领域的标准化制度建设亟待加快建立。同时，医疗卫生服务机构应当根据国家相关信息化公开条例以及保密法律法规和有关规定，建立健全信息发布保密审查制度，明确审查的责任和程序以及责任的追究等。只有通过建立一套适合中国特色、顺应当前我国医疗卫生体制改革发展的数字卫生信息标准体系，才可能有效消除医疗卫生行业的各个系统间的“信息孤岛”，以整合资源共享信息成果，提高服务效率和质量，为逐步实现规范化的全人全程的健康信息管理服务与新型医疗服务模式打好坚实的基础。

（二）制定信息安全法律制度

信息安全隐患是信息共享无法回避的重要问题，也是涉及公众健康信息管理中需要多加关注的实现问题。当前数字卫生信息安全立法保障和管理制度，主要应包括：城乡电子健康档案、电子病历查询权限的立法，通过法律设置可信授权密钥，对电子健康档案、电子病历的查询权限及范围进行规定，使居民、病人通过系统的应用，能够保障自己的知情权、选择权、隐私权，并获得个性化服务、远程服务、导医、咨询等。最大限度地保护其信息安全，同时权限设定也要结合医生的诊疗要求以及更好保护人民生命健康的社会伦理道德；要制定信息系统应急预案和建立健全系统安全管理制度，落实信息安全工作责任制，定期开展安全检查和检测，提高网络和信息系统安全使用能力；制定针对医疗卫生服务领域的数字卫生信息安全管理政策和指南，建立一套完整的数字卫生信息风险监测、风险分析、风险评估、风险监督、风险控制、风险报告和风险问责的工作机制，研发信息风险文档、风险管理过程、完整的风险管理和开发过程以及基于数字卫生信息综合的工具集平台等。

（三）界定远程医疗法律责任

数字卫生信息化涉及的远程医疗服务是一种克服距离提高医疗卫生服务可及性的一种新型诊疗手段和途径，与传统的医生与患者间面对面的诊疗方式不同，其运用计算机、通信、医疗技术与设备，通过数据、文字、语音和图像资料的远距离传送，实现医疗专家与患者、专家与现场医务人员之间异地“面对面”的会诊医疗。远程医疗不仅仅是医疗或临床问题，还包括通讯网络、数据库等各方面问题，远程医疗的医疗纠纷责任界定需要相应的法律或制度来明确，远程医疗纠纷责任在接受诊疗机构、提供远程诊疗机构、居民个人之间如何界定，病人具有什么样的选择权利以及通过何种途径保护权利，都需要相关法律或制度的界定。

（四）确定电子化文件的效力

基于电子病历平台的数字卫生信息化系统，就涉及医疗卫生领域长期和临时医嘱的电子化形式以及电子签名的认可度与有效性问题，直接影响到医护人员利用数字卫生信息技术开展医疗卫生服务的参与积极性。国家层面或卫生行政管理部门需要制定相应的法律或规章制度予以其明晰的效力，提供医务人员推进数字卫生信息技术的外部条件和环境支持，切实促进数字卫生信息技术的应用和发展。

五、成立国家数字医疗卫生技术研究院

在“十一五”国家科技支撑计划重点项目——“国家数字卫生”项目及各示范区推进数字卫生关键技术应用实际需求带动下，在浙江省相关行政部门支持下，在项目负责人李兰娟院士引领及广泛召集下，依托项目及课题一至七研发团队，在广泛组织、整合发挥国内相关数字卫生技术权威、行政管理、医疗卫生机构及数字卫生产业等领域资源融合、互补的基础上，成立了“浙江数字医疗卫生技术研究院”。在本项目示范应用过程中，“数研院”充分发挥和利用其社会组织的特质及多方技术、人才组合优势，通过相关数字卫生技术研发与应用模拟、学术交流与论坛平台、技术综合咨询与论证等形式、活动和途径，促进了各级政府及领导运用数字卫生技术推动医疗卫生体制改革的认识转变、相关部门及单位扩大视野与共识、数字卫生新技术新理念新信息共享、加快数字卫生技术产业化和示范应用进程。并在运行动作实践的基础上，初步探索和积累了数研院“政、产、学、研、用、资”六位一体的运行机制和组织职能。“政”即为政府决策、相关政策、规范和标准制定提供咨询、指导等社会服务，同时引导并开发政府数字卫生信息关键技术及应用的先进理念和科学决策。“产”即生产和研发符合新医改及现代医疗卫生发展趋势和市场需求的新一代的数字医疗卫生服务的关键技术及相关产品。“学”即提供数字卫生信息先进理念、关键技术和实践应用相关问题的国内外信息交流、相关人才培训和学术论坛等平台。“研”即研究数字卫生信息相关规范、标准及关键技术，分析并研究解决实践应用及产业发展过程中的问题。“用”即提供数字卫生信息相关规范与关键技术及综合性的成果转化服务，以广泛地促进推广实践应用。“资”即政府、企业、研究机构等为数字卫生关键技

术研发及实现产业化筹集资金。

建议在“浙江数字医疗卫生技术研究院”建设和运行探索的基础上，尽快从国家层面论证并成立“国家数字医疗卫生技术研究院”，以真正发挥其推动国家数字卫生信息化“政、产、学、研、用、资”六位一体的联动综合功效，通过数字卫生技术、成果转化及产业化发展，以有效助推并促进当前医药卫生体制改革“重基层、强基础、保基本”的重点内容、“人人享有基本医疗卫生服务”的目标早日实现。

（王小合）

第七章 示范区数字卫生技术应用案例分析

我国国家和各级卫生部门一直高度重视卫生信息化工作。2002年卫生部提出了《全国卫生信息化发展规划纲要（2003～2010年）》，以加快卫生信息化建设，适应卫生改革与卫生事业发展，满足人民群众日益增长的医疗卫生服务需求。2003年卫生部拟订了《国家公共卫生信息系统建设方案》，明确了公共卫生信息系统建设任务。

“十一五”期间，卫生部信息化工作领导小组对卫生信息化发展重点进行了全面部署。医院信息化进展迅速，全国近半数医院进行了网络设施建设，信息系统应用水平不断提高；公共卫生信息系统建设得到了快速发展，先后形成了覆盖全国的传染病与突发公共卫生事件报告网络，部分省、市层面的突发公共卫生应急指挥系统、医疗救治信息系统、卫生监督信息系统、卫生统计网络报告等卫生管理信息系统。这些以特定业务管控为目标的信息系统在各业务领域发挥了重要的作用，但是独立和分散的医院信息化建设形成了众多“信息孤岛”和“信息烟囱”。上述状况已经成为制约我国卫生信息化发展的障碍。

目前国内一些经济发达地区开始积极探索建立本地区的区域卫生信息化建设，如上海市闵行区、闸北区、广州市和厦门市都开展了基于健康档案的区域卫生信息化建设工作。

在国家卫生部、科技部和浙江省委、省政府的大力支持下，浙江省承担了“十一五”国家科技支撑计划重点项目——“国家数字卫生关键技术和区域示范应用研究”（简称“国家数字卫生”项目），项目计划通过构建全民个人电子健康档案（EHR）、交互式数据中心、城乡社区与医院双向转诊、远程诊疗、远程教育和健康咨询等系统，进行数字化医疗卫生的资源共享和数字化医疗服务、数字化城乡社区卫生服务、数字化公共卫生服务与保障等项目的区域示范，以有效地提升疾病的预防控制能力和公共卫生的快速应急处置能力，提高医疗服务质量、改善服务可及性，推进卫生改革发展，达到资源整合共享、优化服务流程、提高服务效率、降低医疗费用、和谐医患关系、保障人群健康的最终目标。鉴于此，借着新医改的东风，浙江省在以往的医疗卫生服务信息化建设的基础上，开始探索以“全人全程”为核心的居民健康档案系统建设，系统地进行社区、公共卫生、医疗机构等机构的信息流程和业务改造，以打通医疗信息系统的信息渠道，建立高效的电子居民健康档案，建设省级、市级、县（或区）级三级区域共享的健康信息管理服务平台。

第一节 “国家数字卫生”项目成果

“国家数字卫生”项目课题七——“数字卫生综合性示范区应用研究”的六个示范应用技术分别为：全人健康服务流程、数字卫生标准化规范化、新一代医疗卫生应用软件、区域数据中心和资源共享系统、基于健康档案与电子病历的新型医疗服务模式、主要疾病临床路径和知识库。经过两年多的努力工作，课题组已取得一系列的成果和绩效，科技部正式批复浙江省建立“杭州国家数字卫生现代化服务业产业化基地”。“数字卫生”示范区应用已完成的主要任务包括 6 个方面：

一、卫生信息标准体系的设计与申报

我国医疗卫生行业信息化建设已走过 20 多年的历程，在取得相当成效的同时，也凸显出相关标准、规范建设滞后等问题，造成信息不能共享、业务不能协同开展、“信息孤岛”无处不在，对管理决策的作用有限，严重影响了卫生信息化的健康发展。

为满足卫生信息化建设的需要，在数字卫生建设中，必须强调“统一规范、统一代码、统一接口”的原则，规范卫生各领域信息化建设的基本功能、业务流程、数据模型和数据编码等信息标准。建立数字卫生规范标准体系是数字卫生建设的重要内容，也是进行信息交换与共享、突破医疗健康服务地域信息孤岛的基本前提。因此，标准化是数字卫生建设的基础工作。

作为课题组的主要成员，浙江省卫生信息中心主动与我国卫生部、国家质检总局、中国卫生信息学会、国家标准化管理委员会、中国标准化研究院等省、部、国家级标准化管理和研究部门建立了标准化研究组织体系，共同参与标准的修、制订，依据卫生部统计信息中心制定的《健康档案基础架构与标准》，研制了相关标准体系，采集、研究了相关的国际标准，开展了标准体系的宣传、贯彻和咨询等工作。同时，还成立了国内首个省级数字卫生标准化技术委员会，创建了浙江数字医疗卫生技术研究院，该研究院为中国首家致力于医疗卫生信息领域研发与应用的专业性、非营利性的研究机构。此外，还邀请了卫生部统计信息中心饶克勤主任、中国标准化研究院副所长詹俊峰、第四军医大学徐勇勇教授、国家疾病预防控制中心信息中心金水高教授、北京协和医院董景五教授等国内知名专家对课题组全体骨干成员进行了卫生标准化的业务培训，学习了《标准化健康档案和区域卫生信息资源规划研究》、《标准化基础知识介绍、人口与健康信息技术研究》、《电子病历整体架构与发展策略》、《基于健康档案的区域卫生信息化建设》和《ICD-10 疾病编码的应用》等知识和技能。

课题组在充分研究国外医疗卫生技术标准和规范的基础上，制定了共计 11 类 56 项的数字卫生标准研究目录，制定了标准研究路线图，根据统计调查的结果编辑了卫生信息数据字典，给出了卫生数据的定义，建立了数字卫生数据元，并对国际标准进行了本地化的适用性改造。为了充分利用现有成果，加快研究的进度，课题组还与国家食品药品监督管理局合作，参照美国 NDC 码的编码构成方法和 WHO 药品代码结构及分类方法，研制了化学药品和生物制剂编码；与卫生部临检中心合作，以卫生部 2007 年公布的国家认可的检验项目为准，参照美国 LOINC 编码系统，研制了医学实验室类标准；与中国人民解放军总医院合作，在医学装备临床分类标准及编码方案的分类基础上，参考 FDA 及 CE 的方法，研制了医学装备分类代码；与北京协和医院合作，在 ICD-10 的基础上，研制了既与国际接轨、又具中国特色的中国疾病分类代码。截止到 2010 年 8 月，课题组确立了医疗卫生信息标准研究体系的组成和结构，共完成了 11 类 56 种卫生信息相关标准的制订工作，其中 6 个标准已申报了国家标准、准备立项，18 个标准通过了省级标准的立项认证考核。

二、标准化居民电子健康档案系统与电子病历系统的建设和应用

根据 1999 年卫生部印发的《关于发展城市社区卫生服务的若干意见》，浙江省从 2001 年起开始探索以健康档案为核心的社区卫生信息化应用和运行模式，省内各区县根据卫生管理的制度和要求，研发了符合本地区的集医疗、预防、保健、康复、健康教育和计划生育指导工作“六位一体”的社区卫生服务信息系统，并在全省陆续开展了社区卫生服务系统的建设、推广和使用，特别是在杭州市上城区、下城区，嘉兴桐乡市、海宁市、平湖市、义乌市等区县，全面开展了家庭/个人健康档案、慢性病管理（高血压、糖尿病）、妇幼保健管理、计划免疫管理等社区健康服务，初步满足了本地区社区卫生服务机构信息管理的需求。截至 2008 年年底，浙江省已建立了 3500 多万份纸质健康档案，其中 1700 多万份已经实现了电子化，电子化率达到了 49%。

但是，这些电子健康档案的质量良莠不齐，没有统一的格式和数据标准，也没有实现联网共享和利用，形成很多“死档案”。恰值 2009 年卫生部颁布了《健康档案基本架构和数据标准（试行）》、《基于健康档案的区域卫生信息平台建设指南（试行）》等相关标准和规范，要求建立全国统一标准的电子健康档案。故此，浙江省依托“国家数字卫生关键技术和区域示范运用研究”项目开发了一套统一标准的电子健康档案系统，该系统采纳以个体生命周期为出发点并涵盖了新生儿期、婴儿期、幼儿期、学龄前期、学龄期、青春期、青年期、中年期、老年期九大生命阶段的全人全程健康服务的理念，以居民个人健康为核心，贯穿一个人从出生到死亡的整个生命过程，涵盖各种健康相关因素、实现多渠道信息动态收集，满足居民健康管理信息资源的需要。浙江省卫生信息中心还通过对社区、公共卫生、医疗机构等的信息流程和业务改造，打通了医疗信息系统和居民健康档案的信息渠道，建设了省市县三级健康信息服务平台。该系统已通过由科技部、卫生部组织的国家级专家组评审，并在全省 22 个示范区全面推广，目前已建立标准化电子健康档案近 500 余万份。

按照卫生部《医院信息系统基本功能规范》和《电子病历基本架构和数据标准（试行）》等标准规范的要求，2008 年年底，浙江省所有县级以上医院实现了信息化管理，其中：门急诊挂号收费系统、住院收费系统、住院护士工作站、药库管理系统、药房管理系统、病案统计管理系统的应用率达 100%，门诊医生工作站、住院医生工作站等应用率达 80%以上，临床检验、医学影像存储与通信系统应用率达 50%以上。一些医院已经建立以电子病历为主要内容的数字化医院。2008 年，在卫生部评审国家级数字化示范医院的基础上，浙江省逐步推广数字化医院的建设和应用工作。在“国家数字卫生”项目的支持下，2010 年已经制定了统一标准的结构化电子病历系统，并在多家省级医院试运行，全省二级以上医院的数字化信息建设取得了阶段性成果。浙江省医院信息管理系统正从“以财务管理为主、以医院工作为中心”的第一建设阶段迈向“以临床业务为主、以病人为中

心”的第二建设阶段。

三、卫生信息平台和三级卫生信息数据中心的建设与共享

“十一五”期间，浙江省已初步建立省卫生信息数据中心和卫生信息平台，省市县的三级卫生信息网络已基本普及，省内各地医疗卫生机构建立了宽带局域网络，有力地支持了业务系统的运行，实现了居民个人电子健康档案和电子病历的标准化集中存储，可以提供健康信息跨区域调阅共享，以及数据分析和辅助管理决策功能。

浙江省卫生厅的卫生信息网已经跟国家卫生信息网、省政府外网实现了互联；与省政府及 19 个其他省份的厅局实现了网上并联审批；与在杭的 18 家省级医疗机构、事业单位组成了城域网，通过互联网，全省疫情直报网建设已实现纵向到底、横向到边。省内各地主要通过互联网或基于互联网的 VPN 建立了区域卫生信息网络；市级卫生信息网主要通过互联网或基于互联网的 VPN 与市属医疗卫生单位以及县（市、区）卫生行政部门、乡镇、村医疗卫生机构连接，形成区域性的市级卫生信息网络；县（市、区）级卫生信息网主要依托新农合网络通过专线或 VPN 方式与所属医疗卫生单位连接，建立了县级医院-社区卫生服务中心（乡镇卫生院）-社区卫生服务站（村卫生室）三级新农合结报网络；社区、乡镇、村一级卫生单位内部有条件的建立局域网，对外主要通过互联网或 VPN 方式与省、市、县卫生信息网络连接，形成卫生信息网的网底。

与此同时，浙江省正在建设基于 MPLS 技术的全省卫生虚拟专网，建立覆盖全省卫生系统的虚拟业务专网，该网络在保障安全的前提下，可以通过一条线路实现全省各医疗卫生单位间的互联互通，为全省卫生系统的互联互通提供了坚实的技术保障。部分发展较快的县区新农办已完成与部分省、市级医疗机构进行异地联网、实时结报的工作任务。已有 6 家在杭省、市级医院以及 5 个县级新农合经办机构接入到了全省卫生虚拟专网。

四、新型远程医疗服务模式的搭建与应用

利用多种信息技术、网络技术、物联网技术的综合运用和创新，创建新型远程医疗服务模式，在现有医疗资源配置结构的背景下，突破地域、时间的限制，实现优质医疗资源共享，是“国家数字卫生”项目的核心研究内容及展现形式之一。通过远程医疗服务平台，省市级医院对县级医院、县级医院对城乡社区卫生服务机构开展远程监护、远程会诊、双向转诊、教学查房、继续教育等远程医疗服务，实现跨地域实时传递诊治信息，把优质医疗资源和先进医疗技术送到基层，帮助县级医院医生诊治疑难重病、抢救急重症病人生命，使病人在基层医院能获得省市级大医院的优质医疗服务，提高基层医院的医疗服务质量和水平，降低医疗费用，发挥县级医院对社区卫生服务机构的指导作用，提高社区卫生服务的水平和质量。

目前浙江省已经建立了覆盖全省的省级医院、市县医院和城乡社区三级网络医疗服务平台，该平台现有 9 家医院、143 家市县医院、365 家社区卫生服务机构，并为四川、云南、贵州等偏远地区提供远程医疗服务。至今累计开展了 12 536 例远程专家会诊，280 余

次基于临床案例的远程教学、查房和学术研讨，3500多例远程重症监护，使平均住院费用下降了12.5%，危重患者转院率下降了38.3%，医疗纠纷减少了28.57%，还省去了患者的往返交通、住宿和陪护等费用，在县级医院和社区卫生服务中心之间开展了350余例双向转诊以及健康咨询服务，真正实现了优质医疗资源共享，提高了基层所谓医疗服务质量、提升了公众健康意识，引导病人合理流向，降低患者的就医负担，提高了区域医疗资源整体使用效率，助推医改，重心下移，关口前移。国内首个浙江省对口支援青川县地震灾区的远程医疗服务平台已成功开通并平稳运行一年余。这些成果得到了温家宝总理和陈竺部长的高度评价。

根据社区医生的实际工作情况，为了更好地解决工作与学习之间的矛盾，降低教育综合成本，使基层医生得到高水平专家的授课，提升学习的效果，项目组还建立了远程医学教育平台，通过该平台，对全省的社区责任医生进行了全科医学培训。在手足口病、问题奶粉等突发公共卫生事件中基于互联网的远程医学教育平台共培训了2万多人次。通过远程医学教育平台培训，教学质量高、传播速度快，受训范围广，提高了整体医疗卫生队伍的疾病预防、治疗和应急救治水平，在全科医师岗位培训和公共卫生事件的应急培训中发挥了重大作用。

五、疾病临床路径的制订与使用

临床路径的制订研究是卫生部的重点工作，通过研究常见疾病的临床路径，开发主要疾病知识系统，可以为临床医疗和群众教育服务，从而进一步规范医疗服务，提高医疗水平和质量。临床路径和主要疾病知识系统的研究，需要计算机学科与医学学科紧密结合，总结医学专家的经验，使医学知识更加规范、标准，以提供智能化的便捷服务，规范医疗行为，强化医疗服务提供者之间的一致性、连续性，促进合理利用卫生资源，在保证并持续改进医疗质量、提高工作效率的同时，控制医疗费用。目前，我国在这两方面的研究和成果非常缺乏，此次“国家数字卫生”项目有针对性地对病毒性肝炎、艾滋病、结核病等常见疾病进行知识库和临床路径研究。通过一年多的研究，项目组紧密结合卫生部关于临床路径的要求，已完成了临床路径具体流程的设计、临床路径标准文本框架的撰写、用户需求文档的撰写及临床路径系统功能性界面的设计等前期内容及技术指标，完成了编码和使用测试阶段，并应用于新一代电子病历的开发。目前已设计完成89种疾病的电子临床路径，完成1000余例临床病例的测试，建立以疾病知识库为核心，护理知识库、患者教育库、检验知识库和药物知识库为辅助的涵盖168种疾病的知识库系统。

六、示范区研发成果的广泛应用与大力推广

当前，“国家数字卫生”项目组研发的成果在22个示范区已经得到了广泛的应用和推广，尤其是在远程会诊、双向转诊和远程教育方面，得到了示范区医疗卫生服务机构的好评，取得了卓越的成绩，如舟山市以协力打造海岛孕产妇“平安舟”为目标，实现了2007年至2010年连续四年无孕产妇死亡的突破。2010年6月，舟山市普陀区发生的一例重症上

呼吸道感染伴多器官衰竭孕产妇抢救中，充分发挥市区联动，信息及时上传，启动了省级医院远程会诊方案，由舟山市围产协作组相关专业专家组成了抢救小组，携带设备仪器及专业护理人员蹲点至普陀区人民医院就地实施在省级专家远程指挥下的现场抢救，获得了救治时间上的先机，成功抢救了孕妇，保住了母子两条性命，受到了患者家属及社会的好评。玉环县全部社区卫生服务机构都使用了项目组统一研发的电子健康档案软件，并与县内二级以上医院电子病历系统实现了信息互联互通，为双向转诊提供了技术保障，且统一应用了区域数据中心架构技术，可将存储的全县居民的电子健康档案上传到省级数据中心。

第二节　“国家数字卫生”项目成果应用样板示范区案例分析

2011年年初，“国家数字卫生”项目已经进入了应用测试和效果总结阶段，为了结合当前医药卫生体制改革“重基层、强基础、保基本”的重点内容，促进“人人享有基本医疗卫生服务”目标的早日实现，经项目组研究决定设立“样板示范区”，以便更好、更系统地实施应用“国家数字卫生”项目关键技术和总结示范应用，做好“国家数字卫生”项目精品样板工程。浙江省桐乡市、舟山市、龙游县、绍兴县、玉环县被确定为“国家数字卫生”项目样板示范区。2011年1月12日，浙江省卫生厅举行了“国家数字卫生”项目样板示范区签约仪式，5个示范区与项目组签订了任务书。

样板示范区建设的主要内容是：验证测试和全面应用“国家数字卫生”项目成果，开展标准化社区、新型网络医疗服务平台、涵盖临床路径的电子病历系统、县级卫生信息平台、新农合信息系统和移动医疗服务终端等关键技术；并结合当前医改工作重点内容，更好地实现卫生信息化技术助推医改、服务健康的技术支撑作用，真正实现科技支撑的效果，充分体现示范应用效果，促进“人人享有基本医疗服务”的目标。现将各样板示范区建设工作进行详细的报告。

一、衢州市龙游县“国家数字卫生”示范应用报告

（一）背景

衢州市龙游县2009年末全县户籍人口40.3万人，其中农业人口33.73万人，非农业人口10.57万人。全县人口出生率9.19‰，死亡率10.4‰，人口自然增长率为－1.21‰，计划生育率93.14%。2009年国内生产总值为97.88亿元，2009年财政总收入为7.93亿元，城镇居民人均可支配收入16 795元，农村居民人均纯收入7720元。2009年龙游县卫生系统拥有：疾控中心、卫生监督所、合作医疗办、医疗机构管理中心、社区卫生管理中心5家卫生单位；人民医院、中医院、妇保院3家县级医院，床位602张，医务人员总数为582人，平均住院日6.3天，平均病床使用率为109.83%，平均病床周转次数51.77次；4家乡镇中心卫生院，11家乡镇（街道）卫生院（社区卫生服务中心），292家村卫生室，社区医生391人，平均住院日6.05天，平均病床使用率为31.84%，平均病床周转

次数19次。2009年卫生系统职工总数1336人，其中卫生技术人员1162人，合计开放床位671张，门诊人次总数为801 530万人次，出院30 128万人，住院230 749万床日。2009年卫生系统财政投入为5261.82万元。

（二）全县“国家数字卫生”示范应用的条件与建设状况

1. 信息化工作基本信息 目前，龙游县卫生局成立了卫生信息化工作领导小组，下设办公室，由一名副局长专门分管信息化工作。卫生信息化办公室主要负责：卫生局信息系统建设工作、辖区内医疗卫生服务机构信息系统建设工作、卫生局网络运行与维护、县级数据中心筹备建设、新农合实时结报系统运行与维护、辖区内卫生信息统计分析、设备管理等工作。县卫生数据中心正在筹建当中。目前本县卫生信息化工作按照“国家数字卫生”项目的要求，已经开展了居民健康档案、远程医疗、网络健康教育与咨询，社区服务、网络转诊等工作，到2010年10月，全县共建立居民电子健康档案369 218份，家庭电子健康档案126 072份，共录入健康体检记录133 191条，已录入的电子健康档案的主要内容有：家庭基本情况、个人基本情况、个人行为习惯、个人既往史、个人主要健康问题、周期性体检、慢病资料、慢病随访记录、孕产妇普查资料。已录入的电子健康档案的研发单位是由“国家数字卫生”项目组指定的万鼎公司。

2. 人力资源信息 县卫生局信息化办公室有专职人员一名，计算机相关专业的大学本科学历。县级医疗卫生单位有信息技术工作人员13名，全职工作的12人，计算机相关专业毕业6人，医学相关专业毕业1人，其他专业毕业6人；中专及以下学历1人，大专及以下学历5人，本科学历7人。中心卫生院和乡镇卫生院（社区卫生服务中心）信息工作人员由医务人员兼职，无计算机相关专业人员。自本县开展“国家数字卫生”综合性示范以来，不断加强对各级医务人员的信息化培训工作，开展了电子健康档案、孕产妇保健、双向转诊、HIS等系统的应用培训工作，使各项系统的应用能有效地进行，取得了较好的效果。

3. 物质资源信息 目前仅建有健康档案服务平台，县级数据中心正在筹建当中。详见表7-1。

表7-1 龙游县电子健康档案平台情况

项目	内容	数量	费用
硬件及网络设备	10Mbit/s独享（2U），每端口每年	1	0.864万元
	服务器HP DL380G5租用	1	1.7万元/年
	硬件防火墙（千兆，每台每年）		0.64万元
	服务中心（站）路由器	15	3
软件	Windows server 2003	1	0
	Weblogic / Tomcat	1	0
	Oracle 10	1	0
	电子健康档案系统	1	0
其他	软件、硬件维护（每台每年）		0.32万元

4. “国家数字卫生”项目研发成果应用状况　2010年年底前，龙游县已经在使用的“国家数字卫生”项目研发成果主要有：①县内全部15家社区卫生服务机构已全部使用项目组统一研发的电子健康档案软件；建立了364 704份的电子化健康档案，电子化建档率是91.61%，并上传到省级数据中心，上传率达100%；②已按照项目组要求选择所在县内有代表性的县级医院2家，城乡社区卫生服务中心15家进行了远程医疗、远程教育服务研究与应用，构建覆盖省、市县、社区的三级新型医疗服务研究与试验网络；③全县15个社区卫生服务机构也已全部使用医院信息管理系统（HIS），按照示范区项目要求，已有6个卫生院开始使用深圳九明珠的区域HIS，另5个卫生院已经安装完毕、正在使用培训中，其余4家尚未启用。

5. 信息化工作经费来源与支出情况　2009～2010年龙游县卫生事业费合计为12 461.0万元，两年均无固定的信息化预算，共获得经费181万元，共支出经费181.0万元。详见表7-2。

表7-2　龙游县卫生信息化建设经费情况　（单位：万元）

项目		2009年	2010年	合计
卫生事业费		5261.0	7200.0	12 461.0
实际获得经费	单位自筹	63.5	97.5	161.0
	“国家数字卫生”专项	8.0	12.0	20.0
	小计	71.5	109.5	181.0
信息化工作经费实际支出	服务器设备	1.0	3.0	4.0
	终端设备	37.0	58.0	95.0
	网络设备	9.0	12.0	21.0
	应用信息系统开发或采购	24.0	36.0	60.0
	信息技术服务费用	0.5	0.5	1.0
	小计	71.5	109.5	181.0

（三）示范医院“国家数字卫生”示范应用的条件与建设状况

1. 基本情况　龙游县“国家数字卫生”项目示范医院为龙游县人民医院，该医院有专门的信息化管理部门，信息化工作主要负责的工作内容有：医院信息系统建设工作、医院网络运行与维护、病案统计管理等。

2. 人力资源信息　龙游县人民医院信息化工作主管人员的职务是信息科科长，专业背景为医学专业。信息化工作人员共有4人，其中：计算机相关专业毕业3人，医学相关专业毕业1人，中专及以下学历1人，大专学历1人，本科及以上学历2人。

3. 物质资源信息　龙游县人民医院具有的独立并且物理隔离的网络数为2个，网络主干带宽为1000Mbit/s，网络采用的架构有：三层架构（核心＋汇聚＋接入）、两层架构（核心＋接入）、单层（接入层）、普通交换网络，网络预设节点总数为400个，信息系统使用的节点总数为300个，采用的交换设备有15台，无在用的无线接入点（AP）。采用的网络安全措施有：域用户管理模式、防火墙设备、防毒墙设备、VPN、VLAN划分。

采用的数据安全措施有：数据离线存储、数据冷备份、数据灾备、数据库镜像备份、集中存储异地镜像备份、数据加密。集中存储［指采用 SAN 或 NAS 等基于网络连接的集中存储模式，不包括由服务器设备直连的磁盘阵列模式（DAS）］的容量为 2TB，使用集中存储的系统有：医院管理信息系统（HMIS）、实验室信息系统（LIS）、临床信息系统（CIS）。硬件设施的使用中：台式计算机 PC300 台，笔记本电脑 Laptop2 台，POS 设备 2 台。医院信息系统建设中已经采用的信息化标准体系有：ICD9/ICD10/SNOMED/LOINC/DICOM 3。医院内部各系统中部分采用了统一的信息编码体系（指用以将信息系统中相关信息与相关实体关联的统一编码，使用统一的编码规则）。详见表 7-3、表 7-4。

表 7-3 龙游县人民医院信息系统建设状况

项目			①全院使用	②全院建设	③部分试用	④准备建设	⑤无计划
管理信息系统	门急诊管理系统	门急诊导医系统					√
		门急诊挂号系统	√				
		门急诊划价收费系统	√				
		门诊分诊系统					√
		门诊输液管理系统					√
		门诊采血管理系统	√				
	住院病人入、出、转管理系统		√				
	医院药事管理系统	药库管理系统	√				
		静脉药物配置中心 PIVAS					√
		门急诊药房管理系统	√				
		住院药房管理系统	√				
		制剂管理系统					√
		药品会计系统	√				
	手术室排班/计费管理信息系统		√				
	护理信息系统		√				
	病案管理系统		√				
	医疗统计系统		√				
	人事工资管理系统		√				
	医院财务管理系统	会计账目系统	√				
		经济核算系统	√				
	物流管理系统	固定资产管理系统	√				
		物资材料管理系统	√				
	医院办公自动化系统						√
	医学文献管理系统		√				
	远程医疗（教育）系统		√				
	医疗管理与质量监控系统						√

续表

项目			①全院使用	②全院建设	③部分试用	④准备建设	⑤无计划
临床信息系统	门急诊医生工作站系统		√				
临床信息系统	病区医生工作站系统						√
临床信息系统	住院护士工作站		√				
临床信息系统	电子病历（EMR）系统					√	
临床信息系统	医技科室信息系统	实验室信息系统（LIS）	√				
临床信息系统	医技科室信息系统	心电图信息系统	√				
临床信息系统	医技科室信息系统	超声影像信息系统	√				
临床信息系统	手术麻醉信息系统		√				
临床信息系统	重症监护信息系统		√				
临床信息系统	放射科信息系统（RIS）					√	
临床信息系统	病理科信息系统					√	
临床信息系统	医学影像存储与通信系统（PACS）					√	
临床信息系统	临床决策支持系统		√				

表 7-4　龙游县人民医院远程会诊建设基本情况

项目研发方	内容	数量	费用（万元）
浙一医院网络远程研发组	远程会诊	2	10.0
杭州邦泰软件公司	双向转诊	1	0.3

4. 医院信息技术应用状况　2010 年年底前龙游县人民医院有统一的信息管理制度。医院的分院或社区医院 2010 年年底前未与医院进行信息系统一体化。2010 年底前医院在使用的信息技术有：高速以太网（≥100Mbit/s）/条码技术/VoIP（IP 电话）、数据安全技术、数据仓库。医院网站建设主要采用的方式是自建托管。医院网站提供的主要互联网服务有对外宣传与介绍。2009～2010 年示范医院使用“国家数字卫生”项目组研发的成果，开展了双向转诊共计 1500 例，远程会诊 50 例，远程教育 1000 人次。

5. 信息化服务人员培训情况　2009～2010 年年底前对医院医务人员共进行过 5 次信息化方面的知识和技能培训，培训人员数占医务人员总数的 100%，培训内容为：门急诊医生工作站系统、住院护士工作站、医学影像存储与通信系统（PACS）、远程会诊及双向转诊管理系统、远程医学教育系统等。

6. 经费来源与支出　2009～2010 年龙游县人民医院无固定的信息化预算，共获得经费 160.0 万元，共支出 160.0 万元，详见表 7-5。

表 7-5 龙游县人民医院卫生信息化建设经费情况 （单位：万元）

项目		2009 年	2010 年	合计
实际获得经费（单位自筹）		30	130	160
实际支出经费	服务器设备	0	35	35
	终端设备	15	30	45
	网络设备	0	15	15
	应用信息系统开发或采购	10	40	50
	信息技术服务费用	5	10	15
	小计	30	130	160

（四）社区卫生服务机构“国家数字卫生”示范应用的条件与建设状况

1. 基本情况 龙游县共有社区卫生服务中心 15 家，全部示范应用了“国家数字卫生”项目研发成果，示范应用的内容有全人全程电子健康档案、双向转诊、远程教育等内容，使用的居民健康档案信息系统的主要功能模块包括有：家庭档案与个人档案、个人体检记录、全科诊间、孕产妇保健、慢病管理、绩效考核等。2010 年年底前示范社区卫生服务中心已经开始使用的社区医疗卫生软件有：社区 HIS（包括收费、药品、物资管理信息系统）、“六位一体”社区卫生服务管理软件、体检信息管理系统、新农合实时结报系统、远程会诊及双向转诊管理系统 、信息统计与决策支持系统等，示范社区卫生服务中心于 2009 年 8 月开始应用项目组开发的软件为居民建立电子健康档案，目前录入 126 072 户，369 218 人，电子化健康档案的建档率为 92%。该电子健康档案的录入人员是责任医生，每录入一份健康档案的报酬是 1 元。2010 年居民健康档案工作的信息化程度是县、乡、村三级医疗机构联网。

2. 人力资源信息 龙游县平均每 1000 名社区居民配有 1 名社区责任医生。各示范社区卫生服务中心的卫生信息技术工作人员一般为 1 人，以兼职为主，多为员级职称，多为医学专业毕业，学历多为大专及以下。

3. 物质资源信息 硬件设备情况：龙游县示范应用的 4 家中心卫生院都拥有 2 台服务器，平均总价值 1.3 万元、最低 1 万元、最高 1.5 万元，其中：数据服务器 1 台，最低容量为 250GB；应用服务器 1 台，最低容量 160GB，其余社区卫生服务中心前置机最少 1 台，医生计算机工作站最少 5 台。网络条件：接入互联网带宽平均 2Mbit/s，网络接入方式为：拨号连接互联网和拨号连接专网。社区卫生服务中心机构的居民健康档案信息系统尚未与其他机构的系统实现信息共享。居民健康档案信息系统采集到的数据存放在：县卫生局，系统维护的频率一般是每年一次，维护的方式是：远程协助和现场维护。示范社区卫生服务中心下设的社区卫生服务站/村卫生室中，在 2010 年年底前已经全部应用居民健康档案信息系统，已全部实现与该中心联网。详见表 7-6～表 7-8。

表 7-6　龙游县社区卫生服务中心电子健康档案基本配置情况

内容	参数	数量	费用（万元）
普通工作站	CPU E6700@3.20GHz 3.19 GHz，内存 2GB，硬盘 200GB，100M 网卡，集成显卡	180	90.0
网络	社区卫生服务中心使用 2Mbit/s 带宽互联网接入	15	3.5

表 7-7　龙游县社区服务中心新型远程医疗服务平台基础条件

内容	参数	数量	费用（万元）
普通工作站	CPU E6700@3.20GHz 3.19 GHz，内存 2GB，硬盘 200GB，100M 网卡，集成显卡	15	7.5
网络	社区卫生服务中心提供 2Mbit/s 带宽，利用 ADSL 拨入中心 VPN	15	3.5

表 7-8　龙游县社区卫生服务中心远程医疗服务建设基本情况

项目研发方	内容	数量	费用（万元）
杭州邦泰软件公司	远程会诊软件	15	4.5
杭州邦泰软件公司	远程教育	15	4.5
杭州邦泰软件公司	远程双向转诊系统	15	4.5

4. 信息化服务人员培训情况　2009～2010 年年底前对社区卫生服务中心医务人员共进行过 5 次信息化方面的知识和技能培训，培训人员数占医务人员总数的 100%，培训内容为：计算机中文基本操作系统、办公应用、网络应用、社区 HIS（包括收费、药品、物资管理信息系统）、居民健康档案管理系统、新农合实时结报系统、远程会诊及双向转诊管理系统等。

5. 经费来源与支出　2009～2010 年龙游县社区卫生服务中心无固定的信息化预算，2009 年平均获得经费 1.65 万元，平均支出 1.26 万元；2010 年平均获得经费 1.45 万元，平均支出 1.77 万元。结果见表 7-9。

表 7-9　龙游县社区卫生服务中心卫生信息化建设经费情况　（单位：万元）

项目		2009 年			2010 年		
		最少	最多	平均	最少	最多	平均
实际获得经费（单位自筹）		0.70	2.80	1.65	0.30	3.70	1.45
实际支出经费	终端设备	0.70	2.60	1.00	0.00	2.80	1.30
	网络设备	0.06	0.40	0.23	0.06	0.40	0.27
	应用信息系统开发或采购	0.00	0.30	0.03	0.00	1.00	0.20
	小计	—	—	1.26	—	—	1.77

（五）“卫生信息化”建设及促进“国家数字卫生”示范应用的政策法规及相关配套文件支持情况

为加快龙游县卫生信息化建设进程，县卫生局专门成立了以局党委书记为组长的龙游县卫生信息化建设工作领导小组，并于2008年末，招聘计算机专业人员1名，专门从事数字卫生工作。制订出台了《龙游县卫生信息化建设三年规划（试行）》，下发了《龙游县卫生局关于进一步做好卫生信息化工作的通知》等文件，全面规范落实全县的卫生信息化建设。制订了《龙游县数字卫生项目建设方案（试行）》，同时，为更好地推动“数字卫生”课题在本县的实施，还制定出台了《龙游县卫生系统2009～2010年信息化人员培训方案》，有计划、有针对性地对本县卫生系统信息化工作人员进行培训，提高他们的素质和业务水平。制定信息化管理制度、计算机网络事故应急预案等规范性文件，极大地减少了卫生信息化推进的阻力。为实现将信息技术应用于卫生领域的共性和关键技术，构建一个基于信息技术的数字化医疗、数字化城乡社区卫生服务、数字化公共卫生应急处置、数字化医疗资源共享的示范区域，对县卫生信息数字中心资源共享系统、社区卫生信息系统、基于电子病历的医院管理信息系统、公共卫生信息系统、医联一卡通系统、区域医疗信息系统、网络医疗服务平台、移动医疗信息系统、新农合信息系统、卫生业务统合办公系统、公共卫生应急指挥与指挥系统等十大系统的建设提出了具体的建设方案，并分阶段开始实施。

各医疗单位按照局规划和建设要求，也建立了相应项目工作组织，制订了本单位的信息化建设规划和方案，逐步实施。

（六）“卫生信息化”及促进“国家数字卫生”示范应用的管理制度、运行机制建设及实施效果分析

（1）社区卫生服务机构全面开始使用数字卫生项目组统一研发的电子健康档案软件，建档率达到92%，上传到省级数据中心的上传率达100%。全县共建立居民电子健康档案369 218份，家庭电子健康档案126 072份，共录入健康体检记录133 191条；全县范围共建立孕产妇保健专项档案5176份，高血压专项档案17 037份，糖尿病专项档案2309份及其他各类传染病专项档案；各类慢病的部分随访记录也已经录入区域健康档案管理初步建立社区卫生服务电子化管理。

（2）2010年4月份，龙游县开始搭建双向转诊和远程诊疗平台，截至5月底，双向转诊、远程诊疗系统及手机提醒平台已完成现场调试，覆盖全县所有乡镇（街道）卫生院（社区卫生服务中心）以上的医疗单位，远程医疗服务系统覆盖率达到100%。

（3）医院管理信息系统软件使用日渐成熟：县级医院已全部应用医院信息管理系统（HIS）、临床检验系统（LIS），部分医院还实现了PACS、远程医疗咨询系统的应用。全县15个乡镇（街道）卫生院也已全部使用HIS，按照示范区项目要求，已有6个卫生院开始使用深圳九明珠的区域HIS，另5个卫生院已经安装好完毕，正在使用培训中。

（4）建立了全县合作医疗信息管理系统和参保人员信息数据库，并发放合作医疗就诊结报IC卡，实现了新型农村合作医疗结报与管理信息化，全县定点医疗机构与农村合作医疗管理部门实现网上在线审核结算。

（5）完成公共卫生信息化应用建设。全县疫情报告系统完善，已形成了县、乡（镇）二级网络体系，乡镇覆盖率达 100%。以省级卫生监督信息系统为平台，以电信公司 3G 无线上网为技术支撑，以监督组为单位，每组配发 3G 无线上网本作为现场执法终端，实现餐饮日常卫生监督巡查信息化、系统化管理。

（七）“卫生信息化”及促进“国家数字卫生”示范应用中存在困难与问题

（1）经费缺乏。龙游县为欠发达县，财政困难，虽然现在各级领导对卫生信息化的重要性认识都比较高，对信息技术也抱有较高希望，但由于投资费用较大，在卫生信息化过程中属于小步慢走式的建设，难以跟上形势发展的要求。

（2）县级数据中心未建立，信息资源整合力度不够，难以实现真正意义上的信息化。县卫生数据中心是区域卫生信息网的核心基础设施，是卫生信息化的基础，由于经费的缺乏，目前本县尚未建立县级卫生数据中心，各单位各系统仍是信息孤岛，不能互联互通，不能数据共享，使用效率低下，难以实现真正意义上的信息化。

（3）卫生专网的建设由于缺乏整体规划，使用中内网和外网并存，电子健康档案系统、远程医疗系统连接的是外网，区域 HIS、双向转诊和新农合实时结报系统则使用新农合内网，无法有效整合各类信息，资源不能共享。

（4）卫生信息化建设软、硬件不完善。硬件方面：由于专业知识的缺乏，各医疗机构在初期购置的网络设备和计算机品种繁杂，性能各一，开放兼容性差，给信息化建设增加了困难。软件方面：由于缺乏统一规范，原有医院信息管理系统信息共享能力差，医院信息管理系统软件上虽然功能无所不包，但由于使用者的使用水平跟不上信息技术的发展，信息系统往往得不到充分的利用，而这些未被使用的功能处于快速贬值状态或已经成为沉没成本。同时在项目组开发的一些软件，由于尚处于开发阶段或本身存在一定的不足，在使用过程中存在的问题较多，比如健康档案中的孕产妇保健系统等，不能真正发挥信息化的有效作用。

（5）人才缺乏。一是专业人才的缺乏，卫生系统专业人员基本以卫技人员为主，对于计算机专业人才基本没有储备，造成在卫生信息化过程中有热情却无从下手。二是卫生技术人员对卫生信息化应用知识还有一定的差距，特别是农村的是一些年龄较大的卫技人员，在使用上对计算机知识还是相当缺乏，还存在着使用困难的现象，严重阻碍了卫生信息化的应用。

（八）“卫生信息化”及“国家数字卫生”示范应用的有效管理经验与模式总结

1. 组织管理机构队伍建设，是卫生信息化的基础　建立卫生信息化专业管理机构网络和人才队伍是开展卫生信息化工作的重要基础。在龙游县推进卫生信息化建设过程中，本示范区感到没有一个专业的管理机构和一支专业的人才队伍难以做好这项工作。比如本县虽然建立了相应的组织，并招聘了专业人员，但由于总体队伍水平较低，在推进全县的卫生信息化建设过程中感到力不从心，影响了信息化的进程。

2. 加强统筹规划，是推进卫生信息化有序发展的前提　在推进卫生信息化建设过程中，应注重医院与医院之间，医院与公共卫生机构之间的信息化统筹和协调建设，按照

“统一规划，统一标准，统一建设，统一管理”的原则，明确各医疗卫生单位要按照全县卫生信息化建设的规划要求进行，以更好地协调统筹资源，避免重复和盲目建设。

3. 以业务应用为主线 “抓应用，促发展”，应遵循以“应用为出发点、着力点”这条主线，通过各种信息平台的应用，推进全县卫生信息系统的建设，慢慢把卫生系统的核心业务用信息系统全面支撑起来，并逐渐开始取得一定的应用效果，尤其是在原本信息化建设空白的基础上，通过电子健康档案等系统的应用，使基层医疗机构和社区责任医生逐步的尝到了信息化建设后对服务人员管理的便利性，从而不断推动基层对卫生信息化建设的积极性。

（九）下一步“卫生信息化”建设及“国家数字卫生”应用推广的对策与建议

1. 龙游县下一步信息化卫生服务建设的思路

（1）加快推进县级数据中心建设：通过县级数据中心的搭建，把全县医疗卫生单位的相关业务数据全部汇总到数据中心，再通过数据中心提供给需要相关数据的机构和人员。同时数据中心可以和浙江省卫生专网联通，实现相关数据的上传。下一步还可以借此实现跨区域健康信息共享。

（2）完善卫生专网的建设：增加卫生专网接入节点，进一步扩大卫生信息化应用的覆盖面，目标是让全县范围内的医疗卫生单位全部整合到卫生专网内。同时加强对卫生专网的安全管理和故障管理，尽可能将网络故障发生率控制在最低水平。计划利用专网，采用办公网站的形式，进一步实现办公信息化。

（3）推进电子病历及临床路径系统建设：为顺应医药卫生体制改革的要求，推广电子病历及临床路径系统，实现临床信息共享，并通过对数据的挖掘分析，优化业务流程，提高医疗效率。

（4）尽快完成电子建档及后续补充完善工作：龙游县虽已基本完成常住人口的建档工作，但仍有部分居民的电子健康档案没有建成，还有相当一部分的电子档案建档不够规范，需尽快补充完善，使之成为一份真正有效的、能够为居民带来方便的电子档案。

（5）全面推进展开双向转诊及远程诊疗系统的应用：敦促各医疗卫生单位全面使用双向转诊系统，促进县级医院和社区卫生服务机构之间形成资源共享、业务联动、优势互补、疾病管理连续化的管理机制，实现小病在社区、大病进医院、康复回社区的就医新格局，解决群众“看病难、看病贵”的问题。

（6）建设医务人员医疗信息共享系统：把区域内的卫生信息资源进行有效整合，通过相关软件系统，在数据中心可实现社区诊间系统、HIS与电子健康档案信息实时共享；社区卫生服务机构可以通过电子健康档案与县级医院电子病历系统实现信息互联互通，为双向转诊提供技术保障。实现对区域健康管理任务的智能化分配，以便为居民提供连续、全面的卫生服务。

（7）建立卫生健康门户网站，加强群众健康服务功能：通过注册查询的方式向居民提供服务，采用权限控制、认证、加密等信息安全手段，确保个人隐私安全，为居民提供整合多方信息的个性化服务，如健康档案查询、健康咨询、健康评估、健康管理、新农合报销查询等功能。

（8）加强专业人才队伍的建设：建立多层次、多形式、重实效的信息化人力资源培养制度，不断强化对信息技术专业人员的岗位培训，定期举办岗位培训、学术性交流，增加了解，统一思想，明确定位，保证卫生信息系统建设稳定发展。

2. 国家数字卫生应用推广建议

（1）加强对县级数字卫生应用的指导：在指导过程中，能根据总体要求，结合当地的实际，有针对性地开展个案的指导，尤其是在当前基层缺乏技术人员的情况下指导应该更具体，让基层在信息化建设过程中少走弯路，不走弯路。

（2）加强经费支持：尤其是经济欠发达县，项目的推进往往面临着经费的瓶颈，建议在经费的支持力度上要向经济欠发达县倾斜。

二、绍兴市绍兴县“国家数字卫生”示范应用报告

（一）背景

2009年末绍兴市绍兴县全县户籍人口717 845人，其中农业人口423 564人，非农业人口294 281人。全县人口出生率6.65‰，死亡率6.68‰，人口自然增长率为－0.59‰，计划生育率98.7％。2009年国内生产总值为608.27亿元，2009年财政总收入为75.73亿元，城镇居民人均可支配收入26 155元，农村居民人均纯收入13 372元。2009年卫生系统拥有：疾控中心、卫生监督所、卫生进修学校3家卫生单位；第二医院、中心医院、中医院、妇幼保健所、第三医院5家县级医院，床位2000张，医生总数为861人，平均住院日9.5天，平均病床使用率为100％；19家镇（街道）社区卫生服务中心，182家社区卫生服务站，290家村卫生室，社区医生918人，平均住院日6.5天，平均病床使用率为38％。2009年卫生系统职工总数4509人，其中卫生技术人员3910人，合计开放床位2862张，门诊人次总数为464.45万人次，出院7.87万人。2009年卫生系统财政投入为2.08亿元。

（二）绍兴县卫生局“国家数字卫生”示范应用的条件与建设状况

1. 信息化工作基本信息 2007年，绍兴县卫生局成立了专门的信息化机构——绍兴县卫生信息中心，由卫生局副局长分管信息化工作。卫生信息中心负责的主要内容有：卫生局的信息系统建设工作、辖区内医疗卫生服务机构信息系统建设指导工作、卫生信息专网运行与维护、局数据中心建设维护与设备管理、新农合与城镇居民医保实时结报系统运行与维护、卫生局网站与办公自动化系统的运行与维护。绍兴县于2008年3月建立卫生数据中心，目前已实现的功能有：农民健康信息采集、传送服务、共享服务、交换服务、协同服务等，包含的系统主要有：电子健康档案管理系统、标准数据维护与发布系统、新农合实时结报系统、网站与办公自动化系统、妇保与儿保系统、传染病管理系统、慢性病管理系统等。绍兴县区域化卫生信息系统建设的主要内容有：电子政务、农保互通、社区服务、网络转诊、居民电子健康档案和远程医疗等。2010年年底前已经建立了659 182份纸质健康档案，建档率是92.3％；建立了659 182份的电子健康档案，电子建档率是92.3％，已录入的电子健康档案的主要内容有：家庭基本情况、个人基本情况、个人行为

习惯、个人既往史、个人主要健康问题、周期性体检、慢病资料、慢病随访记录、妇女病普查资料、妇女保健、儿保、传染病、康复管理和死亡证明等。使用的电子健康档案软件是由“国家数字卫生”项目组指定的浙江万鼎公司开发的。

2. 人力资源信息 绍兴县卫生信息中心工作人员共有3人，其中：全职工作的3人，计算机相关专业毕业2人，其他专业毕业1人；大专及以下学历1人，本科学历2人。卫生信息中心负责人的职称是中级，毕业学历为大学本科。绍兴县卫生信息中心不断加强对各级医务人员的信息化培训工作，开展了网络安全与维护、电子健康档案软件操作、妇保儿保软件操作、重大传染病软件操作、HIS等应用培训工作，使各项系统的应用能有效地进行，取得了较好的效果。

3. 物质资源信息 绍兴县卫生数据中心机房总面积（不包括楼宇的弱电配线间）为32平方米，共有11台服务器，总价值为180万元，其中：数据服务器4台，容量为1200GB；应用服务器5台，每台容量为300GB；网络服务器2台，每台容量为600GB；交换机、路由器设备4台，总价值50万元；存储硬盘的容量为1600GB。集中存储模式为：SAN或NAS等基于网络连接的集中存储模式和DAS等由服务器设备直连的磁盘阵列模式。局域网结点数有33个，没有无线网络结点。网络接入的方式为专线连接专网。接入互联网带宽20MB，局域网带宽100Mbit/s。采用的网络安全措施有防火墙、网闸等设备。2010年数据中心在用的操作系统软件有：Windows、Linux/AIX。2010年数据中心在用的数据库产品有MSSQL和Oracle。2010年数据中心与各下属机构的联网方式为：医院专线100Mbit/s，社区卫生服务中心专线100Mbit/s，社区卫生服务站专线100Mbit/s，公卫机构专线100Mbit/s。详见表7-10～表7-13。

表7-10 绍兴市绍兴县数据中心硬件配置情况

名称		参考参数	数量	费用（万元）
网络设备	核心交换机	核心交换机 交换容量≥2.5Tbps，包转发率≥1900Mpps，48个1000M电口，48个1000M光口	2	27
	核心路由器	3个10/100/1000M端口	2	12
	防火墙	4个百兆端口，支持600 000用户并发连接，网络吞吐量≥6GB	2	7
服务器设备	电子健康档案应用服务器	2CPU/8G/2×250GB	2	8
	数据共享交换服务器	2CPU/8G/2×250GB	2	8
	采集管理服务器	2CPU/8GB/2×250GB	2	8
	WEB服务器	2CPU/8GB/2×250GB	1	8
	数据库服务器	64位/16GB	2	56
	新农合前置服务器	2CPU/8GB/2×250GB	1	4
存储设备	San交换机	4Gbit/s，8个SFP模块	2	14
	磁盘阵列	双光纤主机通道	1	26

表 7-11　绍兴县数据中心网络基础条件

内容	技术参数	数量	费用（万元）
交换设备	24 千兆端口，背板交换带宽 640Gbit/s，最大包转发率≥72Mbit/s	2	27
路由设备	最大包转发率 640kbit/s；广域网端口 3 口；局域网端口 2 个千兆端口；内建硬件 VPN	2	12
数据库服务器	4 核；主频 1.6GHz；内存 16GB，硬盘 2×146GB15K，2 块 HBA	2	56
应用服务器（PC 服务器）	2×Intel Xeon 4 核 E5 系列，主频 3.3GHz；内存 8GB，硬盘 2×146GB	10	45
存储	磁盘阵列柜	1	26
数据库软件	Oracle 9g 企业版	1	0
操作系统	Redhat Linux；AIX；windows	4	0
中间件	Weblogic	1	6

表 7-12　绍兴县电子健康档案平台情况

项目	内容	数量	费用（万元）
硬件及网络设备	中心交换机	2	27
	中心路由器	2	12
	数据库服务器	2	10
	应用服务器	3	12
	服务中心路由器	19	10
软件及其他	RedHat Linux AS 5	4	7
	Weblogic	1	6
	Oracle 9G	1	0
	电子健康档案系统	1	15
	工程实施费	1	15

表 7-13　绍兴县数据交换中心建设硬件情况

类型	内容	用途	数量	费用（万元）
硬件设备	PC 服务器	示范区应用及数据库服务器	2	8
	存储系统	示范区应用数据存储设备	2	8
	交换设备	中心局域网设备	2	27
	安全系统	安全设备	2	7
系统软件	Linux	服务器操作系统	1	1
	Oracle	数据库	1	0
	Weblogic	应用中间件	1	6

4. “国家数字卫生”项目研发成果应用状况　2010 年年底前，绍兴县已经在使用的

"国家数字卫生"项目研发成果情况为：①示范区内全部社区卫生服务机构都使用了项目组统一研发的电子健康档案软件；②所有的社区卫生服务机构都已经能够通过电子健康档案与县内二级以上医院电子病历系统实现信息互联互通，为双向转诊提供技术保障；③示范区已经统一应用区域数据中心架构技术，该中心已存储全县（区）居民的电子健康档案，已于2010年11月前上传到省级数据中心，上传率达100%；④示范区内已选择2家二级以上医院使用项目组统一研发的电子病历系统，在2010年年底前达到医院内覆盖率60%以上；⑤已按照项目组要求选择所在县内有代表性的县级医院1家，城乡社区卫生服务中心1家进行了远程医疗的研究与应用，其中1家进行了远程教育、1家进行了健康知识搜索和咨询服务研究与应用，构建覆盖省、县、社区的三级新型医疗服务研究与试验网络；⑥已按照项目组要求选择1家二乙级以上医院应用项目组研发的常见疾病的临床路径和主要疾病知识库。

5. 信息化工作经费来源与支出情况 2009～2010年信息化工作预算经费合计为200万元，共获得经费110万元，共支出136万元。详见表7-14。

表7-14 绍兴县卫生信息化建设经费情况 （单位：万元）

项目		2009年	2010年	合计
信息化工作预算经费		180.0	20.0	200.0
实际获得经费（"国家数字卫生"专项）		100.0	10.0	110.0
信息化工作经费实际支出	服务器设备	108.0	0.0	108.0
	应用信息系统开发或采购	13.0	12.0	25.0
	信息技术服务费用	1.5	1.5	3.0
	小计	122.5	13.5	136.0

（三）绍兴县示范医院"国家数字卫生"示范应用的条件与建设状况

1. 基本情况 绍兴县"国家数字卫生"项目示范医院为绍兴第二医院，该医院有专门的信息化管理部门，信息化工作主要负责的内容为医院信息系统建设工作和医院网络的运行与维护。

2. 人力资源信息 第二医院信息化工作主管人员的职务是主任医师，专业背景为医学。信息化工作人员（专指从事卫生信息工作的人员，如信息化办公室、信息科、数据中心或从事同类工作的人员）共有6人，其中计算机相关专业毕业6人，本科及以上学历人6人。

3. 物质资源信息 第二医院具有的独立并且物理隔离的网络数（指为了使各种不同工作目的的网络间不能信息交换而从物理链路上不连通的网络，如办公网和HIS网络。通过VLAN划分仍属于非物理隔离的网络）为2个，网络主干带宽为1024Mbit/s，网络采用的架构有：两层架构（核心+接入），网络预设节点总数为23个，信息系统使用的节点总数为700个，采用的交换设备有50台，在用的无线接入点（AP）有0个。目前，该医院未应用无线网络。采用的网络安全措施有：域用户管理模式、防火墙设备、VPN/

VLAN 划分、上网行为管理、入侵检测（IDC/IPC）和网闸。采用的数据安全措施有：数据灾备、集中存储异地镜像备份。集中存储［指采用 SAN 或 NAS 等基于网络连接的集中存储模式，不包括由服务器设备直连的磁盘阵列模式（DAS）］的容量为 15TB，使用集中存储的系统有：医院管理信息系统（HMIS）、医学影像存储与通信系统（PACS）、实验室信息系统（LIS）和电子病历系统（EMR）。硬件设施的使用：台式计算机 PC600 台，笔记本电脑 Laptop 5 台，网络计算机（终端机）NC100 台，POS 设备 25 台。医院信息系统建设中已经采用的信息化标准体系为 ICD9 和 ICD10 DICOM3。医院内部各系统有部分采用了统一的信息编码体系。详见表 7-15、表 7-16。

表 7-15　绍兴第二医院信息系统建设状况

项目			①全院使用	②全院建设	③部分试用	④无计划
管理信息系统	门急诊管理系统	门急诊导医系统			√	
		门急诊挂号系统	√			
		门急诊划价收费系统	√			
		门诊分诊系统	√			
		门诊输液管理系统				√
		门诊采血管理系统	√			
	住院病人入、出、转管理系统			√		
	医院药事管理系统	药库管理系统	√			
		静脉药物配置中心 PIVAS				√
		门急诊药房管理系统	√			
		住院药房管理系统	√			
		制剂管理系统				√
		药品会计系统	√			
	手术室排班/计费管理信息系统			√		
	护理信息系统					√
	病案管理系统			√		
	医疗统计系统					√
	人事工资管理系统					√
	医院财务管理系统	会计账目系统	√			
		经济核算系统			√	
	物流管理系统	固定资产管理系统	√			
		物资材料管理系统	√			
	医院办公自动化系统			√		
	医学文献管理系统					√
	远程医疗（教育）系统			√		
	医疗管理与质量监控系统			√		

续表

项目			①全院使用	②全院建设	③部分试用	④无计划
临床信息系统	门急诊医生工作站系统			√		
	病区医生工作站系统			√		
	住院护士工作站			√		
	电子病历（EMR）系统			√		
	医技科室信息系统	实验室信息系统（LIS）	√			
		心电图信息系统	√			
		超声影像信息系统	√			
	手术麻醉信息系统					√
	重症监护信息系统					√
	放射科信息系统（RIS）			√		
	病理科信息系统			√		
	医学影像存储与通信系统（PACS）			√		
	临床决策支持系统					√

表 7-16 绍兴第二医院电子病历、远程会诊与临床路径建设基本情况

类型	内容	数量	费用（万元）
专业型	住院医生工作站	25	15.0
	住院护士工作站	25	15.0
	医务科、护理部工作站	2	10.0
	院感科工作站	1	9.5
易康网络医疗	双向远程会诊	3	10.0
专业型	住院医生工作站	12	20.0

4. 医院信息技术应用状况 2010年年底前，第二医院已有统一的信息管理制度。医院的分院或社区医院2010年年底前未与医院进行信息系统一体化。2010年年底前医院在使用的信息技术有高速以太网（≥100Mbit/s/条码技术）。医院网站建设主要采用的方式是代建。医院网站提供的主要互联网服务有：对外宣传与介绍、网上医疗咨询、网上预约挂号、人力资源招聘和在线健康评估。2009～2010年示范医院使用“国家数字卫生”项目组研发的成果，开展了远程会诊2例。

5. 信息化服务人员培训情况 2009～2010年年底前对医院医务人员共进行过5次信息化方面的知识和技能培训，培训人员数占医务人员总数的70%，培训内容为：电子病历（EMR）系统、超声影像信息系统、手术麻醉信息系统、放射科信息系统（RIS）、病理科信息系统和医学影像存储与通信系统（PACS）。

6. 经费来源与支出 2009～2010年绍兴第二医院无固定的信息化预算，共获得经费1293.0万元，共支出1293.0万元。详见表7-17。

表 7-17　绍兴第二医院卫生信息化建设经费情况　　（单位：万元）

项目		2009 年	2010 年	合计
实际获得经费（单位自筹）		43.0	1250.0	1293.0
实际支出经费	服务器设备	0.0	482.5	482.5
	终端设备	0.0	274.8	274.8
	网络设备	40.0	378.7	418.7
	系统基础软件	0.0	114.0	114.0
	应用信息系统开发或采购	3.0	0.0	3.0
	小计	43.0	1250.0	1293.0

(四) 绍兴县社区卫生服务机构“国家数字卫生”示范应用条件与建设状况

1. 基本情况　绍兴县共有社区卫生服务中心 19 家，全部示范应用了“国家数字卫生”项目的研发成果，示范应用的内容有全人全程电子健康档案、双向转诊和远程教育，使用的居民健康档案信息系统的主要功能模块包括有：家庭档案与个人档案、个人体检记录、妇幼保健、慢病管理和传染病管理。2010 年年底前示范社区卫生服务中心已经开始使用的社区医疗卫生软件有：社区 HIS（包括收费、药品、物资管理信息系统）、全科诊间系统、医学影像存储与通信系统、检验管理信息系统（LIS）、“六位一体”社区卫生服务管理软件、体检信息管理系统、新农合实时结报系统、远程会诊及双向转诊管理系统和信息统计与决策支持系统。示范社区卫生服务中心于 2009 年 3 月开始应用项目组开发的软件为居民建立电子健康档案，目前录入家庭档案数 227 533 户，个人档案 659 476 人，健康体检 498 398 人，妇女体检 111 668 人，孕产妇保健 12 695 人，儿童保健 10 699 人，问诊表 129 564 人，病毒性肝炎 3048 人，结核病 649 人，结核性胸膜炎 37 人，高血压 28 685 人，糖尿病 2995 人，精神病 3242 人，肿瘤 279 人，冠心病 117 人，老年人康复管理 47 749人，电子健康档案的建档率为 92.3%。该电子健康档案的录入人员是责任医生、档案保管员和临时雇用人员。目前居民不可以查阅自己的健康档案，查阅的主要方式是到档案室查阅。2010 年居民健康档案工作的信息化程度已达到全县内卫生机构联网。2010 年年底前示范社区卫生服务机构已制定统一的信息化管理制度。

2. 人力资源信息　绍兴县平均每 1000 名社区居民配有 0.74 名社区责任医生。各示范社区卫生服务中心的卫生信息技术工作人员总数（指负责机构内计算机软硬件及网络维护等工作人员）均为 1 人，以兼职为主，多为财务人员工程师，财会专业毕业，学历多为大中专。

3. 物质资源信息　硬件设备情况：绍兴县示范应用的 19 家社区卫生服务中心共拥有 38 台服务器、最少 2 台、最多 3 台，平均总价值 2 万元、最低 1.5 万元、最高 3 万元，其中：数据服务器最少 1 台，最低容量为 146GB；应用服务器最少 1 台，最低容量 146GB，网络服务器最少 0 台，最低容量 0GB；前置机最少 1 台，局域网结点数最少 50 个，无线网络结点数最少 0 个，医生计算机工作站最少 5 台，移动计算机（笔记本电脑、配无线网络）工作站最少 0 个。网络条件：网络设备资产平均 0.5 万元、最低 0.2 万元、最高 1 万元，接入互联网带宽平均 8Mbit/s、最低 2Mbit/s、最高 10Mbit/s，局域网带宽 100Mbit/s、最低 100Mbit/s、最高 100Mbit/s，网络接入方式为专线连接专网。社区卫生服务中心机构的居民健康档案信息系统已经与本机构医生工作站、妇幼保健系统和区域卫生信息数据中心等机构的系统实现了信息共享。居民健康档案信息系统采集到的数据存放在县卫生局，系统维护的频率一般是每月一次，维护的方式是远程协助和现场维护，系统 2010 年的升级费用是 10 万元，维护费用是 5 万元。示范社区卫生服务中心下设的社区卫生服务站和村卫生室中，在 2010 年年底前已经全部应用居民健康档案信息系统，已全部实现与中心联网。详见表 7-18～表 7-20。

表 7-18　绍兴县夏履镇社区卫生服务中心电子健康档案基本配置情况

内容	技术参数	数量	费用（万元）
路由器	每个中心各 1 台	19	10
普通工作站	CPU≥1.6GHz 内存≥1GB ≥80G 10/100Mbit/s 网卡	57	22.8

表 7-19　绍兴县夏履镇社区服务中心新型远程医疗服务平台基础条件

内容	参数	数量	费用（万元）
PC 机	处理器 P4 2.0GHz 内存 512MB 硬盘 160GB 17 寸液晶显示器 100Mbit/s 以上以太网网卡	1	0.4
网络	县级医院提供 10Mbit/s 以上独立带宽的互联网线路	2	4
	社区卫生服务中心提供 4Mbit/s 以上独立带宽的互联网线路	1	1

表 7-20　绍兴县夏履镇社区卫生服务中心远程会诊、远程教育与双向转诊建设基本情况

项目	内容	数量	费用（万元）
远程会诊	电脑、复印机等硬件及会诊系统	1	1.73
	专用光缆	1	0.50
远程教育	投影仪、笔记本电脑等	1	1.65
双向转诊	电脑、复印机等硬件及转诊系统	1	1.73

4. 信息化服务人员培训情况　2009～2010 年年底前对社区卫生服务中心医务人员共进行过 3 次信息化方面的知识和技能培训，培训人员数占医务人员总数的 60%，培训内容为：计算机中文基本操作系统、办公应用、网络应用、社区 HIS（包括收费、药品、物资管理信息系统）、居民健康档案管理系统、"六位一体"社区卫生服务管理软件、体检信息管理系统、新农合实时结报系统和远程会诊及双向转诊管理系统。

5. 经费来源与支出　2009～2010 年绍兴县社区卫生服务中心无固定的信息化预算，2009 年平均获得经费 7.5 万元，平均支出 8.5 万元；2010 年平均获得经费 9.5 万元，平均支出 9.5 万元。详见表 7-21。

表 7-21　绍兴县社区卫生服务中心卫生信息化建设经费情况　（单位：万元）

项目		2009 年			2010 年		
		最少	最多	平均	最少	最多	平均
实际获得经费（单位自筹）		5.0	25.0	7.5	4.0	35.0	9.5
实际支出经费	服务器设备	2.0	10.0	3.0	0.0	20.0	3.0
	终端设备	1.0	3.0	2.0	2.0	8.0	3.0
	应用信息系统开发或采购	1.0	5.0	2.0	1.0	5.0	2.0
	信息技术服务费用	0.5	2.0	1.5	1.0	2.0	1.5
	小计	—	—	8.5	—	—	9.5

（五）“卫生信息化”建设及促进“国家数字卫生”示范应用的政策法规及相关配套文件支持情况

1. 加强组织领导，提高思想认识　卫生信息化是卫生事业发展的必然趋势。卫生局切实加强对信息化组织领导的要求，贯彻落实“一把手”负总责的原则，全力抓好信息化工作。建立健全信息化工作领导小组，落实专人负责日常工作。各级医疗卫生机构逐步推行信息主管制度，根据本单位实际情况设立专门信息工作机构，配备专业人员。

2. 加大经费投入，科学合理应用　信息系统建设是高科技、高投入的项目。各医疗卫生机构在年度规划中应安排适当比例的卫生信息化建设资金，通过信息化手段提高效率、降低成本和提高服务质量。

3. 规范制度建设，加强监督检查　建立健全项目立项审批、招标采购、建设、验收、运行维护等制度，实现对项目建设全过程的管理，确保项目建设质量。加强信息化应用制度建设，建立健全数据采集、更新和传输，应用系统使用和更新维护，以及联网应用等制度，保障信息化成果的应用，扩大应用效果。

4. 提高安全意识，加强网络管理　随着卫生信息化的发展，信息化系统的运行维护和安全保障日益重要，充分重视信息安全保障工作，加强网络信息安全保障体系建设。按照“谁主管谁负责、谁运行谁负责、谁使用谁负责”和属地化管理的原则，建立健全网络信息安全责任制度、值班制度、信息发布审核制度，以及备份策略和应急预案等。进一步完善网络结构，优化网络性能，严格执行安全等级保护制度和信息安全保密制度，强化安全防范措施和安全检查，建立健全安全风险评估机制和应急处置工作机制。

5. 加强人才建设，强化政策引导　抓好卫生系统工作人员信息化宣传教育工作。把宣传教育的重点放在更新、转变各级领导干部的信息化观念上。组织医疗卫生系统的领导干部、有关医务人员和计算机应用人员，参加不同类型和不同层次的信息技术教育和培训，为全面实现卫生信息化建设目标提供人才和技术保障，提高卫生信息化建设的管理与决策水平。

（六）“卫生信息化”及促进“国家数字卫生”示范应用的管理制度、运行机制建设及实施效果分析

卫生信息化建设促进了业务规范和工作效率提高，为公众提供了越来越多的办事便利

和信息服务，为领导科学决策提供了支持和依据。

1. 为居民提供便利的卫生和信息服务 随着卫生信息系统投入应用以来，群众享受到越来越便捷的卫生服务，在获得信息方面更加方便、全面。如新型农村合作医疗实时报销后，免除了繁琐报销程序，缓解了农民家庭多次来回的压力；医院预约挂号等为百姓提供服务。

2. 促进卫生工作业务规范和效率提高 采用现代化信息技术辅助各项业务工作，在一定程度上改进了工作流程和工作模式，促进了业务的规范建设，提高了工作效率。

3. 为政府提供科学决策的数据依据 基于信息化建设可以及时、准确、完整地采集并积累大量数据资源，因而为科学决策提供了客观依据。为医院管理者提高管理效率和医疗质量提供了数据支持；当发生重大突发公共卫生事件时可以及时为应急指挥提供信息，如三氯氰胺奶粉导致泌尿系结石患病儿童统计等。

（七）“卫生信息化”及“国家数字卫生”示范应用过程中，主要存在的宏观和微观政策、工作运行机制及管理问题分析

当前存在信息化利用程度低，信息机构不健全，信息化建设投入不足与建设成本过高的问题；基层医院信息化是卫生信息化建设的难点所在，目前基层卫生的信息系统模式仍然是以财务为重点的管理信息系统，还没有完全转向以病人为中心，信息资源不能共享；卫生信息化投资不足和缺乏专业的信息技术人才是存在的两大难题。

1. 认识问题 基层医院领导没有意识到信息化对医院发展的作用，有的领导对信息管理等一系列根本性变革有畏难情绪，对卫生信息化所带来管理手段的重大变革、服务方式彻底转变的意义缺乏足够认识，并放松对信息化建设的投入。

2. 管理问题 卫生信息化建设是一项系统工程，县级行政部门没有专门的信息管理机构，而各医院自建信息系统，但没有统一标准，烟囱林立，造成大量重复投资、重复建设，资源无法整合，信息不能共享，使用效率低下等问题。

3. 人员问题 县级医院有专门科室与专责人员，而镇街卫生院基本没有设立相应科室与管理人员，大多为兼职人员，对理顺信息化管理工作带来难度。

（八）“卫生信息化”及“国家数字卫生”示范应用的有效管理经验与模式总结

1. 建立组织管理机构队伍，是卫生信息化建设的基础 建立卫生信息化专业管理机构网络和人才队伍是开展卫生信息化工作的重要基础。管理机构除负责推进卫生信息化建设外，同时还需承担网站维护、信息技术服务等业务。

2. 加强统筹规划，是推进卫生信息化有序发展的前提 在卫生信息化工作领导小组的领导下，遵循“统一规划、统一标准、统一建设、统一管理”的原则，注重医院与公共卫生机构之间的信息化统筹和协调建设。

3. 加强项目管理，是保障信息化建设顺利进行的关键 采用科学正确的项目管理方法，加强项目管理是保证卫生信息化项目“又好又快”建设的关键措施。为提高项目管理效率，规范运维管理流程。

4. 统一标准是信息化建设的重要原则，是信息共享的前提和基础　各单位只有按照标准规范进行信息化建设才能实现信息资源的有效共享，避免数据孤岛、烟囱效应。

5. 以业务应用为主线，是卫生信息化项目建设的特点　“抓应用，促发展”是信息化发展的重要指导方针，也是卫生信息化建设的指导原则之一。新型农村合作医疗管理信息系统、妇幼保健管理信息系统、计划免疫管理信息系统、社区卫生服务管理信息系统、精神病管理信息系统等，都取得了很好的应用效果。

6. 加强信息安全管理，是卫生信息化工作的重要组成部分　随着信息化建设的顺利推进，业务对信息化依赖程度越来越高，信息数据资源越来越丰富，信息系统的稳定运行、数据的安全保密等信息安全问题凸显重要，加强信息安全保障是信息化工作的关键内容。提升安全意识，完善信息安全的监控体系和保障体系，全面提高信息安全防护能力，确保网络、基础设施、应用系统、网站、数据等的安全。

（九）下一步“卫生信息化”建设及“国家数字卫生”应用推广对策与建议

经费与管理是卫生信息化的基础，人才是卫生信息化的关键。普及卫生信息化意识，提高卫生信息化水平是基层卫生行政部门一个工作重点。抓好卫生信息化工作，应从以下几方面入手：

1. 积极营造卫生信息化建设良好的外部环境　政府的支持、鼓励和引导在卫生信息化建设中至关重要，建立和完善配套体系，营造卫生信息化建设的良好环境。

2. 铺设专网，形成卫生信息化网络的支架　铺设卫生专网，对实现信息共享、区域平台建设至关重要，只有实现网络资源、信息资源的充分利用，才是信息化的根本。

3. 建立健全卫生信息化标准体系　没有标准就没有共享。由于缺乏统一的规划和统一的标准，各个医疗单位很多信息资源无法共享，有的甚至在医院内部都无法共享，造成了极大的资源浪费和重复劳动。加速卫生信息化，必须标准先统一，自上而下，有章可循。

4. 落实卫生信息化建设资金　资金投入不足是制约卫生信息化的首要因素，因此，在制度上、规划上如何保证，在信息化建设时，使资金如何落实到位，是保证卫生信息化的顺利实施的首要因素。

5. 建立一支高素质的信息技术队伍　人才是关键，卫生信息化需要一支既懂技术，又懂管理，知识结构合理、技术过硬的“复合型”信息技术人才队伍，需要各级卫生行政部门通过加强人才培训、技术交流等方式来造就一批精通专业知识和具有实践能力的人才，来推动卫生信息化建设。

三、台州市玉环县“国家数字卫生”示范应用报告

（一）背景

2009 年末台州市玉环县全县户籍人口 41 万人，人口自然增长率为 4.8‰，计划生育率 92%。2009 年国内生产总值为 243.3 亿元，2009 年财政总收入为 37 亿元，城镇居民人均可支配收入 28 454 元，农村居民人均纯收入 12 192 元。2009 年卫生系统拥有：疾控中

心、卫生监督所、县妇保所、县卫生进修学校4家卫生单位；县人民医院、第二医院、中医院3家县级医院，床位984张，卫技人员为1294人，平均住院日9天，平均病床使用率为95%，年病床周转39次；11家乡镇（街道）社区卫生服务中心，37家社区卫生服务站，210家村卫生室，社区医生882人，平均住院日6天，平均病床使用率为82%，年病床周转57次。2009年卫生系统职工总数2633人，其中卫生技术人员2257人，合计开放床位1154张，门诊人次总数为178万人次，出院3.8万人，住院29万床日。2009年卫生系统财政投入为0.3亿元。

（二）玉环县卫生局“国家数字卫生”示范应用的条件与建设状况

1. 信息化工作基本信息 目前，玉环县卫生局已成立专门的信息化机构，机构名称是玉环县卫生局信息中心，分管信息化工作的局领导为副局长。目前卫生信息化工作负责的主要内容有：卫生局信息系统建设工作、辖区内医疗卫生服务机构信息系统建设工作、卫生局网络运行与维护、县级数据中心建设与维护（新农合实时结报系统运行与维护在社保局）、辖区内卫生信息统计分析。县内于2009年建立了县级卫生数据中心，该卫生数据中心已实现的功能有：健康信息采集、传送服务、共享服务、交换服务、协同服务等，包含的系统有：健康档案管理系统、标准数据维护与发布系统、双向转诊系统、办公自动化系统等。县级区域化卫生信息系统建设的主要内容有：电子政务、医保互通、社区服务、网络转诊、居民健康档案、远程医疗 、网络健康教育与咨询、电子病历等。2010年年底前建立了37万份的电子化健康档案，电子化健康档案的建档率为90.2%，已录入的电子健康档案的主要内容有：家庭基本情况、个人基本情况、个人行为习惯、个人既往史、个人主要健康问题、周期性体检、慢病资料、慢病随访记录、妇女病普查资料、妇幼保健。已录入的电子健康档案的研发单位是由“国家数字卫生”项目组指定的万鼎信息技术有限公司。

2. 人力资源信息 玉环县卫生局信息技术工作人员共有2人，均为全职工作，1人为计算机专业毕业，1人为医学专业毕业，均为本科学历。玉环县卫生局信息化工作负责人的职称为中级，经济管理专业本科毕业。2009～2010年玉环县卫生局对医务工作人员的信息化工作集中培训了22次。培训的内容有：电子健康档案操作、HIS操作、U1000操作、妇幼保健系统操作、数据交换操作、重点传染病管理操作、双向转诊操作、电子病历操作、短信随访操作、OA系统和卫生网站信息上传等知识。

3. 物质资源信息 玉环县级数据中心机房总面积为18平方米，共有10台服务器，总价值为105万元，其中：数据服务器4台，容量为3600GB；应用服务器3台，容量为2500GB；网络服务器3台，容量2500GB；路由设备2台，总价值7.2万元；存储硬盘的容量为3600GB。集中存储模式为：SAN或NAS等基于网络连接的集中存储模式和DAS等由服务器设备直连的磁盘阵列模式。局域网结点数有13个，没有无线网络结点。网络接入的方式为专线连接互联网。接入互联网带宽100Mbit/s，局域网带宽100～1000Mbit/s。采用的网络安全措施为防火墙设备。2010年数据中心在用的操作系统软件为Windows和Linux。2010年数据中心在用的数据库产品有Oracle和MySQL。2010年数据中心与各下属机构的联网方式为：医院专线10Mbit/s，社区卫生服务中心专线10Mbit/s，社区卫生服务站拨号 2Mbit/s，公卫机构拨号 2Mbit/s。具体结果见表 7-22～表 7-25。

表 7-22　玉环县数据中心硬件配置情况

名称		技术参数	数量	费用（万元）
网络设备	核心交换机	24 个 10/100/1000 自适应端口	2	2.30
	防火墙	标配 8 个 10/100BASE-T 接口；整体吞吐量：800M；最大并发连接数>100 万	1	5.70
服务器设备	全人健康流程管理 DB 应用服务器	四个 Intel 四核 Xeon E7420 处理器（2.13GHz，8ML3 缓存，90W），16 内存，三块 300G SAS 2.5′硬盘 集成千兆网卡	2	21.00
	数据共享交换 DB 服务器	2 颗四核 E5606 /8GBDDR3 /3×146G	1	2.75
	WEB 服务器	4CPU/8GB/3×300GB	2	5.60
	磁盘阵列	全光纤磁盘阵列，双控制器，光纤主机端口≥20，接口速率≥8Gbit/s；容量≥3.5TB，8 块 450GB 15K 光纤硬盘	1	22.00

表 7-23　玉环县数据中心网络基础条件

内容	技术参数	数量	费用（万元）
网络交换设备	24 个 10/100 Base-T 以太网端口，2 个 10/100/1000 Base-T 以太网端口，2 个 1000Base-X SFP 千兆以太网端口，增加 2 个 10/100/1000 Base-T 以太网端口模块	2	2.20
数据库服务器（PC 服务器）	四个四核 Xeon E742 16G 内存，三块 300G SAS 2.5′硬盘	2	22.00
应用服务器（PC 服务器）	2 颗四核 E5606（2.13 GHz/8GB/3×300G（3×146G）	6	16.65
数据库软件	Oracle 10G 企业版	1	—
操作系统	Redhat Linux AS 5	1	—
中间件	Weblogic/Tomcat	1	—

表 7-24　玉环县电子健康档案平台情况

内容		数量	费用（万元）
硬件及网络设备	网络交换设备	1	1.5
	数据库服务器	2	22.0
	应用服务器	3	8.4
	存储：裸容量>=3TB	1	22.0
软件及其他	RedHat Linux AS 5	1	—
	Weblogic / Tomcat	1	—
	Oracle 10G	1	—
	电子健康档案系统	1	—
	工程实施费	1	—

表 7-25　玉环县“一卡通”系统建设硬件情况

类型	内容	用途	参数	数量	费用（万元）
硬件设备	PC 服务器	示范区应用及数据库服务器	基本需求	6	8.5
	存储系统	示范区应用数据存储设备	基本需求	1	22.0
	县（市）/区交换设备	县（市）/区中心局域网设备	基本需求	2	2.2
	安全系统	广域互联及安全设备	防火墙	1	5.7
系统软件	Linux 企业版	服务器操作系统	Red hat	1	—
	Oracle 数据库	数据库	10g	1	—
	Weblogic/Tomcat	应用中间件	Tomact5.5	1	—

4. “国家数字卫生”项目研发成果应用状况　2010 年年底前，玉环县已经在使用的“国家数字卫生”项目研发成果情况为：

（1）示范县内有 100%社区卫生服务机构使用项目组统一研发的电子健康档案软件；

（2）100%社区卫生服务机构已能够通过电子健康档案与县内二级以上医院电子病历系统实现信息互联互通，为双向转诊提供技术保障；

（3）已经统一应用区域数据中心架构技术，该中心已存储全县居民的电子健康档案，已于 2010 年 12 月前上传到省级数据中心，上传率达 100 %；

（4）示范县内已选择 2 家二级以上医院使用项目组统一研发的电子病历系统，在 2010 年年底前达到医院内覆盖率 100%以上；

（5）已按照项目组要求选择所在县内有代表性的县级医院 3 家，城乡社区卫生服务中心 11 家进行了远程医疗、11 家进行了远程教育、11 家进行了健康知识搜索和咨询服务研究与应用，构建覆盖省、市县、社区的三级新型医疗服务研究与试验网络；

（6）已按照项目组要求选择所在县内 2 家二乙级以上医院应用项目研发的常见疾病的临床路径和主要疾病知识库。

5. 信息化工作经费来源与支出情况　2009～2010 年信息化工作预算经费合计为 515 万元，共获得经费 517 万元，共支出 517 万元。具体结果见表 7-26。

表 7-26　玉环县卫生信息化建设经费情况　（单位：万元）

项目		2009 年	2010 年	合计
固定预算		200	315	315
实际获得经费	财政拨款	100	100	200
	单位自筹	100	200	300
	“国家数字卫生”专项	0	17	17
	小计	200	317	517
实际支出经费	服务器设备	100	150	250
	终端设备	50	30	80
	网络设备	15	10	25
	系统基础软件	0	20	20
	应用信息系统开发或采购	30	100	130
	信息技术服务费用	5	7	12
	小计	200	317	517

(三) 台州市玉环县示范医院“国家数字卫生”示范应用的条件与建设状况

1. 基本情况　台州市玉环县“国家数字卫生”项目示范医院为玉环县中医院，该医院有专门的信息化管理部门院信息设备科，信息化工作主要负责的工作内容有：医院信息系统建设工作、医院网络运行与维护、设备管理和电话系统管理等。

2. 人力资源信息　玉环县中医院信息化工作主管人员的职务是信息设备科长，专业背景为医学和计算机。信息化工作人员共有 3 人，其中：计算机专业毕业 2 人，医学专业毕业 1 人，大专学历 2 人，本科及以上学历 1 人。

3. 物质资源信息　玉环县中医院具有的独立并且物理隔离的网络数为 3 个，网络主干带宽为 1000Mbit/s，网络采用的架构为两层架构（核心＋接入），网络预设节点总数为 4 个，信息系统使用的节点总数为 4 个，采用的交换设备有 16 台，无在用的无线接入点(AP)。目前，采用的网络安全措施为域用户管理模式和 VPN。采用的数据安全措施有数据灾备和数据库镜像备份。集中存储的容量为 1.3TB，使用集中存储的系统为医院管理信息系统（HMIS)。硬件设施的使用为：台式计算机 PC200 台，笔记本电脑 Laptop4 台。医院信息系统建设中已经采用的信息化标准体系为 ICD10 和 DICOM3。医院内部各系统中已经全部采用了统一的信息编码体系。具体结果见表 7-27、表 7-28。

表 7-27　玉环县中医院信息系统建设状况

项目			全院使用	无计划
管理信息系统	门急诊管理系统	门急诊导医系统	√	
		门急诊挂号系统	√	
		门急诊划价收费系统	√	
		门诊分诊系统		√
		门诊输液管理系统		√
		门诊采血管理系统		√
	住院病人入、出、转管理系统		√	
	医院药事管理系统	药库管理系统	√	
		静脉药物配置中心 PIVAS		√
		门急诊药房管理系统	√	
		住院药房管理系统	√	
		制剂管理系统	√	
		药品会计系统		√
	手术室排班/计费管理信息系统		√	
	护理信息系统			√
	病案管理系统		√	
	医疗统计系统		√	
	人事工资管理系统		√	

续表

项目			全院使用	无计划
管理信息系统	医院财务管理系统	会计账目系统	√	
		经济核算系统	√	
	物流管理系统	固定资产管理系统	√	
		物资材料管理系统	√	
	医院办公自动化系统			√
	医学文献管理系统			√
	远程医疗（教育）系统		√	
	医疗管理与质量监控系统			√
临床信息系统	门急诊医生工作站系统		√	
	病区医生工作站系统		√	
	住院护士工作站		√	
	电子病历（EMR）系统		√	
	医技科室信息系统	实验室信息系统（LIS）	√	
		心电图信息系统		√
		超声影像信息系统	√	
	手术麻醉信息系统			√
	重症监护信息系统			√
	放射科信息系统（RIS）		√	
	病理科信息系统		√	
	医学影像存储与通信系统（PACS）		√	
	临床决策支持系统		√	

表 7-28　玉环县中医院电子病历、远程会诊等建设基本情况

类型	内容	数量（台/个）	费用（万元）
电子病历	服务器	2	6.00
	掌幄病区软件	7	21.00
	磁盘阵列柜	1	6.00
	工作站	30	10.65
	打印机	14	1.26
远程会诊	工作站	1	0.40
	32LCD	1	0.60
	Sony 摄像机	1	3.00
	电视数据传送	1	10.00
临床路径	数字卫生课题组研发	8	8.00
远程教育	投影仪	1	1.00
双向转诊	邦泰工作站	10	4.00

4. 医院信息技术应用状况 2010年年底前玉环县中医院已有统一的信息管理制度。医院的分院或社区医院已与医院进行了信息系统一体化。医院在使用的信息技术有：高速以太网（≥100Mbit/s）、条码技术、RFID技术、数据仓库、XML技术和自动预警与临床提示。医院网站建设主要采用的方式为代建，提供的主要互联网服务为对外宣传与介绍。2009～2010年示范医院使用“国家数字卫生”项目组研发的成果，开展了双向转诊共计813例，远程会诊120例，远程教育980人次，临床路径准备于2010年12月启动。

5. 信息化服务人员培训情况 2009～2010年年底前对医院医务人员共进行过5次信息化方面的知识和技能培训，培训人员数占医务人员总数的70%，培训内容为：电子病历（EMR）系统、放射科信息系统（RIS）和医学影像存储与通信系统（PACS）。

6. 经费来源与支出 2009～2010年信息化工作预算经费合计为78.5万元，共获得经费78.5万元，共支出78.5万元。具体结果见表7-29。

表7-29 玉环县中医院卫生信息化建设经费情况 （单位：万元）

项目		2009年	2010年	合计
固定预算		18.0	60.5	78.5
实际获得经费（单位自筹）		18.0	60.5	78.5
实际支出经费	服务器设备	0.0	12.0	12.0
	终端设备	10.0	10.0	20.0
	网络设备	3.0	3.5	6.5
	应用信息系统开发或采购	0.0	30.0	30.0
	信息技术服务费用	5.0	5.0	10.0
	小计	18.0	60.5	78.5

（四）玉环县社区卫生服务机构“国家数字卫生”示范应用条件与建设状况

1. 基本情况 玉环县共有社区卫生服务中心11家，全部示范应用了“国家数字卫生”项目的研发成果。示范应用的内容有全人全程电子健康档案、双向转诊、远程教育和电子病历。使用的居民健康档案信息系统的主要功能模块包括有：家庭档案与个人档案、个人体检记录、全科诊间、妇幼保健、计划免疫、慢病管理、传染病管理和绩效考核。2010年年底前示范社区卫生服务中心已经开始使用的社区医疗卫生软件有：社区HIS（包括收费、药品、物资管理信息系统）、计算机化医嘱录入系统、全科诊间系统、电子病历、PACS、检验管理信息系统（LIS）、“六位一体”社区卫生服务管理软件、体检信息管理系统、新农合实时结报系统、远程会诊及双向转诊管理系统、信息统计与决策支持系统和OA系统。示范社区卫生服务中心于2009年6月开始应用项目组开发的软件为居民建立电子健康档案，目前录入12万户，37万人，电子化健康档案的建档率为90.2%。该电子健康档案的录入人员是责任医生。目前居民不可以查阅自己的健康档案，查阅的主要方式是就诊时查阅。2010年居民健康档案工作的信息化程度是全县内卫生机构联网。2010年年底前示范社区卫生服务机构已制定统一的信息化管理制度。

2. 人力资源信息 玉环县各示范卫生社区服务中心均拥有1名卫生信息技术工作人

员，其中专职 2 人、兼职 9 人，为工程师或员级职称，计算机或医学专业毕业，本科或大专学历。

3. 物质资源信息 硬件设备情况：玉环县区示范应用的 11 家社区卫生服务中心拥有前置机最少 1 台，局域网结点数最少 8 个，医生计算机工作站最少 5 台，移动计算机（笔记本电脑、配无线网络）工作站最少 1 个。网络条件：接入互联网带宽平均 2Mbit/s、最低 2Mbit/s、最高 10Mbit/s，局域网带宽 10Mbit/s、最低 10Mbit/s、最高 100Mbit/s，网络接入方式为专线连接专网。社区卫生服务中心机构的居民健康档案信息系统已经与区域卫生信息数据中心机构的系统部分实现了信息共享。居民健康档案信息系统采集到的数据存放在县（区）卫生局，系统维护的频率一般是每日一次，维护的方式是远程协助和现场维护，系统 2010 年的升级费用是 2 万元，维护费用是 1 万元。示范社区卫生服务中心下设的社区卫生服务站/村卫生室中，在 2010 年年底前已经全部应用居民健康档案信息系统，已全部实现与该中心联网。具体结果见表 7-30～表 7-32。

表 7-30 玉环县社区卫生服务中心（站）电子健康档案基本配置情况

内容	技术参数	数量	费用（万元）
路由器	每个中心或站各 1 台，站点也可以利用 ADSL 拨入中心 VPN	1	0.2
普通工作站	CPU≥1.6GHz 内存≥1GB 网卡分辨率 1024×768 像素	5	1.5

表 7-31 玉环县社区服务中心新型远程医疗服务平台基础条件

内容	参数	数量	费用
处理器	P4 2.0GHz 以上	1	0.7 万元
内存	1～2GB	1	
硬盘	320GB	1	
显示器	17 寸液晶显示器	1	
网卡	100Mbit/s 以上以太网网卡	1	
网络	市县级医院提供 10Mbit/s 带宽的独立的互联网线路	1	2 万元/年
	社区卫生服务中心提供 10Mbit/s 带宽的独立的互联网线路	1	3 万元/年

表 7-32 玉环县卫生社区服务中心电子病历、远程会诊等建设基本情况

类型	内容	数量	费用（万元）
电子病历	掌幄软件公司	3 个病区	6
远程会诊	邦泰软件公司	50 个站点	6
远程教育	邦泰软件公司	50 个站点	6
双向转诊	易康软件公司	11 家中心	6

4. 信息化服务人员培训情况 2009～2010 年年底前对社区卫生服务中心全体医务人员共进行过 19 次信息化方面的知识和技能培训，培训内容为：社区 HIS（包括收费、药品、物资管理信息系统）、居民健康档案管理系统、计算机化医嘱录入系统、新农合实时结报系统、远程会诊及双向转诊管理系统和信息统计与决策支持系统。

5. 经费来源与支出　2009～2010 年信息化工作预算经费合计为 140 万元，共获得经费 140 万元，共支出 140 万元。具体结果见表 7-33。

表 7-33　玉环县卫生社区服务中心卫生信息化建设经费情况　（单位：万元）

项目		2009 年	2010 年	合计
固定预算		50	90	140
实际获得经费	财政拨款	30	20	50
	单位自筹	20	70	90
	小计	50	90	140
实际支出经费	服务器设备	10	10	20
	终端设备	30	5	35
	网络设备	10	5	15
	系统基础软件	0	20	20
	应用信息系统开发或采购	0	45	45
	信息技术服务费用	0	5	5
	小计	50	90	140

（五）“卫生信息化”建设及促进“国家数字卫生”示范应用的政策法规及相关配套文件支持情况

来自上级卫生主管部门的政策法规及相关配套文件主要有：《浙江省卫生信息化建设“十一五”规划》（浙卫发〔2006〕161 号）、卫生部《医院信息系统基本功能规范》、卫生部《电子病历基本架构与数据标准》和《电子病历基本规范》等。玉环县制定出台的相关配套文件主要有：《玉环县实施新医改方案》、《玉环县卫生局信息化建设实施方案》、《玉环县区域卫生数据中心项目建设方案》等。各医疗卫生单位均制定了相关的信息化工作方案和计划。

（六）“卫生信息化”及促进“国家数字卫生”示范应用的管理制度、运行机制建设及实施效果分析

（1）“日清月结”绩效公示，每月由信息中心主任在局务会议上汇报当月工作小结和下月计划。如 10 月份卫生局信息中心的绩效公示内容为：

10 月份工作完成情况：

1）完成村级社区卫生服务站 HIS 安装、业务培训；

2）全面实施县乡医疗机构双向转诊；

3）玉环县卫生 OA 系统启用；

4）根据省厅要求，调整卫生局网站栏目和页面优化；

5）县二医、中医院电子病历系统在部分病区试用。

11 月份工作要点：

1）公立基层医疗机构全面启动区域 HIS 与电子健康档案的数据交换，对村级社区卫生服务站 HIS 应用指导；

> 2）完善双向转诊操作流程和内容，尝试与省级医院的双向转诊，测试双向转诊系统与电子健康档案的数据交换；
>
> 3）进一步完善卫生系统内部OA系统；
>
> 4）完成10份电子病历与电子健康档案的数据交换，部署临床路径系统的应用；
>
> 5）论证“医联一卡通”方案；
>
> 6）县红十字医院完成“全数字化”建设。

（2）年初县卫生局与下属单位签订信息化建设责任状，年底对责任单位进行考核。2010年责任状的主要内容有：

> **县级医院：**
>
> 1）按卫生部《医院信息系统基本功能规范》建立医院信息系统，确保信息系统安全；
>
> 2）新采购数字化设备要经过互联互通论证，使用软件系统基本架构与数据标准必须符合卫生部数字化相关规定；
>
> 3）按照卫生部《电子病历基本架构与数据标准》和《电子病历基本规范》建立电子病历系统，在医院内部以电子病历为核心进行数据交换；
>
> 4）配合卫生局网站实施政务（院务）、医疗信息和医疗收费价格公开；
>
> 5）在卫生局网站向群众开放诊疗结果查询；
>
> 6）开设远程医疗服务并运用远程知识库；
>
> 7）应用标准的常见疾病临床路径和主要疾病知识库；
>
> 8）以局信息中心居民电子健康档案为核心，医院的HIS、健康体检系统和电子病历系统要与居民电子健康档案实现互联互通，为双向转诊提供技术保障，最终实现医联“一卡通”。
>
> **卫生单位：**
>
> 1）县卫生监督在网上受理卫生许可办理和卫生监测结果公示，积极应用《卫生监督执法信息系统》；
>
> 2）县妇保所要及时完成电子健康档案中妇幼保健信息内容的录入；
>
> 3）县疾控中心规范应用《疫情网上报告系统》，配合做好计免和传染病管理等系统与居民电子健康档案的互通对接。

（3）开展工作督查。根据工作进度，分别由局长、局纪检书记定期不定期开展信息化工作督查；局信息中心每周、每月对各下属信息化项目实施情况在网上公示。

（4）在卫生局网站上设立信息化工作论坛，分别建立电子健康档案、HIS、双向转诊、数据交换等系统工作QQ群，进行工作交流讨论和日常咨询。

（七）“卫生信息化”及“国家数字卫生”示范应用过程中，主要存在的宏观和微观政策、工作运行机制及管理问题分析

（1）前期卫生数字化软件系统还不够完善，在操作中经常出现差错，同时在解决需求

方面回应慢，在系统维护方面操作也不够规范，影响工作进度；

（2）由于信息孤岛的存在，各信息系统在接口修改配合方面存在问题，导致数据交换中心建设进展缓慢；

（3）基层操作人员对软件系统本身的完善性、维护方面的不规范性和解决需求的回应慢等问题抱怨较多，意见较大，对信息化工作造成一定的负面影响；

（4）随着信息化建设工作的深入，数字化项目灿烂的前景依稀可见，但工作已进入关键的时候，难度加大，来自政策、人力、财力等方面的困难也日渐突出。

四、桐乡市“国家数字卫生”示范应用报告

（一）背景

2009 年末桐乡市全市户籍人口 670 998 人，其中农业人口 407 923 人，非农业人口 263 075 人。全市人口出生率 6.7‰，死亡率 7.27‰，人口自然增长率为－0.57‰，计划生育率 98.77%。2009 年国内生产总值为 340.27 亿元，2009 年财政总收入为 44.45 亿元，城镇居民人均可支配收入 25 211 元，农村居民人均纯收入 12 609 元。2009 年卫生系统拥有：疾控中心、卫生监督所 2 家卫生单位；第一医院、第二医院、中医院、妇保院、第三医院、皮肤病防治院、康慈医院、康复医院等 8 家市级医院；13 家乡镇（街道）社区卫生服务中心（其中 5 家为原中心卫生院）、160 家社区卫生服务站。2009 年卫生系统有卫生技术人员 3468 人，开放床位 2316 张。2009 年卫生系统财政投入为 1.6 亿元。

（二）桐乡市卫生局“国家数字卫生”示范应用的条件与建设状况

1. 信息化工作基本信息　为做好“国家数字卫生”示范区工作，目前桐乡市卫生局已成立专门的“国家数字卫生”示范区建设领导小组，市卫生局主要领导任组长，分管信息化工作的副局长具体领导。目前卫生信息化工作负责的主要内容有：卫生局信息系统建设工作、辖区内医疗卫生服务机构信息系统建设工作、卫生局网络运行与维护、卫生局中心机房建设与维护、新农合实时结报系统运行与维护、辖区内卫生信息统计分析和设备管理。市级卫生数据中心已建立。2010 年年底前已建立了 591 622 份电子化健康档案，电子化建档率为 100%，已录入的电子健康档案的主要内容有：家庭基本情况、个人基本情况、个人行为习惯、个人既往史、个人主要健康问题、周期性体检、慢病资料、慢病随访记录、妇女病普查资料。已录入的电子健康档案的研发单位是由“国家数字卫生”项目组指定的浙江万鼎信息技术有限公司。

2. 人力资源信息　桐乡市卫生局信息技术工作人员共有 4 人，均为兼职工作，其中计算机专业毕业 2 人，其他专业毕业 2 人；大专及以下学历 1 人，本科学历 3 人。2009～2010 年桐乡市卫生局对医务工作人员进行了 8 次以电子健康档案为主要内容的信息化培训。

3. 物质资源信息　桐乡市级数据中心机房总面积（不包括楼宇的弱电配线间）为 32 平方米，共有 7 台服务器，总价值为 100 万元，其中：数据服务器 3 台，容量为 1450GB；应用服务器 3 台，容量为 450GB；网络服务器 1 台，容量 147GB；路由设备 2 台，总价值 26 万元；存储硬盘的容量为 1168GB。集中存储模式为 SAN 光纤交换机、由服务器设备

直连的磁盘阵列模式。局域网结点数有 350 个。网络接入的方式为专线连接专网。接入互联网带宽 2Mbit/s，局域网带宽 10Mbit/s。2010 年数据中心在用的操作系统软件有 Windows 和 Unix。2010 年数据中心在用的数据库产品为 Oracle。2010 年数据中心与各下属机构的联网方式为：医院专线 10Mbit/s，社区卫生服务中心专线 10Mbit/s，社区卫生服务站专线 2Mbit/s，公卫机构专线 10Mbit/s。

4. "国家数字卫生"项目研发成果应用状况 2010 年年底前，桐乡市已经在使用的"国家数字卫生"项目研发成果情况为：

（1）示范市内 100%的社区卫生服务机构使用项目组统一研发的电子健康档案软件；

（2）示范市已经统一应用区域数据中心架构技术，该中心已存储全市居民的电子健康档案，已于 2010 年 12 月前上传到省级数据中心，上传率达 100%。

（三）桐乡市示范医院"国家数字卫生"示范应用的条件与建设状况

1. 基本情况 桐乡市"国家数字卫生"项目示范医院为桐乡市第一人民医院，该医院有专门的信息化管理部门——信息科，信息化工作主要负责的工作内容有：医院信息系统建设工作、医院网络运行与维护、设备管理、图书馆、病案统计管理、医院信息系统建设工作和医院网络运行与维护。

2. 人力资源信息 桐乡市第一人民医院信息化工作主管人员的职务是副院长，专业背景为医学。信息化工作人员共有 6 人，均为计算机专业毕业，本科及以上学历。

3. 物质资源信息 桐乡市第一人民医院具有独立的并且物理隔离的网络数为 2 个，网络主干带宽为 100Mbit/s，网络采用的架构为三层架构（核心＋汇聚＋接入），网络预设节点总数为 1073 个，信息系统使用的节点总数为 450 个，采用的交换设备有 45 台。硬件设施的使用中：台式计算机 PC400 台，笔记本电脑 Laptop10 台，POS 设备 10 台。医院信息系统建设中已经采用的信息化标准体系有 ICD10、HL7 和 DICOM3。该医院内部各系统中已经全部采用了统一的信息编码体系。具体结果见表 7-34、表 7-35。

表 7-34 桐乡市第一人民医院信息系统建设状况

项目			全院使用	无计划
管理信息系统	门急诊管理系统	门急诊导医系统	√	
		门急诊挂号系统	√	
		门急诊划价收费系统	√	
		门诊分诊系统	√	
		门诊输液管理系统	√	
		门诊采血管理系统	√	
	住院病人入、出、转管理系统		√	
	医院药事管理系统	药库管理系统	√	
		静脉药物配置中心 PIVAS		√
		门急诊药房管理系统	√	
		住院药房管理系统	√	
		制剂管理系统		√
		药品会计系统	√	

续表

项目			全院使用	无计划
管理信息系统	手术室排班/计费管理信息系统		√	
	护理信息系统			√
	病案管理系统		√	
	医疗统计系统			√
	人事工资管理系统			√
	医院财务管理系统	会计账目系统	√	
		经济核算系统	√	
	物流管理系统	固定资产管理系统	√	
		物资材料管理系统	√	
	医院办公自动化系统			√
	医学文献管理系统		√	
	远程医疗（教育）系统		√	
	医疗管理与质量监控系统			√
临床信息系统	门急诊医生工作站系统		√	
	病区医生工作站系统		√	
	住院护士工作站		√	
	电子病历（EMR）系统			√
	医技科室信息系统	实验室信息系统（LIS）	√	
		心电图信息系统	√	
		超声影像信息系统	√	
	手术麻醉信息系统		√	
	重症监护信息系统			√
	放射科信息系统（RIS）		√	
	病理科信息系统		√	
	医学影像存储与通信系统（PACS）		√	
	临床决策支持系统			√

表 7-35 桐乡第一人民医院电子病历等建设情况

类型	数量	费用（万元）
电子病历	1	15
远程会诊	1	10
临床路径	1	30

4. 医院信息技术应用状况 2010 年年底前桐乡市第一人民医院已有统一的信息管理制度。医院的分院与医院同步进行信息系统一体化。2010 年年底前医院在使用的信息技

术为高速以太网（≥100Mbit/s）/条码技术。医院网站建设主要采用的方式是代建。医院网站提供的主要互联网服务为对外宣传与介绍。

5. 信息化服务人员培训情况 2009～2010年年底前对医院医务人员共进行过5次信息化方面的知识和技能培训，培训人员数占医务人员总数的90%。

6. 经费来源与支出 2009～2010年信息化工作预算经费合计为900万元，共获得经费800万元，共支出800万元。详见表7-36。

表7-36 桐乡市第一人民医院卫生信息化建设经费情况 （单位：万元）

项目		2009年	2010年	合计
固定预算		200	700	900
实际获得经费（单位自筹）		100	700	800
实际支出经费	服务器设备	20	200	220
	终端设备	50	100	150
	网络设备	10	300	310
	系统基础软件	5	20	25
	应用信息系统开发或采购	5	70	75
	信息技术服务费用	10	10	20
	小计	100	700	800

（四）桐乡市社区卫生服务机构“国家数字卫生”示范应用条件与建设状况

1. 基本情况 桐乡市共有社区卫生服务中心15家，全部示范应用“国家数字卫生”项目的研发成果，示范应用的内容为全人全程电子健康档案。使用的居民健康档案信息系统的主要功能模块包括有：家庭档案与个人档案、个人体检记录、妇幼保健、计划免疫、慢病管理和传染病管理。2010年年底前示范社区卫生服务中心已经开始使用的社区医疗卫生软件有：社区HIS（包括收费、药品、物资管理信息系统）、全科诊间系统、医学影像存储与通信系统（PACS）、检验管理信息系统（LIS）、新农合实时结报系统和信息统计与决策支持系统。示范社区卫生服务中心于2010年9月开始应用项目组开发的软件为居民建立电子健康档案，目前已录入165 750户，591 622人，电子化健康档案的建档率为100%。该电子健康档案的录入人员是责任医生。目前居民不可以查阅自己的健康档案，查阅的主要方式是到所属社区查阅档案。2010年居民健康档案工作的信息化程度是县、乡、村三级医疗机构联网。2010年年底前示范社区卫生服务机构已制定统一的信息化管理制度。

2. 人力资源信息 桐乡市平均每1000名社区居民配有1.73名社区责任医生。各示范社区卫生服务中心的卫生信息技术工作人员总数最多4人，最少1人，平均2人，以兼职为主，多为员级职称，多为医学专业毕业、本科及以上学历。

3. 物质资源信息 硬件设备情况：桐乡市15家社区卫生服务中心平均拥有4台服务器、最少3台、最多6台，平均总价值4万元、最低3万元、最高15万元，网络接入方式为：专线连接专网和专线连接互联网。居民健康档案信息系统采集到的数据存放在桐乡市卫生局，根据系统运行情况进行维护，维护的方式有远程协助和现场维护。2010年年底前，示范社区卫生服务中心下设的社区卫生服务站已经全部应用居民健康档案信息系统。具体结果见表 7-37。

表 7-37　桐乡市社区卫生服务中心电子健康档案基本配置情况

内容	技术参数	数量（台/个）
路由器	每个中心或站各 1 台，站点也可以利用 ADSL 拨入中心 VPN	160
普通工作站	CPU≥1.6GHz，内存≥512MB，≥80GB，10/100Mbit/s 网卡，分辨率 1024×768 像素	160

4. 信息化服务人员培训情况　2009～2010 年年底前对社区卫生服务中心医务人员共进行过 8 次信息化方面的知识和技能培训，培训人员数占医务人员总数的 20%，培训内容为居民健康档案管理系统和新农合实时结报系统。

（五）“卫生信息化”建设及促进“国家数字卫生”示范应用的政策法规及相关配套文件支持情况

“国家数字卫生”项目经国家科技部批准，是我国迄今在该研究领域资助力度最大的科学研究项目。卫生部和浙江省委、省政府对该项目也给予了高度重视和大力支持。为做好项目的实施，作为示范区，需抓好以下几个方面的工作。

1. 加强对示范区工作的组织领导　示范区要加强组织领导，抓紧成立政府牵头、各部门联合参与的领导小组，通过定项目负责人、定实施方案、定完成进度，进一步明确领导责任。要按照《国家数字卫生项目课题合作研发任务书》中签订的各项考核指标，抓紧实施，确保各项目标如期完成。同时，要充分发挥项目课题组的整体功能，形成工作合力，加强项目管理，通过健全组织管理网络、建立管理规章制度、强化考核评价机制，确保各项任务顺利完成。

2. 建立重大决策专家咨询论证制度　围绕项目的实施，建立完善的专家咨询小组，针对项目实施中的重大问题开展决策咨询和专题研究，发挥自身优势，对项目的实施方案、研究内容、示范效果等工作开展充分的论证评估，并及时反馈有关信息，确保项目科学、有效、顺利运行。

3. 提高项目实施的基础条件水平　数字卫生示范应用是建立在已有卫生工作基础上的一项能力提升工程，项目的顺利实施依赖于示范区现有的人、财、物等基础条件水平。同时要将项目的实施推进与医药卫生改革的整体工作相结合，不断提高推进项目实施的基础条件水平。

4. 加强项目经费的使用管理　国家科技经费的使用和管理一直以来都有严格的要求，各级主管部门、项目依托单位、项目负责人必须严格遵循《国家科技支撑计划专项经费管理办法》和国家有关的规章制度，确保落实配套经费，规范项目经费使用，加强财务管理和会计核算，各司其职、各尽其责，建立分级管理和责任追究制度，提高项目经费使用和管理水平，杜绝本单位经费管理和使用中违规违纪行为的发生。

5. 积极探索示范应用的新机制　要注重数字卫生关键技术的创新，以“居民电子健康档案”的建立与管理为核心，推进各类卫生信息关键技术在示范区的转化应用。在示范运用中，鼓励创新、注重集成、实现突破。要本着循序渐进的原则，逐步推进，不断探索数字卫生建设的新思路。

（六）“卫生信息化”及促进“国家数字卫生”示范应用的管理制度、运行机制建设及实施效果分析

为优化桐乡市的医疗卫生资源的配置，把本市有限的卫生资源充分、合理、有效地用于提高全市居民的基本健康服务，体现政府执政为民和以人为本的科学发展观的理念，结合“数字卫生”示范区规划，打造桐乡市数字化医院、数字化区域卫生系统。将先进的网络及数字技术应用于医院及相关医疗工作，实现医院内部医疗和管理信息的数字化采集、存储、传输及后处理，由数字化医疗设备、计算机网络平台和医院业务软件所组成的三位一体的综合信息系统，从而实现医疗资源整合、流程优化，降低运行成本，提高服务质量、工作效率和管理水平。继而发展为与之配套的社会卫生服务体系的数字化，如高质量的院际信息网络、社区卫生宽带网络及接口等，以实现资源共享和个性化、零距离健康服务。以量化的成本核算、绩效考核指标体系，实现医院提高服务质量、提高经济效益的综合发展目标。卫生信息化建设促进了业务规范和工作效率提高，为公众提供了越来越多的办事便利和信息服务，为领导科学决策提供了支持和依据。

1. 为市民提供便利的卫生和信息服务 随着卫生信息系统投入应用以来，群众享受到越来越便捷的卫生服务，在获得信息方面更加方便、全面。如新型农村合作医疗实时报销后，免除了繁琐报销程序，又缓解了农民家庭多次来回的压力；医院预约挂号等为百姓提供服务。

2. 促进卫生工作业务规范和效率提高 采用现代化信息技术全面辅助各项业务工作，一定程度上要改进了工作流程和工作模式，促进了业务的规范建设，提高了工作效率。

3. 为政府提供科学决策的数据依据 基于信息化建设可以及时、准确、完整地采集并积累大量数据资源，因而为科学决策提供了客观依据。为医院管理者提高管理效率和医疗质量提供了数据支持；当发生重大突发公共卫生事件时可以及时为应急指挥提供信息，如三聚氰胺奶粉导致泌尿系结石患病儿童统计等。

（七）“卫生信息化”及“国家数字卫生”示范应用过程中，主要存在的宏观和微观政策、工作运行机制及管理问题分析

目前，桐乡市各级医院的信息化建设已经取得了一定的效果，市级医院具有一定数字化程度的医院信息化系统，但是数字化医院建设还处在初级阶段，数字化区域卫生系统建设还处在启动阶段，与本市基本实现数字化医院的目标还有一定距离，数字化、信息化的优势还没有充分体现出来。主要问题分析如下。

1. 亟需统一认识、更新观念 明确数字化医院、数字化区域卫生系统建设的总体思路、方法和目标，制定总体规划，加大对系统建设的投入。包括数字化医院、数字化区域卫生系统配套政策、系统建设的指导原则、功能规范、编码标准、医院信息技术人才建设等，并将信息技术在医院的应用列为继续教育内容，以及各级各类医院数字化建设、数字化区域卫生系统建设短期规划和中长期规划等。

2. 各级各类医院应结合自身特点和需求制定本医院的数字化建设短期规划和中长期规划　改变过去对医院信息化建设的认识，加大对数字化医院建设的投入，不仅是应用功能的量变，而且是应用模式的质变，以需求驱动服务、服务驱动技术。对内满足医院管理者、医护人员以及后勤服务人员的业务需求，实现数字化的医疗和管理，对外满足病人、其他医疗机构、医疗卫生行政管理部门、政府的服务需求，实现数字化的服务。

3. 应认识到卫生信息化的重要作用　它不仅是医院发展的保证，同时也是政府保障人民健康的需要，应充分发挥卫生信息化在促进卫生公平性和应对重大突发公共卫生事件中的重要作用。公共卫生服务均等化的核心内容是实施基本公共卫生项目和重大公共卫生项目。而公共卫生项目管理的重要手段就是信息化管理，要通过对公共卫生项目服务内容的信息化管理，加强项目跟踪服务与动态管理，并实现与社区居民健康信息系统的衔接。同时，要进一步完善食品、药品和职业卫生安全等的信息系统建设，提高预警预测和应急处置能力，更好地保障群众公共卫生安全。

综上所述，要做好“卫生信息化”及“国家数字卫生”示范应用，必须得到医院、卫生行政部门、政府三方面重视。政府从人力、物力、财力上支持卫生行政部门和医院推进信息化工作。卫生行政部门主导相关卫生信息化建设，做好信息化建设总体规划，建立统一的数据中心和卫生信息网络把各医院的信息资源充分集中利用，形成横向、纵向全面贯通的信息化网络。医院按照实际情况，并在卫生行政部门的具体要求下，主动安排做好信息化工作，加入全市卫生信息网络，避免使医院的信息资源成为孤岛。通过三方努力，全面整合信息资源，彻底解决信息孤岛，实现医院数字化，区域卫生信息化，充分利用信息技术为卫生事业服务。

(八)“卫生信息化”及“国家数字卫生”示范应用有效管理经验与模式总结

通过数字化医院、数字化区域卫生系统的建设，充分利用现有医疗信息资源、为公共卫生突发事件应急指挥提供决策依据，使区域卫生资源规划、卫生体系建设合理。市民、病人通过系统的应用，能够保障自己的知情权、选择权、隐私权，并获得个性化服务、远程服务、导医、咨询，期待方便的就医过程、高质量的服务、快速的服务以及较低的医疗费用。遵循科学的发展观和科学化、工程化的方法，用最短的时间、最少的投入、建设满足各方面需求的数字化医院和数字化区域卫生系统。

参与到“国家数字卫生”示范应用的项目，为本市卫生信息化工作解决了以下问题。

1. 数据标准问题　“国家数字卫生”示范应用研究，主要解决了医疗卫生信息化领域中的数据标准问题。通过研究，制定了统一的数据标准，并通过标准委员会的审核，成为行业标准，由此统一了数据源、数据集，为医疗卫生信息化建设提供了统一的标准。以前，本市各家医院找不同的信息技术公司开发软件，所用数据的标准由各软件公司制定，没有形成统一标准，为各医院互联互通、信息共享制造了瓶颈。有了统一的数据源、数据集，那可以要求各公司根据标准编制软件，解决了由于标准不一致而无法实现数据共享的难题。

2. 信息孤岛问题　桐乡市卫生信息化建设起步较早，已先后建立了数套主要与社区卫生服务业务相关的信息化管理系统。但随着卫生事业的发展，这些系统存在的弊端也日益显现出来。

（1）卫生信息管理机构薄弱，缺乏权威、规范、有效的管理：由于桐乡市的卫生信息化建设起步较早，虽然基本具备了全面推进卫生信息化发展的条件，已基本构建起“区域卫生信息化”和“数字化医院”的框架，信息化总体水平保持全省领先地位。但从局部看，卫生信息化发展不平衡，数字鸿沟明显，卫生信息有效供应不足。重建设、轻应用和资源浪费的现象没有根本消除，有的单位基础工作差距大，管理工作不规范，医院之间、医院与卫生行政管理部门之间的信息交流无法进行，形成信息孤岛。市卫生行政部门和医疗卫生单位之间卫生信息技术利用效率不高，相互分割，形不成合力，卫生信息资源未能有效地发挥作用。

（2）纵横不通，数据重复采集：由于各个机构信息系统之间接口不完善，各信息系统之间如果需要共享数据，只有通过生成报表方式上报，然后再由人员录入其他系统。这种情况不仅存在于不同类型机构之间，如医院与疾病控制中心，发现传染病要上报疾控中心，现有的做法是由医院信息系统中产生数据，再手工报疾控中心，录入疾控系统中；而且这种情况也存在同一类型的不同层次的机构间，如医疗机构间，虽然各医院均建立了医院信息系统，但下级医院转诊上来的病人，其电子化的诊疗数据却不能从网络中传到上级医院系统中，需重复录入一些病人数据。

（3）数据量大，难以分析利用：由于没有统一的规划，数据标准没有建立，各机构在信息化中产生大量的数据，存在存储格式、表达上的差异，造成了数据只能供某一系统使用，不能汇总分析。例如，某一社区人群在不同医院的就诊情况，由于在不同信息系统中的表述不同、数据类型不同，导致想统计此社区人群的高发病时不能有效利用已搜集的数据，仍需社区居民健康管理系统去逐一采集。即造成人力上的浪费，数据又大量冗余在不同系统中，而且数据的一致性、准确性也得不到保障。通过“国家数字卫生”示范应用建设，统一了数据标准，有效地把分散的卫生信息资料合理地整合起来，彻底解决信息孤岛问题，使卫生信息资源得以有效运用，为保障人民健康提供了基础信息，节约了医疗资源，节省了病人开支。

（九）下一步“卫生信息化”建设及“国家数字卫生”应用推广对策与建议

在国家卫生部、科技部和浙江省委、省政府的大力支持下，“十一五”国家科技支撑计划重点项目——“国家数字卫生关键技术和区域示范应用研究”于 2008 年经国家科技部正式立项。该项目以科学发展观为指导，贯彻落实党的十七大精神，其研究内容的设置紧紧围绕深化医疗卫生体制改革，加快建设惠及全体居民的基本医疗卫生服务体系，实现“人人享有基本医疗卫生服务”的目标，是一项关系民生、改善民生为重点的研究建设项目。

国务院出台“医改”新方案，明确要求加快信息标准化和公共服务信息平台建设，逐步建立统一高效、资源整合、互联互通、信息共享、透明公开、使用便捷、实时监管的医疗卫生信息系统。按照上级的要求，2010 年，桐乡市建立了统一的居民健康档案，卫生信息化建设在原有基础上稳步推进。开展信息化建设后，优点十分明显。

（1）极大提高了医疗卫生机构的服务管理水平、工作效率和病人满意度；

(2) 可以为上级卫生管理监督机构提供重要及时的参考数据，为政府决策提供数据保障；

(3) 充分利用有限的卫生资源，用比较低廉的费用提供比较优质的服务，满足广大人民群众不同层次的医疗卫生服务需求；

(4) 数字化建设真正起到了医疗卫生信息的资源共享，对医疗信息、疾病控制、妇幼保健等信息全面结合，建立全人全程的电子健康档案，并实行有效的、全面的、动态的管理，实时了解人民群众的健康状况，为保障群众身体健康提供可靠依据。

卫生信息化建设作为新医改中的一项重要内容，实施信息化建设和“国家数字卫生”示范运用离不开各级政府的大力支持。医疗卫生信息化是大势所趋，加快推进卫生信息必须解决好以下几个问题：

1. 仍需积极营造卫生信息化建设良好的外部环境 政府的支持、鼓励和引导在卫生信息化建设中至关重要。政府对信息化建设环境的改进和完善包括网络基础设施建设、配套体系的建立和完善，网络安全以及制定法律法规等，从而为卫生信息化建设营造一个良好的环境。

2. 加大人才培养力度，解决基层卫生工作人员问题 首先，目前基层普及信息化还面临人员老化的问题，尤其是社区卫生服务站工作人员年龄偏大，大部分人员还是原来的乡村医生，对数字化设备的应用能力较差，需要更多懂电脑、精业务的年轻医务人员加入社区卫生服务工作。其次，对于医院和卫生行政部门来说，人才是关键。卫生信息化需要一支既懂技术，又懂管理，知识结构合理、技术过硬的“复合型”信息技术人才队伍，这就要求行政部门通过加强人才培训，技术交流等方式来造就一批精通专业知识，具有强烈的创新精神和实践能力人才，来推动卫生信息化建设。

3. 理顺管理机制，保障信息化建设带的经费 数字化管理需要投入一定的人力、物力，资金投入不足是制约卫生信息化的首要因素，并且卫生信息化是一项投资很大的综合性工程，因此，在进行卫生信息化建设时，如何使资金落实到位，保证卫生信息化的顺利实施；增加相应的工作人员；配备必要的网络、硬件、软件资源均需要由政府提供经费保障。

4. 调整人事制度规定，确保信息化建设专业人员到位 建议市级编委办给卫生局落实相应编制，在卫生局设立信息科，聘请专人负责卫生信息化建设、管理、规划。建议有条件的医疗卫生单位设立信息科，没有信息科的需要安排专人负责信息化建设与管理。

五、舟山市“国家数字卫生”示范应用报告

（一）背景

舟山市是我国唯一以群岛设立的地级市，全市共有大小岛屿 1390 个，其中住人岛屿 103 个。区域总面积 2.22 万 km^2，其中海域面积 2.08 万 km^2，陆域面积 $1440km^2$，舟山本岛陆域面积 $502km^2$，是我国第四大岛。全市辖两区两县，常住人口 100 余万人。2010 年全市实现地区生产总值 633.45 亿元，财政总收入 98.53 亿元，城镇居民人均可支配收入 26 242 元，渔农村居民人均纯收入 14 265 元。2010 年 5 月，舟山被国务院确定为国家

级海洋综合开发试验区。2011年3月14日，舟山作为中国首个群岛新区，正式写入《中国国民经济和社会发展十二五规划纲要》。

截至2010年末，全市共有各级各类医疗卫生机构407家，其中疾控中心与卫生监督所各5家，妇幼保健院（所）4家，社区卫生服务中心43家，社区卫生服务站176家，医院21家（综合医院9家，中医医院6家，专科医院6家），其中民营医院7家。有二级以上医院（妇幼保健院）10家，其中三级乙等综合医院1家、三级乙等中医医院1家、三级乙等妇幼保健院1家。全市共有卫生工作人员7386人，其中卫生技术人员6169人，含执业医师（包括助理医师）2524人，注册护士2132人，医院（包括乡镇卫生院、社区卫生服务中心）开放床位4059张。每千人床位数4.19张，千人卫技人员数6.37人，千人医生数2.61人，千人护士数2.20人，均高于全省平均水平。2010年门急诊人次686.48万，住院人次8.75万。

（二）舟山市卫生局“国家数字卫生”示范应用的条件与建设状况

1. 信息化工作基本信息 目前，舟山市卫生局信息化工作挂靠在局办公室。并有专门分管理信息化工作的分管领导，卫生信息化工作的主要职责有：拟定和组织实施全市卫生信息化规划、计划；承担全市卫生系统重大信息化项目的组织实施工作，及计算机及网络技术的推广应用和信息化工作的协调、指导、监督等管理工作；负责全市卫生系统电子信息安全管理工作；承担局机关办公自动化系统及门户网站的建设、维护任务；组织并指导全市卫生信息技术人员和各级卫生机构计算机人员的业务学习和培训；开展卫生信息化工作的对外交流，并协调市医学会卫生信息管理专业委员会工作等。于2009年建立市级卫生数据中心，该卫生数据中心已实现的功能有：健康信息采集、传送服务、共享服务、交换服务、协同服务等，包含的系统有：健康档案管理系统、标准数据维护与发布系统、医联一卡通和新农合等。市级区域化卫生信息系统建设的主要内容有：电子政务、医联一卡通、新农合实时结算、卫生监督行政许可和现场执法、网络转诊、居民健康档案、远程医疗、网络健康教育与咨询等。2010年全市第三轮渔农民健康体检共完成19.03万人，体检率为34.69%。已录入的电子健康档案的主要内容有：家庭基本情况、个人基本情况、个人行为习惯、个人既往史、个人主要健康问题、周期性体检、慢病资料、慢病随访记录、HIV、肺结核。已录入的电子健康档案的研发单位是由“国家数字卫生”项目组指定的。

2. 人力资源信息 舟山市卫生局信息技术工作人员共有4人，其中：全职工作的4人，计算机相关专业毕业3人，医学相关专业毕业1人；大专及以下学历2人，本科学历2人。舟山市卫生局信息化工作负责人毕业学历是大学本科，毕业专业是计算机相关专业。2009～2010年舟山市卫生局对医务工作人员的信息化培训了3次。培训的内容为社区健康档案管理、远程医疗会诊操作、计算机及安全知识等。

3. 物质资源信息 舟山市市级数据中心机房总面积约为50m^2，共有20台服务器，总价值为300余万元，其中：数据服务器4台，容量为1168GB；应用服务器16台，容量为12 000GB；网络设备8台，路由设备2台，总价值60万元；存储硬盘的容量6000GB。集中存储模式为SAN或NAS等基于网络连接的集中存储模式。局域网结点数有32个。网络接入的方式有：专线连接专网、拨号连接专网和专线连接互联网。接入互联网带宽 100Mbit/s，局域网带宽 100Mbit/s。采用的网络安全措施有：防火墙设备、防毒墙设备、VPN、VLAN 划分和上网行为管理等。2010 年数据中心在用的操作系统软件有：Windows、Linux 和 Unix。2010 年数据中心在用的数据库产品有 MSSQL 和 Oracle。2010 年数据中心与各下属机构的联网方式为：医院专线 10Mbit/s、专线 2Mbit/s、拨号 2Mbit/s，社区卫生服务中心专线 10Mbit/s、专线 2Mbit/s、拨号 2Mbit/s，社区卫生服务站专线 2Mbit/s、拨号 2Mbit/s，公卫机构专线 2Mbit/s、拨号 2Mbit/s。具体结果见表 7-38～表 7-40。

表 7-38　舟山市数据中心硬件配置情况（地市级）

序列	产品	配置（型号）	数量	实际费用
1	数据库服务器	64 位 CPU，主频≥1.6GHz，CPU 芯片 L3 缓存≥24MB；当前至少配置≥4 个 CPU 核，或 CPU 主频之和≥14GHz。；最大处理器个数≥8，CPU 主频之和可扩展至 13GHz；当前配置 16GB 533MHz DDR2 内存，	2	整体打包 240 万元
2	数据库服务器	64 位 CPU，主频≥1.6GHz，CPU 芯片 L3 缓存≥24MB；当前至少配置≥4 个 CPU 核，或 CPU 主频之和≥14GHz。；最大处理器个数≥8，CPU 主频之和可扩展至 13GHz；当前配置 16GB 533MHz DDR2 内存	2	整体打包 240 万元
3	存储阵列	64 位控制器，双 ASIC 处理芯片的硬件校验芯片；采用 RISC 处理器和专用操作系统（非 WINDOWS 内核）；支持双控制器当前配置 4GB；单机磁盘插槽数≥14 个，最多可扩展到 112 个；当前配置光纤硬盘（转速≥15KRPM），实用容量≥3TB	2	整体打包 240 万元
4	SAN 交换机	16 口光纤交换机，每台配置 8 个光纤模块，激活 8 个端口	2	整体打包 240 万元
5	服务器	Intel 四核至强处理器，二级缓存≥12MB；1 个处理器（8 核），内存>8GB；3 块（单硬盘 300GB）2.5 寸热插拔 SAS 硬盘，做 RAID 5；1 块 4Gbit/s HBA 卡；集成 RAID 控制器	6	整体打包 240 万元
6	服务器	Intel 四核至强处理器，二级缓存≥12MB；1 个处理器（8 核），内存>12GB；3 块（单硬盘 300GB）2.5 寸热插拔 SAS 硬盘，做 RAID 5；1 块 4Gbit/s HBA 卡；集成 RAID 控制器	8	20 万元
7	服务器	Intel 四核至强处理器，二级缓存≥12MB；1 个处理器（8 核），内存>12GB；3 块（单硬盘 300GB）2.5 寸热插拔 SAS 硬盘，做 RAID 5；1 块 4Gbit/s HBA 卡；集成 RAID 控制器	4	省厅下拨
8	三层核心交换机	交换容量≥720Gbit/s；包转发能力≥400 Mbit/s；支持基于端口的 VLAN，802.1q Vlan 封装，最大 Vlan 数≥4096，支持 Syslog 日志功能；千兆电口（RJ45）≥24 个	2	整体打包 240 万元

续表

序列	产品	配置（型号）	数量	实际费用
9	UPS	易事特 EA810H		整体打包 240 万元
12	防火墙	天融信 NGFW4000-UF TG-5030	2	整体打包 240 万元
13	汇聚交换机	中兴通讯交换机 RS-5228-AC	1	1.45 万元
14	汇聚交换机	H3C H3CS5510-24P	1	整体打包 240 万元
15	操作系统、双机软件及介质	HP UNIX	4	随机带
16	操作系统	Windows 2008	1	省厅下拨（随机带）
17	GIS 平台	SuperMap iserver java	1	12.5 万元

表 7-39 舟山市电子健康档案平台情况

序号	内容	数量
硬件及网络设备	网络交换设备	1
	中心路由器	1
	数据库服务器	2
	应用服务器	4
	存储：裸容量≥3TB	1
软件及其他	RedHat Linux AS 5	4
	Weblogic / Tomcat	5
	电子健康档案系统	3

表 7-40 舟山市“一卡通”系统建设硬件情况

类型	内容	数量	费用（万元）
硬件设备	PC 服务器	3	45
	存储系统	1	18
	安全系统	1	6
系统软件	Linux 企业版	1	随机带
	Weblogic/Tomcat	2	—

4. “国家数字卫生”项目研发成果应用状况 2010 年年底前，舟山市全市已经在使用的“国家国家数字卫生”项目研发成果情况为：

(1) 示范县（区）内全部社区卫生服务机构使用项目组统一研发的电子健康档案软件；

(2) 社区卫生服务机构能通过电子健康档案与示范县（区）内部分二级以上医院电子病历系统实现信息互联互通，为双向转诊提供技术保障；

(3) 市级数据中心已经统一应用区域数据中心架构技术，该中心已存储全市居民的电子健康档案，并开通全市卫生虚拟专网，并与全省卫生专网对接，并上传电子健康档案数据到省级数据中心；

（4）全市尚未选择二级以上医院使用项目组统一研发的电子病历系统，但已初步启动电子病历的前期工作；

（5）已按照项目组要求选择所在全市有代表性的市县级医院 4 家，城乡社区卫生服务中心 11 家进行了远程医疗、11 家进行了远程教育等应用，构建覆盖省、市县、社区的三级新型医疗服务研究与试验网络；

（6）目前正在按照项目组要求选择所在市内二乙级以上医院实施部署项目研发的常见疾病的临床路径和主要疾病知识库。

5. 信息化工作经费来源与支出情况　2009～2010 年舟山市卫生信息化建设的固定预算共为 702.90 万元，共获得经费 702.90 万元，共支出 474.75 万元，结果见表 7-41。

表 7-41　舟山市卫生信息化建设经费情况　（单位：万元）

项目		2009 年	2010 年	合计
信息化工作固定预算		535.00	167.90	702.90
实际获得经费	财政拨款	450.00	100.00	550.00
	专项资金	85.00	0.00	85.00
	“国家数字卫生”专项	0.00	62.90	62.90
	其他来源（医改）	0.00	5.00	5.00
	小计	535.00	167.90	702.90
信息化工作经费实际支出	服务器、终端和网络设备	216.00	34.80	250.80
	应用信息系统开发或采购	146.10	77.55	223.65
	小计	362.10	112.35	474.45

（三）舟山市示范医院“国家数字卫生”示范应用的条件与建设状况

1. 基本情况　舟山市“国家数字卫生”项目示范医院为舟山医院，该医院有专门的信息化管理部门，信息化工作主要负责的工作内容有：医院信息系统建设工作、医院网络运行与维护、设备管理和病案统计管理。

2. 人力资源信息　舟山医院信息化工作主管人员的职务是处长，专业背景为医学、计算机以外的其他专业。信息化工作人员共有 6 人，均为计算机专业毕业，其中：中专及以下学历 1 人，大专学历 1 人，本科及以上学历 4 人。

3. 物质资源信息　舟山医院具有独立的并且物理隔离的网络数为 2 个，网络主干带宽为 1024Mbit/s，信息系统使用的节点总数为约 400 个，采用的交换设备有 20 台，在用的无线接入点（AP）有 12 个。采用的网络安全措施有：域用户管理模式和防毒墙设备。采用的数据安全措施有：数据热备份和数据加密。集中存储的容量为 3TB。硬件设施的使用中：台式计算机 PC 约 350 台，笔记本电脑 Laptop3 台，掌上电脑 PDA15 台，POS 设备 3 台。医院信息系统建设中已经采用的信息化标准体系为 ICD10。医院内部各系统中部分采用了统一的信息编码体系，结果见表 7-42。

表 7-42 舟山市舟山医院信息系统建设状况

项目			全院使用	部分试用	准备建设
管理信息系统	门急诊管理系统	门急诊导医系统			√
		门急诊挂号系统	√		
		门急诊划价收费系统	√		
		门诊分诊系统	√		
		门诊输液管理系统	√		
		门诊采血管理系统	√		
	住院病人入、出、转管理系统		√		
	医院药事管理系统	药库管理系统	√		
		静脉药物配置中心 PIVAS	√		
		门急诊药房管理系统	√		
		住院药房管理系统	√		
		制剂管理系统			√
		药品会计系统	√		
	手术室排班/计费管理信息系统		√		
	护理信息系统		√		
	病案管理系统		√		
	医疗统计系统		√		
	人事工资管理系统		√		
	医院财务管理系统	会计账目系统	√		
		经济核算系统	√		
	物流管理系统	固定资产管理系统	√		
		物资材料管理系统	√		
	医院办公自动化系统		√		
	医学文献管理系统		√		
	远程医疗（教育）系统		√		
	医疗管理与质量监控系统		√		
临床信息系统	门急诊医生工作站系统		√		
	病区医生工作站系统		√		
	住院护士工作站		√		
	电子病历（EMR）系统		√		
	医技科室信息系统	实验室信息系统（LIS）	√		
		心电图信息系统	√		
		超声影像信息系统	√		

续表

项目		全院使用	部分试用	准备建设
临床信息系统	手术麻醉信息系统	√		
	重症监护信息系统	√		
	放射科信息系统（RIS）	√		
	病理科信息系统	√		
	医学影像存储与通信系统（PACS）	√		
	临床决策支持系统		√	

4. 医院信息技术应用状况 2010年年底前舟山医院有统一的信息管理制度。医院的分院或社区医院2010年年底前已与医院进行了信息系统一体化。2010年年底前医院在使用的信息技术主要是高速以太网（≥100Mbit/s）。医院网站建设主要采用的方式是代建。医院网站提供的主要互联网服务有对外宣传与介绍和人力资源招聘。2009～2010年示范医院使用“国家数字卫生”项目组研发的成果，远程会诊150例，节约治疗费用约为20万元。

5. 信息化服务人员培训情况 2009～2010年年底前对医院医务人员共进行过20次信息化方面知识和技能培训，全部医务人员都接受了培训，培训内容为：计算机中文基本操作系统、实验室信息系统（LIS）、超声影像信息系统、手术麻醉信息系统、医学影像存储与通信系统（PACS）、药房药库系统、远程会诊系统、电子病历和门诊、住院医生工作站。

6. 经费来源与支出 2009～2010年舟山医院固定的信息化预算共为1000万元，共获得经费1000万元，共支出750.0万元。详见表7-43。

表7-43 舟山医院卫生信息化建设经费情况 （单位：万元）

项目		2009年	2010年	合计
固定的信息化预算		200	800	1000
实际获得经费（单位自筹）		200	800	1000
信息化工作经费实际支出	服务器设备	0	70	70
	终端设备	30	100	130
	网络设备	0	60	60
	系统基础软件	0	25	25
	应用信息系统开发或采购	100	320	420
	信息技术服务费用	20	25	45
	小计	150	600	750

（四）舟山市社区卫生服务机构“国家数字卫生”示范应用条件与建设状况

1. 基本情况 全市共有社区卫生服务中心43家，全部示范应用了“国家数字卫生”项目的研发成果，示范应用的内容有全人全程电子健康档案、远程会诊和远程教育。使用的居民健康档案信息系统的主要功能模块包括有：家庭档案与个人档案、妇幼保健、计划免疫、慢病管理和传染病管理。2010 年年底前示范社区卫生服务中心已经开始使用的社区医疗卫生软件有：社区 HIS（包括收费、药品、物资管理信息系统）、全科诊间系统、体检系统、"六位一体"社区卫生服务管理软件、新农合实时结报系统、远程会诊、双向转诊管理系统和一卡通。示范社区卫生服务中心最早于 2009 年 12 月开始应用项目组开发的软件为居民建立电子健康档案，目前录入 247 639 户，657 066 人，电子化健康档案的建档率为 67.73%。该电子健康档案的录入人员是责任医生，每录入一份健康档案的报酬是 5 元。目前居民不可以查阅自己的健康档案。2010 年居民健康档案工作的信息化程度为全市内卫生机构联网。2010 年年底前示范社区卫生服务机构已制定统一的信息化管理制度。

2. 人力资源信息 舟山市各示范社区卫生服务中心的卫生信息技术工作人员总数最多 1 人，最少 0 人，平均 0.5 人，以兼职为主，多无职称，多为医学专业毕业，学历多为大专。

3. 物质资源信息 硬件设备情况：舟山市示范应用的 43 家社区卫生服务中心拥有医生计算机工作站最少 3 台，接入互联网带宽平均 4Mbit/s、最低 2Mbit/s、最高 10Mbit/s，局域网带宽平均 100Mbit/s、最低 100Mbit/s、最高 100Mbit/s，网络接入方式为专线连接专网。社区卫生服务中心机构的居民健康档案信息系统部分实现了信息共享。居民健康档案信息系统采集到的数据存放在市、县（区）卫生局，系统维护的频率一般是需要时到位，维护的方式以远程协助为主。示范社区卫生服务中心下设的社区卫生服务站、村卫生室中，在 2010 年年底前已经全部应用居民健康档案信息系统，已全部实现与该中心联网。详见表 7-44～表 7-47。

表 7-44 舟山市新城社区卫生服务中心电子健康档案基本配置情况

内容	参数	数量	费用（万元）
路由器	普通宽带路由器	1	0.02
普通工作站	CPU E6700@3.20GHz 3.19 GHz，内存 2GB，硬盘 200GB，100M 网卡，集成显卡	24	10.00

表 7-45 舟山市新城社区卫生服务中心新型远程医疗服务平台基础条件

内容	参数	数量	费用（万元）
处理器	DELL	1	0.50
内存			
硬盘			
显示器			
网卡			
图像采集卡			0.04
摄像头			0.20
胶片扫描仪	安健医用胶片扫描仪		8.00

表 7-46　舟山市新城社区卫生服务中心远程会诊建设情况

内容	数量	费用（万元）
电脑	1	0.5
光缆	1	0.0
摄像头	1	0.2
胶片扫描仪	1	8.0

表 7-47　舟山市新城社区卫生服务中心远程教育建设情况

内容	数量	费用（万元）
光缆	1 条	0
投影仪	1 台	1
投影触控板	1 块	2

4. 信息化服务人员培训情况　2009～2010 年年底前对社区卫生服务中心医务人员共进行过 10 次信息化方面的知识和技能培训，培训人员数占医务人员总数的 80%，培训内容为：办公应用、社区 HIS（包括收费、药品、物资管理信息系统）、居民健康档案管理系统和远程会诊。

5. 经费来源与支出　2009～2010 年舟山市社区卫生服务中心无固定的信息化预算，2009 年平均获得经费 2.14 万元，平均支出 3.66 万元，2010 年平均获得经费 2.32 万元，平均支出 3.32 万元。结果见表 7-48。

表 7-48　舟山市社区卫生服务中心卫生信息化建设经费情况　（单位：万元）

项目		2009 年			2010 年		
		最少	最多	平均	最少	最多	平均
实际获得经费	财政拨款	0.00	8.30	1.11	0.00	2.40	0.52
	单位自筹	0.00	3.00	1.03	0.00	3.66	0.92
	专项资金	0.00	0.00	0.00	0.00	1.80	0.15
	“国家数字卫生”专项	0.00	0.00	0.00	0.00	0.60	0.05
	其他来源	0.00	0.00	0.00	0.00	4.40	0.68
	小计	0.00	11.30	2.14	0.00	12.86	2.32
实际支出经费	服务器设备	0.00	1.50	0.18	0.00	0.94	0.12
	终端设备	0.00	9.90	1.69	0.00	4.50	1.28
	网络设备	0.00	1.00	0.18	0.00	1.38	0.25
	系统基础软件	0.00	2.90	0.41	0.00	1.20	0.23
	应用信息系统开发或采购	0.00	4.00	0.99	0.00	3.66	0.94
	信息技术服务费用	0.00	1.60	0.21	0.00	2.60	0.50
	小计	—	—	3.66	—	—	3.32

（五）"卫生信息化"建设及促进"国家数字卫生"示范应用的政策法规及相关配套文件支持情况

这几年来，舟山市从海岛实际出发，围绕卫生信息资源"整合、互联、共享"这个核心，创新信息化建设工作机制，积极推进"国家数字卫生"示范区创建，切实加强卫生信息化建设，提高了卫生资源共享性，提升了卫生管理和服务水平，方便了海岛群众，取得了阶段性成果。

1. 加强领导，加大投入 舟山市委、市政府高度重视"数字卫生"建设，要求把卫生信息化建设作为加快舟山市卫生事业发展的重要载体，抓好抓实，早出成效。市卫生局成立了以局长为组长，分管副局长为副组长的工作领导小组，明确了各项目工作组及负责人。领导小组定期召开会议，研究、协调各项目组工作，督查进展，重抓落实。

为切实推进数字卫生项目建设，近年来，舟山市不断加大投入。仅 2010 年，全市卫生系统总投入 3 千余万元。建设了系统数据交换平台、医疗保障一卡通、社区卫生健康管理、公共卫生、电子政务等 7 个系统平台，15 个子系统及应用模块。

2. 整体规划，分步实施 舟山市高度重视数字卫生建设的整体规划，在深入调查研究和分析论证的基础上，确定了"一个中心、一条网络、两级平台、多个系统"的总体建设框架，确立了阶段和远期工作目标。2008 年，舟山市卫生局获准参与"国家数字卫生关键技术和区域示范应用研究"课题，将信息化建设框架和目标纳入示范区建设的总体规划，并详细制定了各分区域和分平台建设子规划。在承接数字卫生示范区建设项目后，于 2009 年把实施范围扩大到"两区两县"全市全面参与国家数字卫生建设。

3. 突出重点，有序推进 围绕方案目标，坚持"统筹规划、分期实施、立足应用、突出重点"的原则，不断推进数字卫生建设。在网络硬件建设上，以主干网络为重点，带动分支网络的铺开。舟山市卫生局先于 2008 年启动中心硬件平台建设，再通过整合改建各县（区）原新农合信息专网，实现了全市卫生行政部门和医疗卫生单位的网络全覆盖；在应用系统建设方面，以基础数据系统为重点，带动各项应用子系统。首先建立了数据中心共享交换平台，承担全市诊疗、体检、保健等信息的标准数据仓库集，为建设大平台、实现大整合作准备。在此基础上，先后调整和增设了医联卡系统、新农合全市实时结报交换系统、新农合与医联卡一卡通等系列应用子系统。

4. 科学论证、注重实效 建设过程中，舟山市卫生局注重业务专家和软件研发团队的配合协作，提前对接，从顶层谋划系统设计，提高系统软件质量。同时积极寻求省卫生厅、中科院有关专家的技术支援。

5. 网络覆盖，功能完善 历经几年建设，舟山市卫生信息网络已延伸至基层社区，实现了全市卫生行政部门和医疗卫生单位的网络全覆盖，网络条件基本满足应用需求。建成并投入使用了标准化的居民电子健康档案平台和数据共享交换平台，建成并投入使用了与 LIS、PACS 等临床信息系统对接的医院电子病历系统和以县（区）卫生行政部门为主导的乡镇卫生院（社区卫生服务中心）区域 HIS，并实现数据上传和共享交换。卫生电子政务系统、新农合实时结报、卫生监督现场执法等多个业务系统投入使用，各项功能日益完善。

6. 理念转换，模式转变 一是工作理念的转换。由传统的注重卫生业务领域信息系统的建设，转变到"以人为本，面向全体民众"的疾病和健康管理信息系统的建设；由传统的注重信息技术和手段的建设，逐步转变到加强信息资源规划、流程改造、标准化建设和规范化建设上；由传统的注重自上而下或自下而上垂直的业务领域信息系统的建设，逐步转变为扁平化、区域化的卫生信息平台建设上。二是管理服务模式转变。经过几年的应用、磨合，卫生行政、业务人员的工作手段和服务模式发生了很大变化，已逐步接轨信息化时代，利用高科技的信息化技术手段从事行政管理、开展卫生服务的观念已深入人心。随着使用的普及，卫生管理与服务的模式将发生根本性的转变。

7. 提升素质，群众受益　"数字卫生"建设的不断深入，促成了系统干部职工服务理念的转变和服务手段的更新，管理服务水平不断提升，使群众得到了更多的实惠。全面推广与实施区域健康信息系统，建立了全人全程的居民电子健康档案；切实推进新农合信息系统和医疗一卡通建设，实现挂号就诊、报销结算一卡通用，一卡多用，方便了群众就医，降低了医疗费用；建立远程医疗会诊系统，切实解决了外岛小岛危重疑难病人的就医和转诊难题，开创了海岛医疗服务新模式。

8. 积累经验，奠定基础　几年来，舟山市在卫生部、省厅的大力支持下，经过摸索与实践，积累了一定的经验，获得了上级肯定。国家数字卫生课题组在舟山市举办了工作现场推进会。舟山市也从中获益良多，为做好下一步工作奠定了更为坚实的基础。其中，政策法规及相关配套文件支持情况：浙卫发（2008）256 号《关于加强我省城乡社区卫生信息化工作的通知》、舟卫发（2008）201 号《关于印发舟山市居民健康信息卡（医联卡）项目实施方案的通知》、舟卫发（2009）125 号《关于成立舟山市卫生局信息化工作领导小组的通知》、舟卫基妇函（2010）2 号《关于做好推进区域健康信息系统有关准备工作的通知》、舟卫发（2010）17 号《关于推进区域健康信息系统应用工作的通知》、舟政办发（2011）20 号《舟山市人民政府办公室关于成立舟山市医改信息化试点和"国家数字卫生"项目样板示范区工作领导小组的通知》、舟政办函（2011）16 号《舟山市人民政府办公室关于印发舟山市实施卫生部医改信息化试点和国家数字卫生项目样板示范区建设工作实施意见的通知》、舟卫发（2011）22 号《关于成立舟山市卫生局信息中心的通知》、舟卫发（2011）42 号《关于印发舟山市推广使用妇幼保健信息管理系统实施方案通知》、舟卫发（2011）61 号《关于印发舟山市卫生局实施卫生部医改信息化试点和国家数字卫生项目样板示范区建设工作方案的通知》。

(六)"卫生信息化"及促进"国家数字卫生"示范应用的管理制度、运行机制建设及实施效果分析

为确保数据中心平台、电子健康档案、一卡通等"国家数字卫生"示范应用的正常运行，除了在数据库服务器、数据库、网络、应用系统等方面做非常严格的系统安全、网络安全设计之外，尚需在其他方面加强监督管理。

1. 数据中心平台运行制度

（1）专人负责启动、使用该系统；

（2）对系统运行状况进行监视，跟踪；

（3）对系统进行定期维护；

（4）不做与工作无关的操作，不运行来历不明的软件；
（5）操作异常，立即报告提醒；
（6）系统所在电脑只接专网，不接互联网，以保证数据安全性。

2. 电子健康档案的运行制度

（1）软件、数据、信息等要素处于监控之中；
（2）用户有严格分配的权限，有专人进行电子健康档案的录入工作；
（3）站点负责录入档案，中心负责对录入的信息进行管理维护；
（4）有定期的培训制度，进行系统相关的学习培训；
（5）和相关单位密切联系合作，即使获得必要的信息和技术支持。

除此之外，任何信息系统的运行都必须遵守国家的相关法律和法规。近十年来，我国相继出台了许多这方面的法律和法规，如：《中华人民共和国计算机信息系统安全保护条例》、《中华人民共和国计算机信息网络国际联网管理暂行规定》、《关于加强计算机信息系统国际联网备案管理的通告》、《计算机信息网络国际联网安全保护管理办法》、《电子出版物管理暂行规定》和《电子签名法》。

（七）“卫生信息化”及“国家数字卫生”示范应用过程中，主要存在的宏观和微观政策、工作运行机制及管理问题分析

新的医疗卫生模式使原有的许多医疗制度、流程、规范和标准不相适应，必须进行相应调整，并建立一系列新的配套的制度、流程、规范和标准。如双向转诊、远程会诊等业务流程、规范和管理办法，相关收费标准和分配方法，质量标准和监管办法等等，都需要结合实际，全面梳理和调整。电子病历的法律地位问题还同时影响到卫生行政管理部门对于区域卫生信息化的推广应用的相关管理制度的改进。如卫生行政管理部门对于电子病历、长期和临时医嘱的电子化形式认可与否直接影响到医护人员使用积极性的问题。如同在档案管理中用电脑输入文稿取代手稿过渡一样，电子医疗文档至今得不到相关部门的认可，同时还造成了将医疗电子文档手工抄写作为应付诸如医院等级评审或质量管理检查的局面。因此，区域卫生信息化呼吁卫生行政管理必须与时俱进，管理制度必须随着信息技术的创新应用而有所改进。

事实上，区域卫生信息化建设带来的业务流程和模式变化远不只如此，如远程会诊等新的业务模式同样在管理制度方面需要进一步改进，以适应新业务发展的需求。

（八）“卫生信息化”及“国家数字卫生”示范应用有效管理经验与模式总结

目前这些系统隶属于不同的业务管理部门，建设水平参差不齐，投资分散，重复建设，管理水平差别较大；卫生信息化建设起步较晚，技术力量薄弱，资金投入不足，与其他行业和卫生事业的实际需求相比，还处于初级阶段，有较大的距离。在推进全市区域卫生信息化建设的过程中，管理模式还存在不少矛盾和问题，主要有以下几方面的不足。

1. 卫生信息管理机构薄弱，缺乏权威、规范、有效的管理　在卫生信息资源共享进入攻坚阶段的进程中，卫生信息化体制机制障碍凸显，卫生信息机构不健全，卫生信息人

员队伍与任务不相适应，缺少专职管理人员，合格的信息专业人员少，素质低，专业知识结构不合理。目前，全区卫生信息化建设没有形成科学的推进方案，仍处于一种分散紊乱、相互封闭、自成体系、各自为政的无序状态，基层尤为突出，缺乏科学、全面的规划指导和统筹协调，卫生信息管理职能难以充分发挥，信息工作难以落实。

2. 工作不规范，科室、医院、卫生部门之间的信息交流无法进行，形成信息孤岛 各区卫生行政部门和医疗卫生单位之间卫生信息技术利用效益不高，相互分割，形不成合力，卫生信息资源未能有效地发挥作用。

3. 公共卫生信息化建设滞后，投入不足 近年来由于各级领导的重视，公共卫生信息化建设基础设备逐步有了改善，先后增加了微机、复印机和一些业务信息系统。但与卫生部颁发的《全国卫生信息化发展规划纲要》目标要求还有较大的距离，公共卫生信息化建设资金难以保障，投入严重不足，全区公共卫生信息化建设仍处于落后、封闭、徘徊状态。有的工作只体现在打印、复制和简单地查询上；有的由开发商提供试用的业务信息系统，因种种原因不能正式启用；有的观念守旧，存在等、靠、拖的思想，单位信息化工作进展起色不大。

4. 卫生信息管理机构薄弱 全市没有设立专门主管信息化建设机构及专人，合格的卫生信息化专家少，专业知识结构不合理，缺乏权威、规范、有效的管理。全区卫生信息化建设没有形成科学的、一体化的发展规划。采集到的卫生信息分布于各个信息系统中，形成孤岛。

5. 数据尚不能完全共享 由于各个机构信息系统之间没有接口，各信息系统之间如果需要共享的数据，只有通过生成报表方式上报，然后再由人员录入其他系统中。这种情况不但存在于不同类型机构之间，如医院与疾病控制中心，如发现传染病要上报疾控中心，现有的做法仍是由医院信息系统中产生数据，再手工报疾控中心，录入疾控系统中。而且这种情况也存在同一类型的不同层次的机构间，如医疗机构间，明明各医院均建立了医院信息系统，但下级医院转诊上来的病人，其电子化的诊疗数据却不能从网络中传到上级医院系统中，需重复录入一些病人数据。

6. 数据标准缺乏，导致统计存在困难 由于没有统一的规划，数据标准没有建立，各机构的信息化中产生大量的数据，但却由于数据存储格式、表达上的差异，造成了数据只能供某一系统使用，不能汇总分析。例如，某一社区人群在不同医院的就诊情况，由于在不同信息系统中的表述不同、数据类型不同，导致想统计此社区人群的高发病时不能有效利用已搜集的数据，仍需社区居民健康管理系统去逐一采集。即造成人力上的浪费，数据又大量冗余在不同系统中，而且数据的一致性、准确性也得不到保障。

（九）下一步“卫生信息化”建设及“国家数字卫生”应用推广对策与建议

今后舟山市卫生局“卫生信息化”建设规划如下。

1. 建立县（区）级卫生信息平台和两大基础数据资源库 遵循浙江省技术标准，按照省级卫生信息平台的技术架构，建立普陀区卫生信息平台，通过平台建立以居民电子健康档案和电子病历两大标准化数据库，计划在6月底以前完成95%的建档目标，在医院HIS临床管理系统、医院电子病历的基础上，通过HIS、电子病历与“数据中心交换平台”之间的动态数据交换通道，汇总到数据中心，实现全市居民电子健康档案信息在全市医疗单位的授权交换与共享，实现全市社区卫生服务管理的数字化。2011年把一卡通持有人的健康档案信息纳入到数据中心，逐步完善门诊病历、住院病历、体检情况、检验情况、检查情况、手术情况等诊疗信息数据收集。实现全市所有市、县医院、社区卫生服务中心（乡镇卫生院）、社区卫生服务站（村卫生室）之间数据交互，实现与市级平台之间数据共享交换。

2. 卫生信息数据业务专网 按照省、市卫生虚拟专网的标准和规划要求，完善覆盖社区卫生服务站（村卫生室）、社区卫生服务中心（乡镇卫生院）、二三级医院、妇幼保健机构、疾病预防控制机构、卫生监督机构等医疗卫生服务机构的区域卫生信息网络，做好与市、省卫生业务虚拟专网的对接，初步形成以居民电子健康档案和电子病历为基础，整合医院、社区卫生服务机构门诊信息，实现信息共享、互联互通的卫生联动协同服务机制。

3. 标准化社区卫生服务信息系统建设

（1）建设和实施覆盖辖区内所有社区卫生服务中心的区域医院管理信息系统（区域HIS），系统应包括门（急）诊管理、住院管理、药品管理、医生诊间工作站、财务管理、挂号就诊和新农合（医保）结算一卡通、卫生局监管等。

（2）采用“国家数字卫生”项目研发电子健康档案信息系统，在辖区内所有社区卫生服务中心（乡镇卫生院）、社区卫生服务站（村卫生室）部署统一的涵盖三大传染病的标准统一、信息共享的居民电子健康档案系统及三大传染病（病毒性肝炎、结核病、艾滋病）专项档案系统，居民电子健康档案建档率达到常住人口的95%以上，实现健康档案的集中、动态、规范管理，并上传至市级平台。

（3）辖区内所有社区卫生服务机构配备一定数量的移动终端设备，全面开展社区责任医生慢性病与社区康复随访。

（4）辖区内社区卫生服务中心（乡镇卫生院）统一部署和建设国家数字卫生项目研发的区域健康体检系统，并与区卫生信息平台对接，实现健康体检报告自动上传至电子健康档案系统。

（5）辖区内12家以上社区卫生服务中心建设门诊输液管理系统，以提高工作效率，减少医疗差错。

（6）选择代表性强的社区卫生服务中心部署10台“健康面对面”IP视频电话，探索实现开展远距离指导用药，远程看护等医疗服务，开拓基层医疗卫生服务“零”距离的有效沟通新模式。

4. 新型网络医疗服务平台建设

（1）县级以上医院以及社区卫生服务中心部署远程会诊系统、转诊预约系统及远程教育系统；市、县级人民医院安装以重症监护室（ICU）为核心，面向危重症病人，响应病人床边需求的24小时远程持续监护系统。

（2）实施和部署统一的区域检验（LIS)、区域影像（PACS）县（区）级平台，实现市、县级检验中心和影像诊断中心，下连辖区内所有社区卫生服务中心临床辅助检查医疗服务平台，实现市、县医院对基层医疗单位的技术辐射，提高诊断水平，促进资源和信息共享，减少老百姓的就医费用。

5. 涵盖临床路径的电子病历系统　按照卫生部和浙江省标准，建设和改造医院的电子病历和临床路径。辖区内的舟山市第二人民医院、普陀区人民医院、普陀区中医院、舟山广安医院、岱山县人民医院和嵊泗县人民医院准备进入实施阶段。3家医院部署和实施国家数字卫生项目研发的涵盖15个以上病种临床路径电子病历系统；辖区内已实施电子病历的医院要按照浙江省电子病历和电子健康档案传输规范进行系统改造和接口开发，实现电子病历系统实时调阅居民电子健康档案，电子病历实时上传至县（区）级卫生信息平台。

6. 医联农保（社保）一卡通　辖区内所有公立医院和社区卫生服务中心（乡镇卫生院）实施全市统一的新农保（医保）结算、医疗就诊、预防保健、健康档案管理一卡通，根据全市统一部署，配合做好与市民卡的对接工作。

7. 预约诊疗平台接入　辖区内二级以上医院按照省卫生厅的有关规定和全市统一部署，做好接入省级预约诊疗平台的HIS接口改造工作，实现专家、普通门诊预约。

关于“国家数字卫生”应用推广的对策与建议如下：

（1）首先要形成社会共识：各级领导和卫生行政部门要充分认识到区域卫生信息化是我国卫生事业现代化的必由之路，是解决“看病难，看病贵”的重要手段之一；区域卫生信息化的目的是要消灭区域内卫生机构的信息孤岛，实现跨地区、跨部门、跨行业、跨系统的医疗卫生资源利用最大化，实现医疗卫生健康信息共享最大化，并以此建立新的医疗卫生服务模式。各级卫生行政部门应当充分发挥领导和主导作用，将区域卫生信息化作为重大民生工程、社会工程来实施。

（2）要建立配套的法律法规体系：建立配套的法律法规体系是成功的根本保障。欧盟各国均通过立法形式对居民健康信息系统中数据保护、电子交流数据、数据图像、电子病历以及卫生信息服务条例等规定。因此，我们认为确立相关法律和法规制度，对于保障居民切身利益及提高人民健康水平有重要意义。通过国家卫生行政部门建章立制，规范跨地区、跨部门、跨行业、跨系统医疗机构之间的双向转诊、病历调阅、远程会诊以及医疗机构与居民之间的远程医学检查和远程医疗等行为，规定相关政策，界定各方职责、任务和利益，保障区域卫生信息化“公共医疗卫生服务平台”能够高效快捷地顺利运行。

（3）加大宣传力度，提高人民群众的信息化素养和道德修养：在当前各种法律、法规还不健全的情况下，尤其要提高广大人民群众的信息化素养和道德伦理水准。还应开展对于广大群众的基于居民健康档案的区域卫生信息化宣传，同时对广大医疗卫生工作者及卫生管理者加大培训。

第三节　“数字卫生”综合性示范区应用的启示与思考

“国家数字卫生”项目旨在通过研究、探讨全人健康服务流程，开展数字卫生信息化规范研究，整合适合我国国情的医疗卫生信息系统，形成以居民个人健康档案、电子健康记录、公共卫生信息为基础的数据中心和资源共享系统以及实现基于宽带网络远程诊疗和健康咨询服务等一些共性技术和关键技术研究。在浙江省卫生厅的大力支持和卫生信息中心组织协调下，浙江省杭州市桐庐县、杭州市下城区、湖州市德清县、湖州市吴兴区、嘉兴市桐乡市、金华市东阳市、金华市义乌市、丽水市开化县、丽水市龙游县、丽水市青田县、丽水市遂昌县、宁波市慈溪市、衢州市常山县、衢州市江山市、绍兴市绍兴县、台州市三门县、台州市仙居县、台州市玉环县、舟山市岱山县、舟山市定海区、舟山市普陀区、舟山市嵊泗县（排名以所属区县汉语拼音为序）共计22家示范区县（市、区）卫生局参与了“国家数字卫生”项目的研究与试点工作，“数字卫生”在各示范区的应用已经取得了一定的成果。结合项目组研究与示范区应用的状况，总结如下。

一、卫生信息化建设实效性是示范应用之根本

目前，通过“国家数字卫生”项目的实施，建立了标准化、数字化、网络化的综合性医疗卫生服务示范区，创建了新型医疗卫生服务模式，为城乡社区居民提供了更广泛、更便捷、更人性化的健康服务，基本实现了“户户拥有家庭医生，人人享有卫生保健”的目标，示范区的各项研究成果得到了各级领导和国内外专家的好评。

自“数字卫生”综合性示范区应用开展以来，在项目组的积极协调、浙江省省卫生厅的关心支持、各示范区（市、县）政府的高度重视下和各医疗卫生单位的共同努力下，22个示范区的卫生信息化工作得以认真实施，加强协调，注重实效，创新突破，总体上均取得了较大的进展，为打造卫生强省奠定了坚实的基础。网络信息资源的共享互通、标准化电子健康档案和电子病历的建立与应用、远程转诊的启用、重点疾病临床路径的启用和远程教育培训的开通等等，充分发挥和体现了数字卫生建设的实效性，其所提供的工作便利性大大地促进了各示范区当地的医疗卫生服务工作，受到了示范区的肯定、欢迎和好评。

二、卫生信息化建设关键技术是示范应用之核心

目前，浙江省22家示范区的卫生信息化建设还处于初级阶段，如何在信息化应用需求面广而建设资金短缺、谋求资源共享而又难以统一标准的矛盾中找到最佳的切入点，关键在于以需求为导向，突出实效性，重视基础建设，要在应用中求整合，在应用中促发展，关键技术的研发与应用是核心。按照先满足共性需求、后满足个性化需求的原则，依托浙江省卫生信息中心，项目组各软件开发公司均积极配合，积极做到新版电子健康档案软件、电子病历软件、远程会诊平台、临床路径系统和远程教育培训系统功能完善的需求调查和改进工作，通过多次反复修订，各软件的使用已逐渐成熟。

三、卫生信息化建设政策支持是示范应用之保障

一项成功工作的开展，离不开政府政策的有利支持。各示范区的实施经验也充分验证了这一点。在“数字卫生”综合性示范区应用的开展过程中，部分示范区充分领略到了政

策支持和领导重视的重要性，如浙江省杭州市桐庐县、杭州市下城区、湖州市德清县、湖州市吴兴区、金华市义乌市、丽水市青田县、宁波市慈溪市、衢州市常山县、衢州市江山市、绍兴市绍兴县、台州市仙居县、台州市玉环县、舟舟山市定海区、舟山市普陀区等，当地的卫生信息化建设工作亦得到了有关领导的重视与支持，人员、经费、设备得到了足够保障，而个别地区则略有欠缺，由此造成了各示范区卫生信息化建设工作的不均衡现象。课题组政策分析、基线调查、应用条件研究、绩效评价研究和管理模式研究工作的一系列相关研究成果亦对此给予了理论与实践的验证。在今后的工作中，加强卫生信息化政策的支持和引导，是当务之急，也是所有示范区的期盼和渴望。

四、卫生信息化建设组织协调是示范应用之桥梁

卫生信息化建设在示范区的实施中，离不开课题组的组织协调工作。杭州师范大学课题组全体成员自承担研究任务后，多次到各示范区开展现场调研工作，多次举办所有示范区参加的工作进展报告与交流会议，并邀请部分典型示范区做了经验交流报告，并及时将研究结果向项目组汇报。通过近三年的努力工作，掌握了各示范区的卫生信息化建设基础状况，及时了解了建设动态，分析了卫生信息化建设的政策情景和实施关键点，制定了“数字卫生”示范应用的准入条件，客观地评价了“数字卫生”示范应用的绩效，凝练了“数字卫生”示范应用的管理模式，提出了解决问题的有效策略和措施，在项目组的研发和示范区的应用中充当桥梁，做好组织协调工作，使项目得以顺利进行。

加快信息化建设是卫生事业发展的必然要求，政策支持、领导重视、技术保障、资金支持、设备配置是各示范区存在的共性问题，也是今后发展“数字卫生”的必备条件。所有示范区今后均会继续努力，加快实施步伐，使区域卫生信息化建设上一个新台阶，为打造数字卫生做出自己应有的贡献。

五、卫生信息化建设全面推进是示范应用之因果

当前，浙江省各示范区“数字卫生”项目研究已进入结题验收阶段，各机构都取得了一定进展，真切体会到了卫生信息化建设对医疗卫生服务工作效果的大力提升作用和不菲贡献。如舟山市、玉环县等都已经取得了一定的成绩，建议今后继续加大数字卫生建设的力度，尽快提高我国卫生信息化建设的水平，彻底解决基层医疗卫生服务机构“信息孤岛”、“烟囱效应”、“低水平低效重复建设”等问题，更好地为民众健康服务，打造健康中国。

（刘婷婕　朱　坤　朱国锋　陈英忠　陈燕峰　李以放）

参考文献

蔡志明，刘颜，王琦．2004. 应用多种统计方法建立医院绩效评估指标体系．中国医院，8（7）：47～49
陈春涛．数字化医院信息系统建设与实证研究．武汉，华中科技大学．2008
陈文天．2009. 浅议医疗档案信息的网络化共享．现代医院管理，30（3）：64～66
成昌慧．2009. 新型农村合作医疗制度需方公平性研究．北京：经济科学出版社
范义东．2008. 未来医疗发展趋势——数字化医疗．中国数字医学，3（5）：29～31
方振邦．2007. 战略性绩效管理．北京：中国人民大学出版社，10，38
傅征，梁铭会．2009. 数字医学概论．北京：人民卫生出版社
郭清．2009. 社区健康和谐之路——重大疾病社区预防与控制适宜技术评价研究．北京：科学出版社
郭煜．2006. 军队临床医院专业学位博士研究生综合素质评价研究．长沙：国防科学技术大学研究生院，24，36～37
郝模，陈刚，孙梅，等．2008. 我国卫生监督体系三年建设情况评价课题概述．中国卫生监督杂志，15（6）：406～409
郝模．2005. 卫生政策学．北京：人民卫生出版社
蒋烽，刘顺利．1988. 应用特尔菲（Delphi）法筛选卫生事业管理指标．中国卫生统计，5（2）：12～13
蓝剑楠，许亮文，郭清，等．2010. 浙江省部分基层卫生服务机构信息化建设现状的调查与分析．健康研究，（5）：339～342
李华才．2009. 新医改方案与区域卫生信息化建设要求．中国数字医学，（3）：1
李兰娟．2008. 促进数字卫生发展，助推医药卫生体制改革．医院领导决策参考，（8）：5～8
李兰娟．2010. 数字卫生建设与医疗卫生改革．中国卫生信息管理杂志，6（1）：9～10
李晓惠，卢祖洵．2005. 新视角——社区卫生服务中心考评指标体系与考评方法研究进展．中国全科医学，（10）：24～25
梁万年，王红，杨兴华．2002. 中国城市社区卫生服务评价指标体系的建立．中国卫生事业管理，（8）：460
廖新波．2010. 新医改给医疗信息化带来什么挑战．中国社会保障，（1）：82
林敏，乔自知．2010. 移动医疗的需求与发展思考．移动通信，（6）：31～35
刘朝杰．1997. 问卷的信度与效度评价．中国慢性病预防与控制，5（4）：174～177
刘春生．2008. 医院门诊数字化建设的构想与运用．中华医院管理，24（1）：17～18
刘德香，马海燕，郭清．2010. 我国电子健康档案建设面临的问题及对策．医学信息学杂志，31（6）：1～4
刘焕东．2010. 区域卫生信息化：自上而下的征程．中国信息界：e医疗，（3）：22～23
刘谦．2010. 当前医院信息化建设工作中的认识误区．中国医学教育技术，24（3）：283～285
刘婷婕，郭清，王小合，等．2010. 浙江省基层卫生服务机构医务人员信息化服务的需求分析．健康研究，（5）：329～333
刘志国，崔健，王虹等．2007. 医院信息化建设现状与发展对策调查研究．中国实用医药，2（16）：110～111
刘智勇．2010. 城市流动人口生殖健康服务绩效评价指标体现及实证研究．武汉：华中科技大学，15～17
楼超华，高尔生，贺佳等．2001. 生殖健康综合评价模型的研究——生殖健康综合评价指标的筛选．生殖与避孕，21（1）：33～39
马海燕，郭清，许亮文，等．2010. 浙江省 23 家二级医院信息化建设现状的调查与分析．健康研究，（5）：324～328
马立平．1996. 新编实用统计方法．北京：北京经济学院出版社

孟群 . 2010. 卫生信息化建设指导意见与发展规划（2011～2015）介绍 . 厦门：中国卫生信息技术交流大会主题报告
齐小华，高福安 . 1994. 预测理论与方法 . 北京：北京广播学院出版社
任建萍 . 2010. 农村卫生适宜技术推广综合评价研究 . 武汉：华中科技大学，29～31
孙振球 . 2002. 医学统计学 . 北京：人民卫生出版社
孙振球 . 2005. 医学统计学 . 北京：人民卫生出版社
孙振球 . 2005. 医学综合评价方法及其应用 . 北京：化学工业出版社
田凤调 . 1993. 秩和比法及其应用 . 北京：中国统计出版社
西奥多 · H. 波伊斯特 . 2005. 公共与非营利组织绩效考评：方法与应用 . 中国人民大学出版社
王芳，卢祖洵 . 2006. 社区卫生服务综合评价指标体系方法学研究 . 中国全科医学，(5)：422～425
王芳 . 2006. 社区卫生服务绩效评价指标体系研究 . 武汉：华中科技大学，44
王国平 . 2009. 中国妇幼保健机构绩效评价指标体系研究 . 华中科技大学，16
王丽伟，曹锦丹，王伟 . 2010. 医学信息人才在卫生信息化领域的供需差距与对策 . 中国高等医学教育，(8)：1～2
王小合，郭清，刘婷婕，等 . 2010. 县级医务人员医院信息化需求、利用及满意率分析 . 健康研究，(5)：334～338
王友洁，刘筱娴，杜玉开 . 1995. 妇幼保健工作综合评价指标体系研究 . 医学与社会，3：17～19
王佐卿，王树山，邱洪斌等 . 2010. 新医改模式下区域卫生信息化建设的探讨 . 中国医院管理，30 (11)：47～48
徐丽辉，唐德春 . 2008. 苏州市吴中区农村卫生信息化建设浅析 . 江苏预防医学，(19)：72～74
徐伟，刘秋生，江裕显 . 2007. 电子商务系统绩效评价指标体系研究 . 中国管理信息化，10 (1)：5～7
杨丽霞，简毓峰 . 2007. 国内外高校科研绩效评价研究综述 . 甘肃高师学报，12 (5)：122～124
俞建明 . 2004. 福建省卫生信息化建设发展需求与战略研究 . 福建电脑，(9)：2～4
曾光 . 1994. 现代流行病学方法与应用 . 北京：北京医科大学中国协和医科大学联合出版
曾光 . 1996. 现代流行病学方法与应用 . 北京：北京医科大学协和医科大学联合出版社
张健 . 2009. 以区域卫生信息化建设提升为民服务能力 . 中国数字医学，4 (3)：5～7
张菊英，倪宗瓒 . 1994. 主成分分析与因子分析用于多指标综合评价 . 现代预防医学，21 (1)：5～8
张亮，王明旭 . 2006. 管理学基础 . 北京：人民卫生出版社
赵大海 . 2009. 我国卫生信息化建设面临的困难及对策 . 学术交流，181 (4)：102～106
赵莉，张文静 . 2011. 用秩和比综合评价 2003～2009 年医疗工作 . 中国病案，12 (2)：54～55
中国医院协会信息管理专业委员会、埃森哲咨询公司 . 2008. 中国医院信息化发展研究报告（白皮书）
周婕 . 2007. 医改进程中的医院信息化建设研究——合肥市第一人民医院“数字化医院”建设的案例分析 合肥：安徽医科大学出版社
庄炜 . 2005. 浅谈区域医疗卫生信息化建设需要注意几个问题 . 现代医院，5 (9)：1～2
宗强 . 2008. 医院信息系统的现状与发展趋势 . 安徽卫生职业技术学院学报，7 (2)：4～5
Donabedian，A. 2007. 医疗质量评估与监测 . 李岩译 . 北京：北京大学医学出版社
Amaratunga D，Baldry D. 2002. Moving from performance measurement to performance management. Facilities，20 (5)：217～223
Akter S，Ray P. 2010. mHealth-an ultimate platform to serve the unserved. Yearb Med Inform，4：94～100
Asangansi I，Braa K. 2010. The emergence of mobile-supported national health information systems in developing countrie. Stud Health Technol Inform，160：540～544
Blobel B. 2007. Comparing approaches for advanced e-health security infrastructures. Int J Med Inform，76 (5～6)：454～459

Bonomi A E. 2002. Assessment of chronic illness care (ACIC): A practical tool to measure quality improvement. Health Services Research, 37: 791～820

Brewer P, Speh T. 2000. Using the balanced scorecard to measure supply chain performance. Journal of Business Logistics, 21 (1): 75～93

Hardiker NR, Grant MJ. 2011. Factors that influence public engagement with eHealth: A literature review. Int J Med Inform, 80 (1): 1～12

Hong S, Kim S, Kim J, et al. 2009. Portable emergency telemedicine system over wireless broadband and 3G networks. Conf Proc IEEE Eng Med Biol Soc, 12: 1250～1253

Jen WY. 2009. Mobile healthcare services in school-based health center. Int J Med Inform, 78 (6): 425～434

Jones R, Rogers R, Roberts J, et al. 2005. What is eHealth (5): a research agenda for eHealth through stakeholder consultation and policy context review. J Med Internet Res, 7 (5): e54

Kyriacou EC, Pattichis CS, Pattichis MS. 2009. An overview of recent health care support systems for eEmergency and mHealth applications. Conf Proc IEEE Eng Med Biol Soc, 8: 1246～1249

Mahmud N, Rodriguez J, Nesbit J. 2010. A text message-based intervention to bridge the healthcare communication gap in the rural developing world. Technol Health Care, 18 (2): 137～144

Nykanen P, Karimaa E. 2006. Success and failure factors in the regional health information system design Process. Method of Information in Medicine, (1): 85～89

Oh H, Rizo C, Enkin M, et al. 2005. What is eHealth (3): a systematic review of published definitions. J Med Internet Res, 7 (1): e1

Oh H, Rizo C, Enkin M, Jadad A. 2005. What is eHealth: a systematic review of published definitions. World Hosp Health Serv, 41 (1): 32～40

Orphanoudakis S. 2004. HYGEIAnet: the integrated regional health information network of Crete. Stud Health Technol Inform, 100: 66～78

Pagliari C, Sloan D, Gregor P, et al. 2005. What is eHealth (4): a scoping exercise to map the field. J Med Internet Res, 7 (1): e9

Richard S, Tibor P, Naomi F, et al. 2007. Screening and brief intervention online for college students: the iHealth study. Alcohol, 42: 28～36

Ruvalcaba D. 2006. Take advantage of iHealth services. S D Med, 59 (4): 165～166

Sittig DF, Shiffman RN, Leonard K, et al. 2005. A draft framework for measuring progress towards the development of a national health information infrastructure. BMC Medical informatics and Decision Making, (5): 14

Tachakra S, Wang XH, Istepanian RS, et al. 2003. Mobile e-health: the unwired evolution of telemedicine. Telemed J E Health, 9 (3): 247～257

Tessier C. 2010. Moving targets: Maximizing the rewards and minimizing the risks of mobile devices. J AHIMA, 81 (4): 38～40

Watson D E. 2004. A results-based logic model for primary health care. Vancouver B. C.: Centre Health Services and Policy Research. The University of British Columbia

William A. Yasnoff, Patrick W. O'Carroll, Andrew Friede. 2006. Public Health Informatics and the Health Information Infrastructure. Biomedical Informatics: Computer Applications in Healthcare and Medicine. New York: Springer-Verlag

William H. DeLone, Ephraim R. McLean. 2003. The deLone and mcLean model of information systems success: A ten-year update. Journal of Management Information Systems, 19 (4): 9～30